中华名优中药系列丛书

中国川贝母

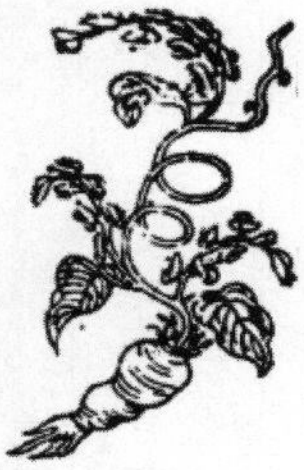

周 浓 李伟东 主编

全国百佳图书出版单位
中国中医药出版社
·北京·

图书在版编目（CIP）数据

中国川贝母 / 周浓，李伟东主编 . —北京：中国中医药出版社，2023.3
（中华名优中药系列丛书）

ISBN 978-7-5132-7841-6

Ⅰ . ①中…　Ⅱ . ①周…　②李…　Ⅲ . ①贝母属—研究

Ⅳ . ① R282.71

中国版本图书馆 CIP 数据核字（2022）第 192097 号

中国中医药出版社出版

北京经济技术开发区科创十三街 31 号院二区 8 号楼
邮政编码　100176
传真　010-64405721
三河市同力彩印有限公司印刷
各地新华书店经销

开本 787 × 1092　1/16　印张 15.75　字数 290 千字
2023 年 3 月第 1 版　2023 年 3 月第 1 次印刷
书号　ISBN 978 - 7 - 5132 - 7841 - 6

定价　79.00 元
网址　www.cptcm.com

服 务 热 线　010-64405510
购 书 热 线　010-89535836
维 权 打 假　010-64405753

微信服务号　zgzyycbs
微商城网址　https://kdt.im/LIdUGr
官 方 微 博　http://e.weibo.com/cptcm
天猫旗舰店网址　https://zgzyycbs.tmall.com

如有印装质量问题请与本社出版部联系（010-64405510）
版权专有　侵权必究

《中华名优中药系列丛书》编委会

总前言

　　中医药是中华民族五千年的实践积累，其中蕴含着深厚的科学内涵，是中华文明的瑰宝，为中华民族的繁衍昌盛和人类健康做出了卓越贡献。中药是中医药学的重要组成部分，是我国历代人民在漫长的岁月里与疾病做斗争的重要武器。我国地域辽阔，药材资源种类丰富，应用历史悠久，大部分常用药材已形成公认的名优品牌，如"川广云贵""浙八味""四大怀药"等，不仅是药材商品市场的金字招牌，也是地区经济富有文化特色的金字招牌，在中医临床上享有盛誉，因而，对其系统整理、努力发掘、继往开来是一项崇高的历史使命。

　　近年来，中药在基础性研究方面取得了长足的进展，由于化学药物的不良反应日渐突出，从天然产物中寻找和开发新药已成为世界医药界研究的热点。2016 年，国务院发表《中国的中医药》白皮书，将中医药发展上升为国家战略，中医药事业进入了新的历史发展时期；此外，国家先后出台了一系列中药材产业发展的纲领性文件，使中药材产业化呈现出良好的发展态势，各地积极推进中药材品牌建设，重装推出了一批历史悠久、品质独特的中药材名优品牌，有力推动了中医药全产业链发展。在国家"一带一路"倡议下，中医药在国际上有了更为广阔的发展空间。为及时总结和推广中药材研究的成果，积极推动名优中药材的研究、应用及产业发展，由中国中医药出版社策划，编者团队与相关单位合作，邀请了全国在中药材教学、科研、生产等领域有影响的 200 余位专家学者参与，组织编写了《中华名优中药系列丛书》。该丛书选择名优药材品种，广泛吸纳了全国科研工作者的最新研究进展及作者的科研心得，从药用历史、本草学、栽培与加工、品质评价、化学成分、药理作用、炮制与制剂、临床应用及产业发展等方面，系统介绍名优中药材的相关研究与应用成果，旨在将名优中药材从科研到生产的最新研究成果，介绍给广大业界人士。这是首套专门介绍全国名优中药材的丛书，相信本套丛书的出版，对于进一步开展名优中药材的研究及合理利用，以及推进中药材产业的健康和可持续发展具有积极意义。

　　本套丛书在编写出版过程中得到了诸多单位和专家、学者的帮助和支持，参阅了大量的文献资料，特别是得到了中国中医药出版社的大力支持，在此一并致以深切的谢意。尽管我们在编写过程中竭尽所能，但由于涉及交叉学科领域广，错误和疏漏之处恐难避免，敬请广大读者批评指正，以便再版时修订提高。

丛书编委会

2021 年 9 月

编写说明

  川贝母是润肺止咳的常用中药，为我国川产著名道地药材之一，其临床应用历史源远流长，疗效显著。我国第一部药学专著《神农本草经》将贝母列于草部中品，明代《滇南本草》中首次出现川贝母之名，《中华人民共和国药典》（下简称"《中国药典》"）（2020年版）含川贝母的中成药共有 40 种，约占总中成药的 2.49%。川贝母已被列入国家二级重点保护野生药材物种，在川药产业开发中具有重要地位。

  本书系统论述了川贝母品种、产地、栽培、采收、产地加工的道地特色；独特的炮制工艺，保证了饮片的质量稳定、可控，以确保临床安全有效；同时通过收集整理川贝母的药效成分研究、药理毒理研究、临床应用研究等各方面成果，希望能对中药川贝母的进一步科学系统研究和应用提供借鉴。

  编写团队基于多年从事川贝母研究的成果积累和文献资料分析，组织南京中医药大学、重庆三峡学院、江苏海洋大学、重庆市药物种植研究所、云南天泉生物科技股份有限公司、香格里拉市天泉川贝科技有限公司、南京中医药大学南通附属医院、江苏护理职业学院、大理大学、成都中医药大学等单位的 18 位专家撰写了《中国川贝母》一书。全书分为九章。第一章为概述，重点介绍川贝母历代文献记载、中医药产业中的地位和作用、资源分布及产业现状。第二章为川贝母的栽培及产地加工技术规范，重点介绍川贝母无公害栽培技术及产地初加工。第三章为川贝母质量评价，重点介绍川贝母生药学研究、化学评价法、生物评价法及有害物质检测方法等。第四章为川贝母药材商品规格等级标准评价，重点介绍川贝母药材商品规格的沿革及新的分类标准研究。第五章为川贝母炮制加工，重点介绍川贝母的饮片炮制历史沿革、药典标准及地方炮制规范、炮制操作规程与炮制规范等内容。第六章为川贝母化学成分研究，重点介绍川贝母的化学成分、成分合成、质量标志物的研究进展。第七章为川贝母药效毒理研究，重点介绍川贝母的药理作用、药代动力学、毒理学评价。第八章为川贝母的临床应用与不良反应，重点介绍川贝母的临床应用、配伍禁忌研究进展、不良反应。第九章为川贝母的深加工开发应用研究，重点介绍川贝母食疗方药、中成药与保健食品的开发利用等，特别是首次对川贝母的鲜药应用进行系统介绍。

本书将川贝母从科研到生产的最新研究成果介绍给广大业界人士，为川贝母种植企业、研发及应用者提供参考，也可作为地方政府指导农民川贝母种植技术的教材，将产生良好的社会效益和经济效益。

本书在各位编者的辛勤耕耘下编写而成，在编写过程中得到了中国中医药出版社的大力支持和指导，得到了有关药学专家的热诚帮助，谨致以衷心感谢！同时感谢三峡库区道地药材绿色种植与深加工重庆市工程实验室、云南省肖波专家工作站、云南省科学技术厅（珍稀濒危中药材川贝母良种繁育规范化种植示范项目）、重庆市科学技术局（类乌齐川贝母种苗繁育及种植技术研究与应用）、重庆市万州区科学技术局（三峡库区道地药材川贝母的品种选育与规范化栽培关键技术研究）等在经费方面予以支持，向为本书的撰稿、编校、出版工作付出辛勤劳动的同志们致以深深的谢意！本书由于时间仓促及编者水平有限，在材料的收集和内容的展示上存在不足之处，恳请专家同道和广大读者批评指正，以待再版时加以修改补充，不断完善提高。

编者

2022 年 7 月 6 日于南京

目　录

第一章　概述

　　贝母属（Fritillaria）植物为多年生草本，是百合科（Liliaceae）中的一个大属，是重要的药用类群，大多数种类的鳞茎供药用。此属植物全球约有 130 种，主要集中分布在北纬 26°～65°的北半球温带区。中国为其资源分布中心，野生资源丰富，种类繁多。川贝母是其中的一个重要药用类群，也是四川省十大名贵中药材之一。在 2020 年版《中国药典》中，川贝母的药用植物来源包括川贝母 *Fritillaria cirrhosa* D.Don、暗紫贝母 *F.unibracteata* Hsiao et K.C.Hsia、甘肃贝母 *F.przewalskii* maxim.、梭砂贝母 *F.delavayi* Franch.、太白贝母 *F.taipaiensis* P.Y.Li 或瓦布贝母 *F.unibracteata* Hsiao et K.C.Hsiavar. *wabuensis*（S.Y.Tang et S.C.Yue）Z.D.Liu, S.Wang et S.C.Chen）。川贝母味苦、甘，性微寒，具有润肺止咳、清热化痰等作用，多用于治疗肺虚咳嗽、肺热燥咳、咳痰带血及阴虚劳咳等症。在经济价值和药用价值所带来的巨大利益驱动下，野生川贝母遭受过度采挖，资源日趋枯竭，市场交易品种混乱，以次充好现象较为常见，阻碍了川贝母的产业化发展。本章从川贝母的历史记载、资源概况、人工种植等方面展开记叙，综合分析诸多学者研究成果，以期为川贝母种质资源开发及合理利用、人工栽培技术等方面给予一定的指导。

第一节　川贝母的历代文献记载

　　历史上，关于川贝母从何时起正式进入人们的视野有诸多探讨，现代资料关于其最早文献出处的记载也未能达成统一意见。历代文献中关于贝母的记载大多集中在功效、产地以及采收时期，未见相关产地和性状描述，一般结合编者的出生地、当时的用药品种等进行推测。后来学者的研究也是基于现代川贝和浙贝的已有基础知识展开，外加史籍在不同时期的流传和增补，现代研究对川贝母的最早文献记载以及最早的入药品种存在争议。结合诸多学者的研究以及已有的知识体系，给出以下合理的推测和解释。

早在公元前11世纪至6世纪前后，我们的祖先就发现并开始使用贝母来防治疾病，历代本草均有记载。然而，古人记载的所谓"贝母"，实际上品种比较混乱。贝母古称"䖂"或"莔"。在"贝母"之名未正式出现以前，最早以"䖂"之名记载于《诗经·鄘风·载驰》，"陟彼阿丘，言采其䖂。女子善怀，亦各有行"。诗中采䖂以治疗郁结之疾。综合《诗经》的出现地、药物产地以及对植株的形态、功效等的描述，出现于《诗经》中的"䖂"，即我国最早运用的贝母品种，当为记载于《中国药典》中的葫芦科假贝母属的土贝母 *Bolbostemma paniculatum*（Maxim.）Franquet。陆玑《诗疏》云："䖂，今药草贝母也，其叶如瓜蒌而细小，其子在根下如芋子，正白，四方连累相著，有分解。"此"䖂"为分布于洛阳附近的葫芦科假贝母属植物。段玉裁《说文解字注》载"莔，贝母也。莔，正字。䖂，假借字也。根下子如聚小贝"。郭璞注《尔雅》载"莔根如小贝，圆而白花，叶似韭"，与百合科植物老鸦瓣 *Amana edulis*（Miq.）Honda 相近，该种现今部分地方仍混充贝母使用。

到春秋战国时期，阜阳汉简《万物》中有"贝母已寒热也"的描述，这应是"贝母"一词的最早出处，也是贝母入药用的最早记载。《万物》更近似于早期的本草学著作，但其中未见对贝母性状的描述，难以确定基原种。后期出现的《神农本草经》中关于贝母功效的描述与《万物》一致，谓其："主伤寒烦热，淋沥邪气，疝瘕喉痹，乳难，金疮风痉。"亦未见其性状描述，仅从功效来看，《神农本草经》所载贝母功能更类似当今葫芦科植物土贝母。汉末《名医别录》"贝母生晋地"（今河北晋州市），此贝母为土贝母，非川贝。南北朝《本草经集注》"出近道（今江苏南京），形似聚贝子，故名贝母，断谷服之不饥"亦非川贝。唐《新修本草》"出润州（镇江）、荆州（荆州）、襄州（襄阳），贝母，叶似大蒜，四月蒜熟时，采良。若十月苗枯，根亦不佳也"，应是贝母属其他贝母，非川贝。宋代《本草图经》"贝母生晋地，今河中、江陵府、郢、寿、随、郑、蔡、润、滁州皆有之"，附图的峡州贝母可能为贝母属植物，非川贝。

在明代以前的本草文献中，并没有关于贝母分门别类的介绍，未明确区分川贝母、浙贝母、土贝母，皆以"贝母"二字统称。明代倪朱谟《本草汇言》云："贝母，开郁、下气、化痰之药也。润肺消痰，止咳定喘，则虚劳火结之证……必以川者为妙。若解痈毒，破癥结，消实痰，敷恶疮，又以土者为佳。然川者味淡性优，土者味苦性劣，二者以分别用。"结合作者的所在地考虑，倪朱谟为浙江杭州人，其所说的"土者"，应为"浙贝母"，而"川者"即为"川贝母"。自此，川贝母和浙贝母因其功能主治的不同被冠以地名得以区分开来。同期《景岳全书·本草正》首次提出"川贝"之名，故考证始载川贝母的本草文献应当是《景岳全书·本草正》。明代后期的《本草原始》，将药材贝母分为两类："色青白、体重、单粒"的南贝母，以及"色白、体轻、双瓣、质尤良"的西贝母，西贝母应是泛指产于我国西南和西北部分地区的川贝母，从性状上对贝母药材进行了分类。清代赵学敏在《本草纲目拾遗》中对药材贝母的药用情况进行了初步总结，"贝母有甜、苦之分，有川、象之别，贝母川产者味甘，最佳；西产味薄，次之；象山者微苦又次之"。"西"指的应该是新疆等西北地区，而浙贝出自象山，说明贝母中川贝母疗效最佳，其次为伊贝母，再其次为浙贝母。《百草镜》有言："出川者曰川贝，出象山者名象贝，绝大者曰土贝。川产者味甘，间有微苦。象贝一味苦寒，能化坚痰，性利可知。土贝功利化脓、解痈毒，性燥而不润。"综上可知，川贝母、浙贝母和土贝母与现在所用的种类基本一致。《本草纲目拾遗》又载："川贝中一种出巴东者独大，番人名紫草贝母，大不道地。"《伪药条辨》亦载："湖北荆州巴东县产者，皮色带黑，性硬而光，头尖，肉淡白色，味苦，更次。"二者均说明湖北贝母已混充川贝母。此外，还有古籍记载葫芦科的假贝母、老鸦瓣等都曾作为川贝母使用。

太白贝母作为川贝母入药已非近代，根据清光绪《大宁县志》记载，"贝母，银厂坪所产为佳"，大宁即今重庆市巫溪县，太白贝母在该县自然分布较广，说明在清代太白贝母已作为药材广泛使用。太白贝母在湖北五峰、重庆巫溪、宁夏泾源、甘肃漳县等地都有着悠久的用药历史，一直作为川贝母的地方习用品入药。瓦布贝母习惯称作"栽培品"，其作为川贝母入药使用，始载于清《本草纲目拾遗》，曰"大如钱，皮细白而带黄斑，味甘，出龙安，乃川贝中第一，不可多得"。瓦布贝母一直为当地乡医所器重，认为其清热润肺、化痰止咳的功效比暗紫贝母好。

综上可见川贝母的药用品种比较混乱，同名异物现象较为普遍。唐代以前葫芦科植物土贝母为药用贝母的主流基原植物。唐宋时期扩大至百合科贝母属植物，即浙贝母 *F.thunbergiamiq.* 和湖北贝母 *F.hupehensis* Hsiao et K.C.Hsia.。明末川贝母开始出现，发展至清代形成了川贝母、浙贝母、土贝母三类。川贝母在历代本草典籍中相对较晚出现，但一直在贝母类药材中享有较高的地位，以功效最佳，沿用至今。

至现代，随着贝母品种的不断发现和完善，贝母的药用情况也较为复杂。本着提升药品质量、保证临床用药安全、服务药品监管的原则，1953年原卫生部编印发行了第一部《中国药典》。历版《中国药典》收录的浙贝母、湖北贝母、平贝母、伊贝母的药材基原未发生变化，但川贝母基原变化较大。1963 年版《中国药典》首次收录川贝母，其基原植物为百合科植物罗氏贝母（*F.roylei* Hook.）和川贝母（卷叶贝母）。1977～2005 年版《中国药典》收录的基原植物为川贝母、暗紫贝母、甘肃贝母、梭砂贝母。2010 年版《中国药典》新增了瓦布贝母和太白贝母。2020 年版《中国药典》仍以川贝母、暗紫贝母、甘肃贝母、梭砂贝母、瓦布贝母和太白贝母这 6 种植物作为川贝母药材基原植物，按性状不同分别称为"松贝""青贝""炉贝"和"栽培品"。

第二节　川贝母在医疗保健以及国民经济中的地位和作用

健康中国战略的实施是新时代治国理政的新方略，在当前新的时代背景下，大健康产业的发展已成为较为重要的一项工作。中医药产业是大健康产业的重要组成部分，也是我国医药事业的重要组成部分，在健康中国战略和中医药现代化战略的实施中扮演着至关重要的角色。不仅关系到人类健康以及民生问题，也直接影响到"三农"问题的解决以及经济社会的发展。

中医药在我国有着数千年的历史，是我国最具有自主知识产权的产业。它是古人智慧的结晶，同时也是我国宝贵的文化遗产。几千年来，中医药为中华民族的繁衍生息做出了极大贡献，随着中医药产业的不断发展和进步，中医药在防病治病、增强人类健康方面正发挥着越来越重要的作用。尤其是自 2019 年年底新型冠状病毒肺炎疫情爆发以来，中医药以自身独特的优势，在抗击疫情中发挥了重要作用。越来越多的人也开始意识到中医药在预防和治疗疾病过程中的优越性。中医药是我国独特的卫生资源，也是具有巨大潜力的经济资源。丰富的药用资源在中医药产业的持续发展中发挥着重要的作用。

一、川贝母的传统利用及现代临床应用

川贝母是著名的川产道地药材，也是久负盛名的贵重药材，因其优良的品种、优质的疗效，自入药至今，形成了许多经典的中药方剂以及现代组方。据统计，2020 年版《中国药典》中，共收载含贝母类药材的中药制剂 82 种，其中以川贝母入药的有 41 种，占50%。其中，新增的中药制剂中，金嗓清音胶囊、清降片均以川贝母入药。我们所熟知的川贝枇杷露、牛黄蛇胆川贝液、复方川贝精片、养阴清肺丸等治咳中成药中都含有川贝

母。川贝母作为中医临床常用的止咳药，大凡止咳药方中均有之。但其应用范围不局限于清肺、化痰、止咳等方面，在传统经典方剂的创新使用以及药理作用的新挖掘方面的研究也在深入开展。国家中医药管理局于2018年发布的《古代经典名方目录（第一批）》中，100首古代经典名方中有5首与贝母相关。其中，以川贝母入药的清金化痰汤具有较高的临床药用价值，在传统的治疗肺系疾病的基础上，现代临床应用对其进行加减或联合西药用于慢性阻塞性肺病急性加重期、社区获得性肺炎、急慢性支气管炎、支气管扩张症等常见感染性肺系疾病的治疗，疗效显著。

通过搜集古医书及现代医家临证经验发现，为发挥川贝母的最佳功效，临床上常根据病种、证型及症状，将川贝母配伍相应中药使用。如在治疗肺部疾病、呼吸系统疾病、小儿扁桃体炎方面，川贝母可配伍瓜蒌、桔梗、桑白皮，以发挥其清热润肺之功。在化痰止咳方面，可配伍甜杏仁、沙参、麦冬，治疗咳喘、发热、急性发作性咳嗽等。发挥散结消痈功用时，可配伍桔梗、冬瓜子、丹参，治疗肺痈、肺癌、乳腺癌等。川贝母与附子、半夏、瓜蒌配伍，对阳虚、寒凝、痰湿、血瘀导致的消化、呼吸及循环系统等多种病证均有不错的疗效。总之，川贝母具有较为广泛的药理活性，对人体几大主要生理系统均有较明显的作用。

随着中医、中药学的发展，由于中药材品种的增加、炮制方式的变化、入药部位的不同等原因，"十八反"已不限于只有18种药物，更多的时候将其作为药物配伍禁忌的代名词。十八反歌诀中的"半蒌贝蔹及攻乌"就涉及贝母的用药禁忌情况，历代本草和现代中药学著作、教科书，乃至《中国药典》都明确规定"乌头与贝母"属配伍禁忌。但与此同时，在复方中应用"乌头配伍贝母"的情况一直存在。将贝母与附子合用，治疗以关节疼痛为主的痹证，患者并没有发现有毒副反应。2004年有报道用附子配伍法半夏、川贝母、大贝母用于治疗老年慢性支气管炎或咳嗽，6例患者均取得了良好的疗效。2007年报道用附子配伍半夏、川贝母、贝母治疗肝硬化患者2例、肺心病患者1例，取得了较好疗效。从药效成分上进行二者合用的基础研究，发现与急性毒性药理实验的结果一致。但乌头与贝母是否可以合用，与给药途径、剂量、炮制、煎法等多种因素有关，其配伍的合理性也有待进一步研究。这为川贝母以及其他有用药禁忌的中药临床用药配伍情况提供了新的研究思路。

二、川贝母食疗与保健产品研发

"食疗"一词，源于《千金方·卷二十六·食治》，云："知其所犯，以食治之，食疗不愈，然后命药。"药膳食疗是指在中医药理论的指导下，按照一定比例或者方法，在食材中加上某种或者某些中药，通过烹调加工后，具有一定防病治病功效的保健食品。饮食调理与长寿康健的辩证关系自古以来就受到我国传统医学的重视。"药食同源""药补不如食补"等中医养生名言足以说明食补在医学康复以及日常调理中的重要性。药膳食疗在我国有悠久的历史以及良好的发展优势。一方面，早在商代，伊尹撰写的《汤液经法》中就包含了药膳食疗的相关内容。在几千年来的生存实践中，人们不断地摸索、探讨、总结，积累了宝贵的药膳食疗经验，形成了独特的药膳食疗理论，创造了数量众多的药膳食疗方，在治疗疾病与保健等方面起到较好的效果。另一方面，在社会经济不断发展以及人民生活水平普遍提高的大环境下，人们越来越注重饮食质量，这为药膳食疗的研究、普及以及保健产品的研发提供了基础。

除经典中药方剂、现代组方外，川贝母在食疗与保健产品开发方面也应用广泛。川贝母被《卫生部关于进一步规范保健食品原料管理的通知》列入"可用于保健食品的物品名单"。梨蜜川贝膏、川贝母煮橘子、川贝酿雪梨等药膳食疗，均广泛用于肺热燥咳、干咳等病症，在术后保健恢复以及日常调理中发挥着重要作用。对《中国药膳大辞典》和《中医食疗方全录》这两本具有代表性的药膳食疗著作进行研究发现，《中国药膳大辞典》一共列出了124种常见中药在药膳食疗中的应用情况，其中，川贝母的使用频次为35次。在根据功效划分的17类药膳中，补气养营、气血双补、安神益智、温里散寒、理气止痛等13类药膳食疗方中都出现了川贝母，在祛痰止咳类药膳食疗方中出现的频次最高，为21次，并且在入此类药膳的所有中药中，使用频次居于第二位。《中医食疗方全录》中全部方剂共7142首，统计分析发现，其中124种药膳食疗常用中药中，川贝母的使用频次为20次。川贝母入药膳的使用次数相对较高，这与它祛痰止咳、消痰、减轻或制止咳嗽的良好功效密切相关，也为其保健产品的研发提供了基础依据。

随着川贝母产业链的逐步完善和发展，从上游的中药材种植，中游的饮片、中成药的加工，到下游的医药流通、居民健康等行业的兴起，每个环节的研究领域也在不断延伸。可将文献记载疗效确切的食疗食养方剂开发成携带方便的即食保健品，应用于保健和疗疾；也可以功效为依据，将其开发成其他产品。例如基于川贝母润肺止咳等功效展开的保健食品、保健戒烟食品、中药化痰烟油和电子烟的制备等一系列研究，以川贝母为原料之一的肥料研发等，都是川贝母良好发展前景的体现，川贝母的衍生价值也正逐步被挖掘。

三、川贝母促进乡村经济的发展

2021 年 9 月，国家林业和草原局、农业农村部联合颁布实施《国家重点保护野生植物名录》，列在百合科贝母属的所有野生贝母都被禁止采挖。这给人工栽培川贝母带来了极大利好。一方面给川贝母市场带来光明前景，另一方面也坚定了企业扩大投入的信心。在川贝母种植大棚里，孕育着很多村庄的共富梦。以得荣县太阳谷镇浪中村的川贝母种植为例，在青羊区对口帮扶工作队的竭力帮扶下，村民拥有了 3 条收入渠道：每年 900 元 / 亩的土地流转费、日薪 120 元的打工收入、年底村集体的分红。成都市青羊区对口帮扶工作队与云南天泉生物科技有限公司搭起了合作平台，流转村民土地发展大棚。将 30 个大棚均分给全县 30 个村，双方签订正式协议，确定每个大棚 12 万元股本。村集体将大棚委托给得荣县福民农业科技有限公司经营，实行"保底分红"，每年每个棚 4800 元，一期 4 年，共计 19200 元。4 年后，川贝母销售产生的利润，每个棚超出 19200 元的收益部分，60% 进行再分配，40% 留作滚动发展资金。引进这个项目，对得荣县形成有特色的产业帮助很大。不仅利用该地区良好的自然条件种植了品质较好的川贝母，也解决了农村剩余劳动力的问题，带动了地区经济的发展，改善了当地百姓的生活水平。

现在川贝母的市场价也很不错，湿贝母每 4kg 晒 1kg 干贝母，每千克干贝母可卖 3000 元左右。川贝母亩产可达 600 ～ 1000kg，尽管种子、设施等成本高昂，每亩纯收益仍然可达二三十万元。此外，还可有效地将川贝母加工、交易、冷链、仓储、物流、产品展示与旅游观光融合发展，助力乡村振兴。

随着时代的发展、技术的进步，互联网技术开始在中草药种植中崭露头角，互联网技术的应用，让中草药的种植、管理、经营、销售都变得更加科学、有序，使得中草药种植经济得到了显著的提升。"互联网 + 农业"逐步成为现代农业的主要发展形式。以互联网技术为主要媒介，提高中草药的产品质量，实现中药种植的专业化和现代化，既可以保证市场对中药材的需求，又可以保证中草药的种植品质，促进中药种植业的发展，提高中药种植的利润。

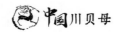

第三节 川贝母资源开发与生产概况

一、川贝母的野生资源分布

中国是贝母属植物的资源分布中心，野生资源丰富，种类繁多，分布广泛，进而形成了多个产区。依据传统的中医药用药习惯，将药用贝母划分为"川贝母"和"浙贝母"。川贝母以其优良的品种、优质的疗效，历来被认为是中药贝母中药用价值最高的类群。了解川贝母基原植物的野生资源分布状况，便于为川贝母的资源保护以及合理开发和利用提供指导。

川贝母基原植物主要以野生资源为主，野生品对环境要求较为苛刻，而不同的基原植物生长环境也各有差异。总的来说，集中分布于四川西北部及青海、甘肃、西藏等交界处，包括西藏大部、四川西北部、云南北部、青海东南部的 21 个地、州、市，共 130 多个县。

四川省：松潘县、红原县、若尔盖县、阿坝县、九寨沟县、茂县、黑水县、理县、马尔康市、金川县、汶川县、小金县、壤塘县、得荣县、乡城县、稻城县、新龙县、康定市、泸定县、丹巴县、九龙县、雅江县、道孚县、炉霍县、甘孜县、色达县、德格县、白玉县、石渠县、理塘县、巴塘县、平武县、什邡市、天全县、宝兴县、木里县、盐源县、冕宁县、普格县、昭觉县、美姑县、布拖县。

青海省：甘德县、达日县、班玛县、久治县、玛多县、玛沁县、囊谦县、称多县、杂多县、治多县、玉树市、河南县、同德县、兴海县、互助县、大通县。

云南省：香格里拉市、德钦县、维西县、宁蒗县、玉龙县、腾冲市、大理市、洱源县、鹤庆县、贡山县、漾濞县、巧家县、禄劝县、东川区。

甘肃省：玛曲县、禄曲县、迭部县、夏河县。

西藏自治区：芒康县、左贡县、边坝县、察雅县、察隅县、江达县、贡觉县、米林县、波密县、八宿县、工布江达县、类乌齐县、丁青县、巴青县、比如县、索县、林周县、拉萨市、墨竹工卡县、桑日县、扎囊县、琼结县、浪卡子县、隆子县、定日县、定结县、亚东县、吉隆县。

尼泊尔也有分布。

这些区域涵盖了青藏高原、横断山脉、云贵高原等几大地貌单元，地理环境复杂，气候类型独特，最适合川贝母基原植物的生长。结合具体的基原植物来说，川贝母除上述共有分布特征之外，也见于云南西北部、山西西南部、陕西、宁夏、河南，生长于海拔3200～4600m的高山灌丛草甸地带，有时在冷杉丛中也有分布。甘肃贝母、川贝母、暗紫贝母是商品"松贝"和"青贝"的主要来源，它们在地理分布上重叠，生长环境几乎一致。甘肃贝母主要分布于四川省西北部至青海省东南部、甘肃省西南部，以3省交界处分布较多，生于海拔2400～4400m的高山灌丛、草地、林缘。暗紫贝母分布区与甘肃贝母相似，以四川省道孚县至小金县一线以北分布较多，生于海拔3200～4500米的灌丛草甸、灌木林下。梭砂贝母是商品"炉贝"的来源植物，生于海拔3800～5600米的流石滩、砾石带或流沙岩的石缝中。梭砂贝母分布区域与川贝母近似，区别在于其分布区内海拔明显高于川贝母，且其分布南界仅到云南省丽江市，未见丽江市以南分布记录。太白贝母是川贝母（类）植物种质资源中比较特殊的一个种类，是贝母属中海拔地区的一个代表种，海拔为2000～3200m。分布于秦岭山脉及与青藏高原东北缘接壤的地带。在重庆、四川、云南、陕西、宁夏、甘肃、湖北都有分布，而云南未见其野生分布。瓦布贝母习称"栽培品"，其与暗紫贝母的亲缘关系更近，故将瓦布贝母作为暗紫贝母的一个变种。自2010年起作为药典中川贝母项下新收载的资源品种，主要分布于四川岷江上游，2500～3000m的灌木、小乔木林下。

综合查阅文献、相关标本、第四次中药资源调查数据及野外专项调查结果，对药典规定的中药川贝母基原植物分布进行了订正和补充，结果表明其主要分布于西藏东南部、青海东南部、甘肃南部、四川西北部、云南西北部，在宁夏、陕西及山西也有零星分布。

二、川贝母生态适宜分布区域

中药材川贝母为贝母中的佳品，随着人口增加和中医药产业的发展，需求量正连年增大。但在生境破碎化和人为过度采挖的局面下，野生药材越来越少，濒临灭绝。要想通过引种驯化等措施来扩大产地、增加产量，解决药材供给问题，首先需要解决川贝母不同基原植物的生态适宜性问题。确定川贝母的生态适宜区，做到对川贝母资源优化配置，在发展川贝母潜在生长区域的同时，为川贝母药材的种植区域布局提供指导。

川贝母的生长习性决定其对环境的要求较为苛刻，植株对环境的变化也极为敏感。所以分析川贝母资源的生态适宜性，首先需要探究直接影响川贝母生长发育和与有效成分形

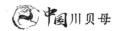 中国川贝母

成积累有关的生态环境影响因素。依托基础地理信息数据库、气候因子数据库、土壤数据库和药用植物分布空间数据库和地理信息系统（Geographic information System，GIS），通过几何运算、数理统计等方法，确定药材生长区域的生态因子值，找到对药材生长影响最大的生态因子值，然后通过相似性聚类分析，获得最大生态相似度区域和其他区域，科学、准确地分析出川贝母的生态适宜区域，为川贝母药材的生产以及资源的合理护育奠定基础。

最大熵模型 Maxent（themaximum entropymodel）作为目前最常用的预测物种潜在分布的生态位模型，预测结果较为精确。首先用模型选取对川贝母分布影响较大的生态因子，然后将 Maxent 生成的数据导入 GIS 系统，得出川贝母在全国的潜在分布适生区。根据参与模型建立的环境因子对最大熵模型的贡献率，得到影响川贝母分布的主要环境因子，依次为等温性、年均降水量、海拔、温度季节性变化的标准差、1 月最低气温和土壤pH 值。在不细分基原的情况下，影响川贝母植物类群生境分布的生态因子中贡献率最高的是海拔，但就适应的海拔范围来看，不同的研究中，结果略有不同，主要与研究前期采集样点的分布范围有关。

中药材川贝母的适宜区域主要集中在北温带地区，中国是其生态相似度适宜区域最大的国家。最适宜生境集中分布在四川、西藏、甘肃、青海和云南 5 省，潜在适生区主要集中在四川西南部、西藏东南部、云南中西部、贵州西北部、甘肃南部和陕西南部等部分地区。其中，最适生区主要分布在西南地区的四川西南大部分（凉山彝族自治州）和西北部分地区（阿坝藏族羌族自治州），云南西北部（楚雄彝族自治州、大理白族自治州、迪庆藏族自治州）和东北部分地区（昭通地区），西藏南部（林芝地区、山南地区和日喀则地区）以及甘肃南部（陇南地区）。川贝母的不同基原植物在各省的适宜分布面积和空间格局也存在差异。从空间分布格局来看，川贝母在四川中西部、云南北部及西藏东部生境适宜性最高，甘肃贝母在甘肃甘南地区与青海交界处、四川西部地区生境适宜性最高。梭砂贝母的适宜区域分布在西藏、四川、青海、甘肃等省区，最适宜区主要集中在川藏交界处的大部分山区。暗紫贝母的潜在适生区主要分布在四川西部和北部、青海南部、甘肃南部，其中四川阿坝藏族羌族自治州的理县、茂县、松潘县、红原县、黑水县等地区，青海省果洛藏族自治州的久治县、玛沁县、同德县、兴海县、河南县地区以及甘肃省甘南藏族自治州地区，是暗紫贝母最佳适生区。此外，在西藏和云南也有零星的分布。而对于西藏地区有无高适宜区以及最佳适宜区的研究存在差异，与该地的标本记录及文献记载结合，发现西藏地区没有高适宜区和最佳适宜区，这与西藏几乎没有暗紫贝母的标本记录相符

合。同理，青海省及甘肃省有较多暗紫贝母的标本记录及文献记载，为上述最佳适生区的说法提供了佐证。太白贝母的最适潜在分布区主要集中于甘肃南部、贵州西北部、四川中部及东北部、重庆南部、陕西南部及湖北西部。其中，甘肃省和湖北省的最适宜区域面积最大。瓦布贝母适宜区域很小，只有中国有分布。其最大生态相似度区域是四川，甘肃省也有很小一部分区域。

综合川贝母基原植物的生态适宜分布区域，发现在一定范围内有重叠，这些重叠区域的存在一方面表明了这些区域的生态优越性，另一方面也给野生抚育和引种栽培的空间区域选择提供了方向。

三、川贝母适宜种植区域

随着社会的进步以及科学技术水平的提高，中药材栽培产业得到了很好的发展与完善，栽培药材也日渐成为商品药材的主要来源。适宜种植区域的选择是发展中药材生产中的重要环节，其形成往往是许多因素综合作用的结果。本节在川贝母生态适宜区域研究的基础上，通过对各生态因子最大贡献率的分析，得到对川贝母生长影响最大的环境因子，根据各环境因子与实际生态环境的匹配情况，并着重考虑与药材良好品质形成有关的因素，综合分析得到川贝母的适宜种植区域，形成对生产和开发切实有力的指导。也可克服现有中药材生产区划中由于缺乏生态因子与品质因子的空间相关分析而导致的将生态适宜性与生产区划等同的误区。

在川贝母生态适宜性研究的基础上，得出影响川贝母生长的主导环境因子分别为海拔、9月份降水量、11月份降水量、土壤酸碱度、植被类型及1月最低气温，对最佳适宜范围进行界定，得到川贝母适宜性生长的最佳生态位参数：最适宜生长在年温差小而日温差大的高原或山区，海拔3320～3400m，9月和11月降雨量分别为120mm和11mm，土壤偏酸性（pH=6.66），植被类型为温带高山、高原地带的针阔叶混交林、针叶林、高山灌丛，1月最低温度在-3.5～4.7℃，等温性44℃。基于已有研究及相关文献，发现海拔、植被类型、光照强度、较低的适宜温度等因素与川贝母的品质存在一定程度的相关性。

综合生态适宜与品质优良等因素，中药川贝母功能型生产区划主要分布在四川、甘肃、青海、西藏、云南和陕西这6个省的适宜性区县。青藏高原及其毗邻地区为川贝母中药材的集中产区，也是发展川贝母中药材栽培的集中地点。

特别值得一提的是香格里拉川贝母，川贝母因产于云南省迪庆藏族自治州香格里拉市而得名。香格里拉得天独厚的自然条件和道地产区的历史优势，全方位契合了"高原珍

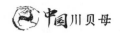

珠"川贝母严苛的生长条件。科学化、规范化、规模化种植川贝母，既能解决高原土地利用、带动当地居民通过产业就业增收、助力乡村振兴，同时也为大健康产业的坚实基础添砖加瓦。

据统计，现有人工种植川贝母的主要地点如下：

云南省：香格里拉市小中甸镇和平村、德钦县、维西县、玉龙县、宁蒗县、兰坪县、大理市、东川区、昭通市。

四川省：得荣县太阳谷镇浪中村、康定市、丹巴县、盐源县、冕宁县、松潘县、茂县、黑水县、小金县、阿坝县、若尔盖县、红原县、广元市。

青海省：互助县、大通县。

西藏自治区：类乌齐县、巴青县、比如县、米林县。

重庆市：巫溪县、巫山县、城口县、奉节县。

陕西省：太白县。

川贝母中药材栽培的物种主要为暗紫贝母、川贝母、太白贝母和瓦布贝母，实验性的种植品种有甘肃贝母和梭砂贝母，其人工种植情况也不尽相同。四川甘孜州的康定县是川贝母的传统道地产区，除此之外，四川的凉山州、阿坝州，云南的楚雄州、大理州、迪庆州，以及西藏的林芝地区，是川贝母的最适宜种植区域，且面积相对较大。按应用功能的不同将生态相似度最大区域分为规模化人工种植区域和野生抚育区。适合规模化人工种植的区域主要分布在四川省西北部、四川省西昌市以及甘肃省的陇南地区，而四川省西北部以及与云南、西藏、青海和甘肃省交界处因多高山峡谷、植被覆盖率高，适宜作为野生抚育区域。结合面积大小以及交通是否便利等因素，发现甘肃省、青海省、陕西省适宜川贝母种植的耕地面积较为宽广，交通相对便利，可合理开展川贝母规模化人工种植的扶持。西藏省、四川省和云南省则更加适合进行野生抚育区划。

结合实际生产情况，一种中药材最适合的种植区并不一定在原有自然分布区，可能超出原有范围，川贝母药材也是如此，其栽培区域与野生分布区域不一定完全重合。再结合GAP生产基地的建设，不同种植区域内的药材质量也不尽相同。同时，产量和质量在一定程度上是存在矛盾的。较适宜种植区域一般产量较大，次适宜种植区域在一定的逆境条件下有利于有效成分的积累，反而提高了药材的质量。当然，最后是选择较适宜区域还是次适宜区域进行规范化种植，与当地的经济发展水平以及产业结构有一定的关系，同时也受到种植加工技术、政策帮扶力度、耕地面积、农业结构等诸多因素的影响。

四、川贝母产量和供求分析

川贝母作为特殊的商品，其供求关系稳定与否将直接影响到市场交易价格。只有价格相对稳定才能保证企业和药农的收入，从而确保药材产量和质量。要保证价格稳定，必须保证供求关系稳定。对川贝母市场供需关系的了解和分析，有助于药农和企业合理依据市场情况，调整生产措施，避免出现盲目跟风种植的情况，在保证自身收益的同时，确保药材产量和质量。

一方面，川贝母生长环境的特殊性以及生长特点的复杂性导致川贝母的年产量较低。另一方面，随着人口的增加以及现代医学的迅速发展，对川贝母的需求量越来越大。随着川贝母资源开采力度的变化，川贝母的产量在新中国成立后五十多年里呈现一个由低到高又由高逐渐降低的走势。20世纪50年代年产量在50吨左右，50年代中期达80吨左右，随着对偏远地区原始资源的开发利用，1957年产量达200吨，其后几年产量有所下降，在100吨左右徘徊。60年代，国家加强民族地区药材收购力度，川贝母资源得以全面开发，1965年产量达历史最高量300吨，但也对川贝母的资源再生造成了巨大伤害。20世纪七八十年代产量一直徘徊在150吨左右，80年代开展资源普查，开发了川贝母资源，使其产量达到200吨以上。自此以后川贝母资源开始逐年减少，近几年川贝母的年产量不到100吨。研究发现2020年川贝母的市场年需求量在600吨以上，而野生川贝母的年产量不到100吨，川贝母货源短缺，市场价格不断攀升。通过对中药材天地网提供的川贝母品种的历史价格进行分析，对四大市场（亳州药市、安国药市、荷花池药市、玉林药市）自2016年1月至2022年4月以来的川贝母（松贝）市场历史价格统计发现，价格处在每千克2400～3800元。2018年后，价格有所下降，近3年来价格在每千克3200～3600元波动，7月为川贝母的产新期，产新期后价格稍有下降。

较高的价格是川贝母供需关系失衡的反映，同时也使人们加大了对野生资源的采挖力度，造成野生资源的稀缺，栽培川贝母日渐成为市场交易主流产品。我国从20世纪60年代就开始尝试人工栽培，在康定县海拔1800～4000m地区成功进行了人工栽培及野生抚育。20世纪70年代初，四川省中医药研究院进行了引种暗紫贝母和太白贝母的实验，在2000m左右海拔农业区进行栽培。太白贝母于1983年野生变家种技术研究成功，其栽培技术成熟，容易推广，适宜低海拔农业区发展生产，目前已得到广泛应用。瓦布贝母习惯称为"栽培品"，研究表明其在药效和化学成分上都不比野生的川贝母差，因其栽培范围广且产量高，作为川贝母的栽培品广泛使用。四川省松潘川贝母基地建成的川贝母种苗繁

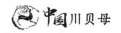

育大棚约 7000m²，年产种苗数 7000 万株以上。截至 2017 年底川贝母栽培品大棚种植面积实际累计约 18000m²。人工栽培川贝母在一定程度上缓解了川贝母资源用量的紧张，但市场上川贝母供需关系紧张的矛盾依然存在。

总之，川贝母的野生抚育及人工驯化栽培目前仍然处于研究阶段，还有很多问题尚需解决，不能得到大规模推广，而太白贝母和瓦布贝母的引种栽培成功缓解了目前川贝母资源匮乏的现状。即使如此，川贝母的资源量仍然不足，人工栽培技术研究仍然需要加强，以求达到高产和高效。发展川贝母人工种植，增加川贝母市场供应量，是解决川贝母用药需求的有效手段，同时也对川贝母野生资源保护起到积极作用。

第四节　制约川贝母人工种植业发展的主要因素

栽培技术是提高药用植物产量和质量最为直接有效的措施，但药用植物人工栽培方面的研究远远落后于农业和其他领域。川贝母的人工栽培在 20 世纪六七十年代便已开始进行，近年来也对川贝母的繁育技术、野生抚育以及人工种植开展了比较多的研究。尤其是太白贝母在低海拔地区的成功引种栽培，为其他基原植物的人工种植提供了指导和借鉴，在一定程度上缓解了川贝母用药的紧张局面。但川贝母类药材 80% 来自野生，其资源量少与用药需求量大的供需矛盾仍然存在，且在大健康势头下这种矛盾会进一步加剧。通过对川贝母人工种植过程中存在的问题和困难进行分析，希望促进川贝母的规范化种植与规模化发展，改善川贝母资源稀缺的局面，同时助力中医药产业的发展。

一、种子繁殖

川贝母的种子作为遗传物质的载体，质量的优劣将直接影响到药材的产量和质量。在最新的关于川贝母种子质量评价的研究中，学者将千粒重作为主要指标，来控制川贝母种子的质量，适用于实际生产且操作简便。发芽率是种子质量评价的另一重要指标。贝母的种子在发芽前，会经历较长时间休眠期，包括形态后熟与生理后熟两个阶段，这两个阶段各自要求不同的温度条件，所需时间也不一致。种子种胚的后熟发育所要求的最佳温度值和持续时间的长短因种而异，高海拔（如川贝母、太白贝母）、高纬度（如平贝母）地区的贝母种子在后熟发育过程中要求的温度值一般较低，持续的时间也较长，而低海拔、低纬度地区的贝母（如浙贝母等）种子相反。川贝母和伊贝母种子要求低温值较低，时间也较长，在形态后熟发育过程中，胚在形态上和结构上都要相继完成一系列的生长和分化过程。长时间的休眠期会导致贝母最后的出苗率低，整齐度不理想。极大地限制了种子繁殖技术的发展，严重影响到川贝母最后的产量和质量。

　　川贝母种子的数量少且质量不好。由于川贝母生长环境的特殊性，种子大多来自高原地区，较难获取，数量有限。并且其异花授粉的特性易受其他因素的干扰，种子的纯度难以保证。长时间如此会导致品种的退化。川贝母种子质量优劣是保障川贝母种植后能否获得稳产、高产和优质的关键，特别是在川贝母 GAP 生产中，更离不开种子的质量控制。目前，川贝母种子品质分级尚缺乏国家和地方标准。采用种子进行繁殖，一方面需要选择高质量的保护地，另一方面是对水分、温度、湿度的控制。25℃为川贝母种子最适发芽温度，但是在高海拔地区，无论是春播还是秋播，很难保证适宜的温度要求。

二、无性繁殖

　　川贝母的无性繁殖通常有鳞茎繁殖和组织培养两种方式。采用鳞茎进行繁殖，一方面引起退化，另一方面繁殖系数低且消耗了部分商品鳞茎，成本高。所以越来越多的学者将研究重心放在了组织培养上。贝母的组织培养相继在浙贝母、平贝母、暗紫贝母、太白贝母、川贝母、皖贝母和伊贝母等种类上有报道，应用前景广阔，但同时也存在一些问题。例如，要进行规模化的组织培养工作，前期涉及组织培养室的设计和建设，需要大量的资金投入到仪器设备、无菌操作间等的建设中，对一般的基地和单位来说成本过高。同时也涉及适宜培养基的选择和配制，尤其是应对组培苗褐化问题，需要有一定知识和技术的人员参与。在后期试管苗应用于大田生产时，需要严格的驯化条件和管理操作，且驯化过程中，试管苗在离体条件下形成的根系往往不能发挥作用而需要重新生根，造成移栽成活率低，在实际生产中难以应用。

三、栽培技术及田间管理

　　贝母药材的产量、品质及经济效益不仅取决于贝母种子、鳞茎的质量，也取决于栽培地的投入及管理水平。在川贝母栽培基地建设中，不同生长年限的植株需要不同的栽培密度和施肥量，栽培密度和施肥水平对川贝母地上部分生长无明显影响，对地下部分鳞茎的影响显著，且在不同生长发育时期影响产量的主导因子不同，栽培密度是影响"树儿子"期产量的主要因素，施肥水平是影响"灯笼花"期产量的主要因素。对不同时期栽培密度

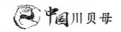

和施肥量的把控是一项有难度的工作。川贝母的遮光处理也存在一定的技术难度。川贝母为喜阴植物，不适于生长在温度较高的环境中。但在高海拔地区，环境恶劣且基础条件薄弱，大规模栽培川贝母时，在遮阴上的投入巨大，有必要采用合理的遮阴管理措施来降低成本。有研究表明，大田栽培川贝母"树儿子"期和"灯笼花"期不宜采取遮阴措施。这就需要对川贝母不同生长期做到准确的把握，以便在适当的生长期做出遮阴处理，保证产量和质量。

川贝母的田间管理是关乎经济效益好坏的一个关键环节，随着中医药产业国际化趋势的加强，我国中药材及中药产品要走向国际市场，所生产的中药材及其产品必须达到国际市场认可的质量标准。农药和化肥的使用引起的农药残留和重金属问题也应当引起关注。这要求农户或者企业对川贝母的病虫害防治、需肥特性有一定的了解，合理使用农药和化肥，建立有效的防治体系，避免过度防治。

四、产地加工技术

规范的产地加工技术是道地药材形成的技术保障，直接影响道地药材的形成与产业发展。川贝母从采收到饮片的整个过程，影响其品质的因素众多。但就目前的情况而言，川贝母的采收、初加工、贮藏、包装等环节尚缺乏科学统一的标准，各地主要靠药工口口相传、药农经验掌握，不同的操作者加工的产品品质差异较大。

川贝母的采收环节要综合考虑生长年限、采收期，并选用适宜的采收方法。对不同生长年限的栽培川贝母而言，其性状、产量和总生物碱含量变化存在一定规律，随着生长年限的延长，生物碱含量增加，在达到规定标准生物碱含量的前提下，选择合适的年限进行采收，在保证质量的同时，也能提高土地的利用率。由于川贝母基原植物的生态环境不同，物候期也不同，地上植株年生育期也不尽相同，形成了不同的最佳采收期。人工栽培川贝母要根据所选择的基原植物种和栽培地的生态条件，根据基原种的年生育周期确定最佳采收期。在实际生产中，不同地区的采收时期不统一，同时也受到市场交易价格的影响，如何确定最佳含量和效益的结合点，需要进行系统研究。在采挖过程中，采挖方法的选择也很重要，不恰当的采挖方法会造成鳞茎损伤，引起真菌类感染。药材破损后，价格大幅下降，一般进入药厂用作投料货，风险和成本都很大。

目前，我国道地药材产区大多采用传统的加工方法，但有的方法已经落后于时代发展要求，仍沿用至今。如，采用硫黄熏，造成硫残留量超标。大部分道地产区沿用日晒和炕烘的干燥方法，难以满足道地药材机械化、规模化生产要求。

干燥是川贝母初加工的一个关键环节，干燥技术直接影响到药材的质量和临床的使用疗效，但传统干燥技术较原始。干燥时对温度的掌握有较高的要求，且不能勤翻动，亦不能用手直接接触。干燥时温度过高会引起药材变色，手的接触会产生"油子"或"黄子"。并且药材规格不一致，干燥的时间和温度也随之发生变化。干燥程度也有一定的判断标准，即川贝母表面呈粉白色、折断面内外干燥均匀即可。储藏也对药材品质存在较大影响，贮藏条件不当，极易出现酸败、霉变、虫蛀、真菌污染等现象，严重影响川贝母药材的品质与最终的市场交易。并且就目前情况来说，川贝母药材贮藏有效期的标注缺乏理论依据。这在一定程度上影响了川贝母产业的规模化发展。

川贝母产量低，药农种植分散，不能形成大批量、规模化的采收和初加工。农户小规模的栽种以及采挖后的清洗、拣选、分级、干燥和分装等过程缺乏科学指导，这些因素都在一定程度上影响着川贝母人工种植业的发展。

五、其他因素

目前我国的中药种植模式主要有合作社、农户、基地以及本地农民联合社和外地客商、农户自由型等模式。种植基地面积小、种植地带不集中、缺乏繁育方面的科技人才以及信息服务等，都是制约中药材种植的重要因素。近年来川贝母的价格一直居高不下，吸引着众多的农户和企业跟风种植。但川贝母的生长周期较长，且对栽培环境有着特殊的要求，相对于我国的耕地面积来说，适宜川贝母种植的区域面积小，连作障碍也在一定程度上限制了川贝母种植规模的扩大。从经济效益方面进行考虑，川贝母人工种植的大量开展，势必会占用粮食作物的种植面积，这种反向发展态势带来的经济利益是否对等问题值得思考。并且麦类作物的锈病容易传染给川贝母，所以在实际生产中需要与麦类作物等大宗粮食作物的种植地点有一定的距离，这会影响到种植区域附近农业结构的调整。从政策扶持方面进行考虑，中医药行业上游涉及中药材的选种、栽培、采摘、产地加工等环节，对于这些涉农的初加工，可以采取完全免税政策，激励农民种植积极性。对于中医药企业与农民联合种植过程中对农民采取的种子、化肥、农药、农机补贴等支出，也应准予抵扣，鼓励企业产业链延伸。川贝母的生长周期较长，所以从种子种苗的选育到最后划分商品等级并出售，种植户和企业承担的风险较多，需要政府从财税政策上给予扶持。

第二章 川贝母的栽培及产地加工技术规范

川贝母是川产道地药材和名贵药材,由于连续采挖,野生资源日益稀少。1957年,报道了关于川贝母试种成功,开始了川贝母栽培之路。经过五十多年的努力,川贝母的栽培技术得到了大大的提高。经过半个多世纪的引种栽培工作,川贝母的栽培与产地加工技术不断进步的同时,也存在种子种苗繁育规范化程度不高、田间管理技术有待完善、采收加工技术有待进一步提高等问题。本章从川贝母的产地环境、种子种苗、田间管理、病虫害防治和采收与产地加工等方面进行阐述,以期为川贝母栽培及产地加工技术的规范化研究提供一定的参考。

第一节 产地环境

一、海拔

川贝母主要生长于海拔1800～4000m的山坡草丛或阴湿的小灌木丛中,分布于四川、青海、西藏、甘肃等地,在海拔低、气温高的地区不能生存。川贝母野生于海拔3500～4500m高寒地区、土壤比较湿润的向阳山坡;暗紫贝母野生于海拔3200～4500m、阳光充足、腐殖质丰富、土壤疏松的草原上,分布于四川西部、青海南部及甘肃南部;甘肃贝母野生于海拔2800～4400m高寒山地之灌丛或草地间,分布于四川西部、青海东部及南部、甘肃南部;梭砂贝母野生于海拔4400～4600m高寒地区流石滩之岩石缝隙中;太白贝母主产于四川达州,生于海拔2400～3100m的山坡草丛中或水边;瓦布贝母主产阿坝州茂县、黑水、松潘等地,野生资源分布于海拔2500～3000m的灌木林，现野生枯竭，商品几乎绝迹。

二、光照

川贝母喜冷凉，怕高温，生长在高山灌丛及草甸，要求适宜光照。除梭砂贝母外，其他川贝母品种对光照的适应范围较宽，茂密灌丛内次生的裸地面都能生存。环境午间照度15000～50000勒克斯，生长茂盛，器官长宽比变化不大；在适宜温度范围，鳞茎增长率与光照成正相关关系。光照过强，叶片被泥土污染处易灼伤，1～3年生川贝母植株近地面叶片易污染，导致存苗率不高。梭砂贝母适生环境光照很强，温度低，引种至针叶林带下或人为裸地，都不能正常发育。

川贝母仿生态种植基地光照和地温控制可采用搭置荫棚、套种和覆盖等较传统的方法，不同生长期采用不同的光照控制措施，不同方法可以配合使用。播种后，春季出苗前，揭去畦面覆盖物，当出苗率达到80%或地表温度达25℃时，为避免晒伤晒死川贝母苗必须搭建遮阴棚。为便于操作，遮阴棚通常高60～120cm，第一年荫蔽度50%～80%，第二年50%～80%，第三年30%～60%，天气炎热时可相应调整。天气晴好时需要遮阴，阴天则需要亮棚炼苗，以提高川贝母苗的质量及抵抗能力。7月以后，川贝母的地上部分逐渐枯萎，转入地下鳞茎活动期，形成新芽。1～3年生植株地上部分矮小，对光照敏感，过强光易引起地表温度陡高，引起枯苗，应以搭置荫棚和覆盖两种方法控制地表温度；而4年生以上川贝母苗地上部分生长茂盛，既可适应较高的光强，同时遮阴也不妨碍其光合作用。

三、土壤水分

川贝母各来源种的野生地区，冬春旱季长、寒冷，土壤缺水干旱和生理干旱并存，后熟期中及已后熟、被动休眠的种子和鳞茎失水半干不死。川贝母产地多为高海拔山区，很少有灌溉设施。因此，人工栽培育苗或直播需选择土壤较湿润的环境。

四、土壤肥力与施肥

川贝母各来源种在肥沃、疏松、富含腐殖质的微酸性土壤中生长良好，过砂、过黏的土壤都不利于出苗。土壤板结通气不良、散热慢，易引起植株早衰，产量降低。实生苗对肥料要求不高，更新株对氮、磷肥敏感，肥料充足能显著增产。缺氮肥时，叶片黄绿，出现黄色条斑；缺磷肥时，植株生长不旺盛，叶片薄，绿色暗淡或出现红褐色，少光泽，抗锈病能力降低，鳞茎也不易干燥。如果川贝母遭遇草荒，土壤贫瘠，施肥不足，鳞茎不仅不能增长，反而会负增长，倒退 1 ～ 2 年的生长水平。因此，川贝母栽培中，土壤营养及施肥管理措施是至关重要的。

川贝母适宜在腐殖质含量高，团粒结构好的高山粉砂壤土中种植，土壤过于瘦瘠的黏重黄泥不适宜种植贝母。由于贝母为根系不发达的浅须根植物，植株纤弱，顶土力不强，坚实、透气性差的土壤不利于贝母根系发育，顶土出苗困难，从而影响整个生长发育。相反，缺乏团粒结构的轻砂土，热交换频繁，保蓄能力差，易受雨水冲刷，也不适宜种植贝母。尤其在严冬，由于冰冻，容易使结构松散的表土引起机械抬升移位，将贝母种子或鳞茎崩离土体而暴露，经日晒大量死苗，通常损苗 30% ～ 40%。一般这类土壤种植贝母的出苗率不高，保苗也很困难。

每年 9 月上旬，施足牛羊粪并配施一定量的尿素、过磷酸钙做冬肥，是取得贝母高产的关键。连同覆土对贝母发根和次年出苗生长十分有利，4 月和 6 月追施速效肥，并配合叶面喷肥，对促进贝母生长效果显著。据观测，追肥后表现叶色浓绿，叶片肥厚，生育期延长 7 天左右，鳞茎增重 29.7%。

五、土壤微生物

根及根茎类药材，如人参、当归、地黄及山药等，连续在同一块田地上种植后，会出现土壤微生态环境恶化，自身生长发育不良，产量与药用品质下降等现象。近年来研究发现，土壤根际微生态失调，微生物种群结构的失衡可能是连作障碍发生的主要影响因子。采用 IlluminamiSeq 高通量测序技术对撂荒地，生长 1 年、3 年和 5 年的川贝母根际土壤细菌 16SrRNA 基因 V3-V4 可变区进行测序分析，结果表明：生长年限对川贝母土壤理化因子和细菌菌群均有影响，其中生长 5 年处理显著降低了土壤有机质、水解氮和速效磷的含量，较撂荒地处理分别降低了 22.76%、9.28%、51.25%；生长 5 年处理显著降低根际土壤细菌多样性，其中 OUT 数、PD 值及 Chao I 指数较撂荒地处理分别降低了 7.23%、6.79%、6.47%。生长年限改变了细菌群落在门和属水平的群落组成，但各生长年限中的优势菌门（相对丰度 >5%）相对稳定，均为放线菌门（Actinobacteria）、变形菌门（Proteobacteria）、酸杆菌门（Acidobacteria）和绿弯菌门（Chloroflexi）。由此可见，川贝母生长年限延长会显著降低土壤的养分含量和细菌群落的多样性。

六、温度与湿度

川贝母主要产于西藏、云南、四川、甘肃、陕西、山西、青海、宁夏等地区，喜爱冷凉的气候条件，具有喜湿、耐寒、喜荫蔽、怕高湿的特性。当气温达到30℃以上，或地温超过25℃时，植株就会出现枯萎的现象，因此在气温高、海拔低的地区不能生存。川贝母种子胚分化所要求的温、湿度条件比较严格。在15～18℃的高山室温和25%含水量的湿砂贮藏条件下，有利于胚的分化，出苗率达85%～90%；–3℃条件下则不分化，出苗率为0；7～10℃条件下，出苗率45%；25～28℃条件下，种子发生霉变，出苗率仅10%左右。经过后熟处理的川贝母种子，10月上旬播种，其后要经历6个月–5～5℃的漫长低温过程。翌年4月初可正常出苗，出苗率可达80%以上。在15～25℃室温条件下，砂贮至翌年3月下旬春播，不出苗。在冰箱内保持7～10℃砂贮种子春播，同样不出苗，表明贝母种子前阶段需要满足15～20℃胚分化后熟条件，后阶段需要满足0～5℃的低温条件，这是贝母种子萌发成苗的必备条件。

据观察，日最高气温5～25℃，为川贝母生长的最适宜温度范围，测定其生物学温度在0～3℃，低于下限，贝母便停止生长，进入冬眠。休眠的重要因子是温度，高山山区的冬春季节，积雪冰冻期长，最长可达159天。通常11月下旬至翌年3月上旬气温降至0℃以下，极端最低温度可至–30℃左右。观察统计得出，贝母出苗期与生物积温（≥0℃）呈高度正相关关系，即生物积温越高，出苗越早。实施早春地膜覆盖，10cm地温升高1～6℃，有效生育期延长8～13天，增产21.6%。

湿度也是满足胚分化条件的重要因素。种子室内贮藏过程中，砂土含水量不得低于10%～15%，以25%含水量最理想，出苗率最高。有人曾将采摘种蒴果挂房前风干保存，播种后出苗率极低。以30%～40%含水量砂土贮藏，且每周洒水1次保湿条件下，种子发霉成坨，以致腐烂，出苗率也低。

第二节 种子种苗

一、种子种苗繁育

（一）种子繁殖

1. 种子田的建立

（1）选地整地：种子田宜选择海拔高度 1800～4000m，向阳、背风、灌溉条件好的地理环境，必须是田块平整、土层深厚、腐殖质含量高的熟化优质壤土，其中海拔高度是基本条件。

选定的种子田，于 6 月中旬必须深耕 1 次，彻底捡除砾石和草根，待夏季萌发后，选用一定剂量的适宜除草剂杀灭生草芽。1 周以后施入杂肥 5000kg、羊粪 1500kg。整地之前首先在种子田四周开挖宽 50cm、深 50cm 的防鼠大沟，防范老鼠窜入寄居危害。接着开畦整地，先按东西向间隔 20m 开一条宽 40cm 的通直水沟，然后南北向开畦，畦面 1m，畦沟 30cm，每畦 1 条 40cm 宽的便道，以便于施肥灌溉等田间管理的操作。

（2）种鳞茎定植：7 月中旬开始栽种，此时正值鳞茎夏季休眠期。鳞茎栽植必须选在倒苗休眠期进行，如过晚（8 月中、下旬），鳞茎已开始发根，栽植过程中会伤害根系。选用 6 年生以上的大鳞茎做种较好，种果产量高，质量好。由于鳞茎表皮鲜嫩，起挖和转移过程中难免碰伤，在高温高湿季节容易引起腐烂。因此，在栽种前用 50% 多菌灵 500 倍液浸种 10 分钟，沥干后即可栽植。在整好的畦面上横开播沟，沟距 20cm、深度 20cm，沟底撒施磷肥 2500kg，然后盖一层薄细土（使种茎不接触粪肥为宜），种鳞茎按 10cm 株距逐一栽于沟心，每行 10 株，心芽向上，不得随意掷入沟中，最后覆土 10cm，整平畦面，使畦面略呈"瓦背形"拱面。

定植结束以后，应及时在防鼠沟的外沿建立永久性的围栏设施，常年杜绝牲畜和野兽（野猪、野兔等）的侵入破坏。可于防鼠沟外沿密植排栽铁篱笆带刺植物，建立永久性生物围栏，根据面积大小和实际设置栅门 1～2 道，以便管理人员出入。生物围栏长成后，可高达 3～4m，夏季郁郁葱葱，除起防护作用外，还起到对贝母遮阴和防风作用。

贝母种子田一经建立，可连续使用 5 ～ 8 年不变，年限过久，可易地新建种子田。

2. 种子收获与贮藏

（1）种子收获：7 月上旬，贝母蒴果已进入蜡熟期，即可采收种子，为保证种子田内的种果成熟度一致，可适当跨越蜡熟期，但最迟不能超过种果即将开裂期，必须及时抢晴天将种子收回。采收方法：用剪刀将蒴果从果柄处剪下，集中装入编制包装袋，统一运回过磅，记录好种果总重量，然后在全部种果内随机抽取 10 ～ 12 个样品，每个样品种果 1kg，分别计出种果数（个 /kg），求出平均值，最后计出总的种果数量，即：

种果总量（个）＝平均种果数（个 /kg）× 种果总重量（kg）

所得出的种果总量是今后求算播种量的唯一依据。

（2）种子贮藏：在种子采收之前，必须选好种子贮藏室。选择没有存放过石油和酸、碱、盐类物质的洁净、冷凉且无鼠害、无有害气体侵蚀的地面房间，可用杀菌剂将房间消毒 1 次。贮藏室准备就绪后，即可采收种子。贮藏种子时，选挖干净的含水量 25% 左右的新鲜黄砂细土，先在室内地面垫土 10cm，每 1.5m² 内设置长 1m、口径为 20cm 的竹编气筒 1 个，以利通气排湿。选用优质农膜，膜面打好细密排气孔，使之既能排气，又能隔离砂土混入种子层，将农膜平铺于垫土表面。然后将运回的种果平铺撒于农膜表面，厚度保持 10cm 左右，加盖 1 层农膜，再覆 1 层 10cm 厚的细土，将种果埋压于土内，如此反复可继续堆码至 60 ～ 80cm 高度，最多不得超过 1m（即最多可贮 4 层种子），种子贮藏时要预留好观察的过道，最后种子堆上可设置温度表 4 ～ 6 个点。室内设立干湿球温度计，以便随时观察堆内温度和相对湿度的变化。贮藏初期，如堆内温度升高至 30℃以上时，可考虑增加排气筒来加以调整，使温度保持在 25℃以下为宜。

种子贮藏过程中，一般都不需要洒水，到中后期（即 9 月中下旬），如果堆面砂土过干，可适当喷湿表土，但绝不可大量喷水。临近播种期，种果壳已经腐烂，种子散落出来，可让湿度小些，有利于将干燥的细土连同种子全面掺和成均匀的种子灰，便于撒种。

3. 种子处理技术

川贝母播种是一项至关重要的关键技术，它涉及出苗质量和 4 年后的产量问题。

（1）赤霉素种子处理：赤霉素（GA_3）是一种多功能生长调节剂，具有取代低温、打破种子休眠、促进植物萌发生长的生理调节效应。作用机制是使植物体内过氧化物酶受抑制，增强 α- 淀粉酶、α- 蛋白酶的活性，提高体内淀粉、蛋白质的分解水平，加速胚轴组织细胞伸长，对种子萌发和生长有明显的促进作用。

川贝母种子由于成熟度以及贮藏条件等方面的个体差异，导致出苗率不高，整齐度不理想。采用一定浓度赤霉素和一定处理时间对贝母种子预处理，对提高出苗率和改善整齐度效应明显。在生产应用中，可采用40mg/kg赤霉素对川贝母种子浸泡预处理24小时，促进种子萌发，有效地提高贝母出苗率和整齐度。

种子浸泡预处理操作方法：将贮藏的种子，于播种前10天采用赤霉素浸泡处理。砂贮的种子，果壳已经腐烂，将各层泥砂去掉，把种子收集起来，粗略过筛，去除果壳碎屑，得到较纯净种子。利用大型的缸或木桶，用温水配制40mg/kg赤霉素浸液，将种子倒入浸泡24小时，中途搅动1～2次。捞起沥干后，再混回干燥细土中充分拌和均匀，拌成"种子灰"。

将充分拌匀的种子灰，全面过磅，记录重量，依据贮种前测定记载的种果总数，计算出每1kg种子灰所含种果数，即：

每1kg种子灰含种果数（个/kg）＝种果总数÷种子灰总重量

最后将过磅的种子灰按每袋30kg装袋，待播。

（2）种子繁殖中几个注意事项：①种茎选择。选直径1cm以上、无病、无损伤鳞茎作种。每公顷用鳞茎1500kg。栽后第2年，待果实饱满膨胀，种子已干浆时剪下果实，趁鲜脱粒或带果壳进行后熟处理。②种子的采摘时期。川贝母：花期5～7月，果期8～10月。暗紫贝母：花期6月，果期8月。甘肃贝母：花期4～5月，果期6～7月。梭砂贝母：花期6～7月，果期8～9月。太白贝母：花期5～6月，果期6～7月。瓦布贝母：花期5～7月，果期8～10月。

4. 种子的形态特征

（1）川贝母：①种子：倒三角状卵形，扁平，外种皮棕黄色至淡棕黄色，表面有褶皱，种子长约5.61mm，宽约4.03mm，厚约0.27mm。②果实：蒴果，长宽各约1.6cm，棱上只有宽1～1.5mm的狭翅。

（2）暗紫贝母：①种子：倒三角状卵形，扁平，外种皮呈红褐色，表面有褶皱，种子长约4.36mm，宽约3.3mm，厚约0.23mm。②果实：蒴果，长圆形，具6棱，长1～1.5cm，宽1～1.2cm，棱上的翅很狭，宽约1mm。

（3）太白贝母：①种子：倒三角状卵形，扁平，外种皮呈棕黄色，表面有褶皱，种子皮约5.99mm，宽约4.36mm，厚约0.28mm。②果实：蒴果，室裂，膜质，长圆形，每室有扁平种子2列，长1.8～2.5cm，棱上只有宽0.5～2mm的狭翅。

（4）甘肃贝母、梭砂贝母、瓦布贝母：①种子：倒三角状卵形，扁平。②果实：蒴果。

5. 种子性状指标及发芽方法

（1）川贝母：种子净度为92.48%，千粒重为2.000g，含水量13.81%，发芽势为60.45%，发芽率为94.53%，生活力为90%。其种子按种子：腐殖土=1：4混合，贮藏于透气木箱内40天左右，胚长度可超过种子纵轴2/3；种子完成胚形态后熟后，进行低温处理3个月，即可进行发芽。

（2）暗紫贝母：种子净度为98%，含水量为12.2%，千粒重约0.802～1.018g。生长素对暗紫贝母种子的胚发育有明显的促进作用，200ppm生长素处理、15℃下砂埋层积为最适条件。赤霉素解除暗紫贝母种子生理休眠，浓度以250ppm效果最好。

（3）甘肃贝母：甘肃贝母种子千粒重为0.72～0.82g，种子吸水过程符合logistic曲线，分急剧吸水期、稳定吸水期和饱和吸水期三个阶段。经20℃保湿储藏基本45天完成形态后熟，然后将砂子与种子（4：1）混合在5～10℃层积150天后基本完成生理后熟，温度对经后熟处理的甘肃贝母种子发芽质量具有显著影响。黑暗条件下10～15℃，随温度升高发芽质量显著改善，15℃发芽最佳，发芽率和发芽势分别达90.67%和89.33%。当温度超过15℃，发芽质量又显著降低，高温还抑制芽的伸长。经后熟处理后，温度是决定甘肃贝母种子发芽质量的关键因素。生产中土温10～15℃是甘肃贝母种子最佳播期，育苗期应保湿遮阳。

（4）太白贝母：种子净度为94.3%，含水量为12.47%，千粒重为2.396g，种子胚乳丰富，种子播种需要进行后熟处理：带壳种子，用过筛的细腐殖土，含水量低于10%，一层种一层土，装透气木桶内，放冷凉、潮湿处。脱粒的种子，按1：4（种子：腐殖土）混合贮藏室内或透气的木箱内。贮藏期内，保持土壤湿润，果皮（种皮）膨胀，40天左右，胚长度超过种子纵轴2/3，胚先端呈弯曲。完成胚形态后熟后，可播种。

（5）梭砂贝母、瓦布贝母：将种子用细腐殖土覆盖，储藏于室内阴凉、潮湿处，保持土壤湿润、果皮（种皮）膨胀。采用赤霉素20～40ppm对种子作浸泡预处理32小时，可促进种子萌发，提高出苗率和整齐度。置7～18℃环境中的种子，经过约150天，可由原胚分化成线形完全胚，完成其形态后熟过程。满胚种子再经1～2℃的低温处理60天，可完成生理后熟过程。经低温处理的种子，春播后出苗率高。

6. 川贝母种子的分级标准

川贝母种子质量优劣是保障川贝母种植后能否获得稳产、高产和优质产品的关键，特别是在川贝母规范化生产中，更离不开种子的质量控制。结合其他农作物种子质量标准，制定出川贝母种子的分级标准，见表2-1。

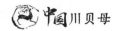

表 2-1　川贝母种子分级标准

等级	I	II	III
净度（%）	≥ 95	≥ 90	≥ 85
千粒重（g）	1.80 ～ 1.90	1.70 ～ 1.79	1.60 ～ 1.69
含水率（%）	12 ～ 14	12 ～ 14	12 ～ 14
种子活力（%）	≥ 95	≥ 90	≥ 85
病种百分率（%）	≤ 2	≤ 3	≤ 4
发芽势（%）	≥ 70	≥ 60	≥ 50
发芽率（%）	≥ 95	≥ 90	≥ 85
外形特征	饱满、大小均匀、无破损	较饱满、大小较均匀、无破损	饱满程度一般、大小较均匀、无破损

（二）鳞茎繁殖

地上部倒苗后挖出鳞茎，选择发育健壮的作种。对子鳞茎的更新芽进行恒温催芽培育，待其开始萌发时，移栽田间，即可成苗。

二、播种育苗

川贝母 10 ～ 12 月播种均可，但因高山气候严寒，故以气候较暖和的 10 月上旬晴天播种为宜。播种前必须备足每亩土杂肥 5000kg 和稀羊粪 2000kg 做基肥，必须上山采集足够的松针做荫蔽覆盖物。

1. 除杂

将开出的畦面仔细整平，使畦面保持 1.4m 的宽度，去除杂物和石块等。

2. 施肥

按每亩过磷酸钙 100kg 的用量，均匀撒施畦面后，再以稀羊粪水均匀泼施畦面。

3. 整地

将过筛的土杂肥细土撒施于畦面，保持 2cm 厚度，用竹板刮平畦面，不得出现缝隙和高低不平的现象。

4. 撒种

由于播幅的扩大，以及改条播为撒播等因素的改变，每亩用种量以 8000 个种果较为适宜。播种时，依据种子灰记录资料，求算出单位面积种子灰播量。即：

每亩种子灰播量（kg）＝ 8000÷1kg 种子灰含种果数

按其种子灰播量，计算出每畦种子灰播量，然后准确称取种子灰，逐畦均匀撒种，撒种时应注意撒种姿势，一般手离畦面 20～30cm 高度进行撒种，过高易受风力影响造成种子分布不均。此外两面畦边沿预留 5cm 不撒种，因为较长期内沟沿畦边易受冰雪抬升崩析，以及在多次覆土管理过程中必然受到损伤破坏，不能有效成苗。撒种的同时，随时要观察播种密度的均匀性。方法是：采用五点取样法，畦面上随机抽取多点 33cm×33cm 面积，统计种子粒数，一般以单位面积 350～450 粒为正常，如差异过大，必须改进撒种技术，随时做出修正和补充。

5. 盖种

撒种的同时，专人配合及时将过筛土杂肥实施盖种，均匀撒盖畦面，保持 1～1.5cm 厚度。盖种过厚过薄均影响出苗。因此，应严格掌握。盖种完毕，及时用松针撒盖畦面，厚度 3cm 为宜。

第三节　田间管理

一、川贝母的田间管理过程

包括常年的地膜覆盖、除草、施肥、排灌水等苗期管理。

1. 搭棚

播种后，春季出苗前，揭去畦面覆盖物，分畦搭棚遮阴。搭矮棚，高 15～20cm，第 1 年荫蔽度 50%～70%，第 2 年降为 50%，第 3 年为 30%；收获当年不再遮阴。搭高棚，高约 1m，荫蔽度 50%。最好是晴天荫蔽，阴、雨天亮棚炼苗。

2. 地膜覆盖

（1）地膜覆盖栽培的生产意义：近年来，国内地膜覆盖栽培技术已开始应用于药材生产，借助地膜覆盖增温效应，增加早春阶段的有效积温，能促进川贝母生长，提高川贝母产量。

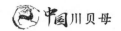

（2）地膜覆盖栽培原理

①增温原理：地膜覆盖，在土表形成了一层中介保护层，一方面可将太阳辐射光能投射入土，转化为热能，汇集于土壤中。另一方面通过保护作用，又将地下辐射热、蒸发散热、传导热、凝结热等阻隔于地面，保存于土壤中。经各项热能的积蓄，土壤温度有一定幅度的上升，有效积温显著提高，对促进作物生长，增加生物产量，具有独特的效果。

②保墒原理：土壤中的水分常因蒸发而损失较大，导致表土干燥。据有关资料，土壤水分由地表蒸发损失可达25%～50%。采用地膜覆盖处理，借助薄膜的物理阻隔作用，切断了水分与大气交换通道，使土壤水分垂直蒸发受阻，蒸发量大幅度降低，有效将水分贮存于土壤中，供作物利用。一般地膜覆盖率越大，保墒性能越好。

地膜覆盖还有一个调节水分平衡作用，使耕层土壤水分达到相对稳定的水平，缓解了因降水或干旱造成的过湿过干的土壤状况，保持较好的土壤物理性状，对作物生长有利。

（3）地膜覆盖栽培优质高产的生理基础：地膜覆盖栽培，由于增温、保墒、土壤物理性状的改善等效应的增强，有效地促进了根系的早生快发，营造了强健的根系，扩大了吸收面并增强了吸收水分、无机盐的生理功能，这是作物实现优质高产的根本。有了健壮的根系，进而促成植株茎、叶同化器官的发展，叶面积增大，叶片增厚，叶绿体含量增加，有效地加强同化产物的积累，实现提高产量质量的目的。

（4）川贝母地膜覆盖应用：川贝母为多年生浅根草本，适应于海拔1800～4000m的高山地区生长，属于低温植物，5～20℃的温度范围为最佳生长环境。川贝母年生育周期内具有夏冬两季休眠的物候特征，即在6月中下旬气温高于25℃时开始倒苗，进入夏眠。9月上中旬秋凉后开始萌动发根，待根系发展到一定规模时，恰值严冬降临，11月末气温低于0℃时便停止生长，进入冬眠。翌年3月上旬气温回升至0℃以上时开始复苏生长，进一步扩大根系，随即出苗生长。据实验观察，川贝母产生休眠的重要因子是温度。冬春季节，由于高山积雪冰冻期长，最长可达159天，气候严寒，较长期内达不到满足川贝母生长发育的温度要求，致使川贝母出苗期过迟。如早春采用地膜覆盖栽培措施，通过人工模拟适宜川贝母生长的温度条件，将会使川贝母提早出苗，增加一定时长的有效生育期，加大生物积累量，从而可达到提高产量的目的。

另一方面，川贝母本身系高山低温植物，只能在早春做增温处理，对生长发育有利。春天中后期气温回升，已能充分满足川贝母正常生长的要求，必须终止所采用的增温处理措施。若增温过高，超越了适应川贝母生长温度上限，反而破坏了川贝母的生长条件，给生产造成损失。

3. 除草管理

川贝母商品生产中，除草管理是一项重中之重的关键技术措施，务必集中精力加强管理。

（1）概述：杂草是种植业的一大危害。千百年来，农民多采用人工除草，不仅花工费时，而且劳动强度大，稍有放松，往往酿成严重草荒，造成作物大量减产，甚至无收。

杂草的种类繁多。在全世界大约25万种植物中，有5万种属于杂草，其中农田杂草约8000种，最常见的有百余种。杂草有极强的野生性，具有适应性强、多实性、多样繁殖方式、传播途径广等特性。通常生长旺盛，与作物争水肥、争阳光，使作物反成弱者，造成生长不良。有人做过调查，0.6m长的大豆行间生长一株狗尾草，可使大豆减产5%，每穴水稻秧苗中如附生一颗稗草，可减产20%。杂草丛生，不仅导致农作物减产，而且农产品的质量也会受到影响，使粮食作物的淀粉含量下降，棉花纤维变短，油料作物含油量降低等。

化学除草是一项现代农业新技术，可有效地控制杂草。目前世界各国除草剂的生产和应用达200多种，应用技术日臻完善。美、英、日、德、俄等国的除草剂产量比重特别高，占本国农药总产量1/3以上，且大量外销世界各地，经济效益十分显著。新中国成立初期，我国仅有一种亚砷酸钠的除草剂，以后不断发展增多，目前已拥有大量多系列的除草剂品种，开始大规模地应用化学除草技术，广泛为农业生产服务。实践证明，化学除草是一项易于推广应用、省工省时、降低成本、提高生产力、增产增收的重要技术，但作为中药材，也需要高度重视农药残留问题，严格控制使用的农药品种和用量。

川贝母主要种植于1800～4000m的高山、山间坝区。因高山、坝区农田较少，多以集中开垦灌丛、草甸土、生荒地种植川贝母，土层深厚，腐殖质含量高。这同时也是暖性灌丛、杂草的最佳生态环境，构成了强大的杂草优势群体，这给川贝母生长构成了致命的威胁。川贝母的主产区为高山牧场，草地以禾本科草和豆科牧草为主，杂以绣线菊、地榆、蒿类等其他植物。川贝母田间的杂草分布种类基本与牧区一致。据初步调查，川贝母的主要杂草种类多达27科74种以上。这些草类又以禾本科、豆科、菊科杂草占主要优势，多数为优质牧草，但对于川贝母来说却成了可怕的天敌。川贝母区内，肥水条件优越，更加滋长了杂草的强大优势。借助风力传播，草地随时会带来大量的杂草种子，因而杂草种类繁多，丛生密度很大，据田间抽样统计达每平方米225～702株，出现频率高于60%的主要杂草达10种以上。5月份以后杂草生长十分旺盛，据调查，杂草平均日增株高达1～3cm，最大覆盖厚度可达60～80cm，晴日测定光照强度低于300勒克斯，对贝

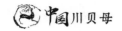

母生长危害极大。

（2）川贝母夏眠化学除草技术

①应用除草剂的选择原则：川贝母为常用中药，供人食用，因此，在实施化学除草过程中，必须根据以下三项原则选用除草剂：一是选用现代高效除草剂；二是不干扰影响川贝母作物正常生长，对增产有利；三是残留期短，对土壤环境不造成污染。即选用高效、低毒或无毒、无残留的除草剂，实现较大的生态效益和社会经济效益。

最理想的除草剂是具有高度选择性的除草剂，既能高效广谱地杀灭杂草，又能保障作物安全。在实际应用中，针对特定作物的专化性除草剂是不多见的，目前国内应用的选择性除草剂，均不适宜在川贝母上使用，达不到有效杀死杂草、安全保护川贝母正常生长的目的。为解决这一难题，依据川贝母具有夏季休眠的特点，提出采用川贝母夏眠化学除草的新思路，此期间川贝母已经倒苗，休眠于地下，避开与药剂接触，实施药剂杀灭杂草而对川贝母无害。

②川贝母除草剂的筛选

草甘膦水剂（15%）：草甘膦（又名镇草宁、农达），为20世纪70年代中期美国推出的新型高效、低毒、低残留内吸传导广谱性除草剂，其作用机制是干扰植物体内氨基酸的合成，15～20天植株死亡。药剂接触土壤后立即钝化失活，移动性小，很快被微生物降解。既能保障川贝母安全生长，又无残留污染。

有效剂量：每亩用量1.5～2.0kg，兑水45～60kg喷雾，防除效果可达90%以上。

二甲四氯可湿性粉剂（20%）：为选择性内吸传导激素型除草剂，可杀灭大部分阔叶杂草，而对禾本科杂草无效。其作用机制是破坏植物生理功能，丧失生活能力，植株茎叶扭曲畸形，肿裂脆断，根系生长受阻。施药3～7天后开始死亡。药剂在土壤中迅速分解，移动小，对土壤无残留。

有效剂量：每亩用量600g兑水45～60kg喷雾，防除效果95%以上。

盖草能水剂（12.5%）：盖草能水剂为内吸传导选择性除草剂，对杀灭禾本科杂草有特效，而对阔叶杂草完全无效。其作用机制是抑制根茎分生组织的生长，导致节间幼嫩组织坏死，从而使杂草死亡。

有效剂量：每亩剂量100mL，兑水45～60kg喷雾。防除效果可达100%。

此外，二甲四氯和盖草能可分别高效杀灭阔叶杂草和禾本科杂草，同时，二者均为中性药剂，可以采取混合使用，综合两种药剂的长处。

有效剂量：每亩用量20%二甲四氯可湿性粉剂550g加12.5%盖草能70mL，即可全面杀灭各类杂草，防除效果可达 90% 以上。

③川贝母除草剂的药效评价：3 种药剂都是高效、低毒、低残留或无残留的理想药剂，采用合理的剂量，其除草效果都是十分满意的。其中草甘膦是理想的夏季除草剂，盖草能、二甲四氯不仅可以单独用以杀灭田间优势群落禾本科杂草或阔叶杂草，而且可以二者混用，成为具有广谱除草效果的优良除草剂。

（3）川贝母化学除草剂的应用：川贝母田间杂草可分为冬、夏两季杂草，冬季杂草以 1 年生为主，夏季杂草复杂多样，为宿根性杂草和 1 年生速生性杂草。每年实施春、夏、秋 3 次除草，即可基本解决草害问题。3 次除草都要尽可能掌握一个"早"字，提早 1 天都具有极大意义，杂草幼嫩，生长量小，既省药省工，又能及早解除川贝母草害。

川贝母播种后的翌年春天，杂草并不突出，畦面比较干净，待 6 月下旬川贝母倒苗后，立即抓紧晴天开展除草工作，采用 3MF–26 型喷雾器或工农 –16 型喷雾器均可，以每亩用 5% 草甘膦 2kg 剂量喷雾除草，8 月下旬或 9 月上旬（视草情和天气而定），重复以同方法同剂量喷雾杀草 1 次。此后配合覆土上畦，全年杂草即可基本解决。

2 ～ 3 年生川贝母除草是关键，必须采取春、夏、秋 3 次除草，方能解决杂草问题。

第 4 年，首先搞好春除。初夏，待夏季杂草萌发后，根据"除小、除早"的原则，实施人工除草 1 次，4 年生川贝母植株已相对较大，仅采取精细拔除草芽，已不会造成伤苗。7 月，川贝母已进入收获期，已无必要施行除草，以节约生产成本。

（4）小容量喷雾技术的应用：随着我国农药、除草剂的广泛应用，施药喷雾技术也在不断完善。由普通手动喷雾技术发展为小容量喷雾技术，这是植保技术的一大改革创新。其方法十分简单，只需将普通喷雾器的喷头片孔由 +1.3mm 更换为 +0.7mm，即可施行小容量喷雾。作用原理是提高了药剂的分散度，由于雾滴的细度加大，吸附能力相应增强，覆盖密度增大，防除效果显著提高，具有省工、省药、省水等优点，具有较高的推广价值。

（5）机动喷雾技术应用：川贝母夏眠期除草，时间性极强，因为夏季杂草长势迅猛，川贝母一经倒苗，力求提早 1 天杀灭杂草，使川贝母早日摆脱草害，对生长有利，同时杂草幼嫩，易于杀灭，还可节省药剂和人工。另一方面，高山夏季雨天多，必须选晴天安全施药，以确保除草效果，否则将事倍功半。手动喷雾，一般每个工日可喷 667 ～ 3335m^2，而且劳动强度大，采用 3MF–26 型背负式弥雾喷雾机进行机动喷雾除草，具有喷幅宽、雾滴小、射程远、速度快等优点，完全满足大面积川贝母生产及时除草作业的需要。由于采用机动喷雾，高效省时，可抢晴天及时杀灭杂草，为川贝母正常生长提供了更可靠的保障。生产应用单位，每200亩川贝母面积购置一台喷雾机，即可满足常年除草作业的需要。如果进一步配套小容量喷雾技术，其效率更高，成本更低，经济效益就更大。

（6）有效地提高川贝母保苗率：一般地说，川贝母有收无收的关键在于保苗的实际效果，而保苗的关键又在于除草效果。因此，除草技术是川贝母生产中的头等大事。总结人工除草导致损苗严重有3个方面的原因，一是杂草根系发达，人工强行拔除，会夹带拔起川贝母苗而造成损失，即使未拔起的苗子，由于土壤松动，川贝母根系受损，经太阳曝晒，也要萎蔫死亡一部分。二是人工除草进度慢，花工量大，难免贻误农时，造成草害。三是拔草次数频繁，4年中累计达20次之多，每次损失一点，4年累计数量惊人，因而保苗率极低，影响川贝母密度和产量。采用安全有效的化学除草，快速彻底地杀灭杂草，可以杜绝多方面的损苗，根除了草害，保蓄了水肥，对川贝母生长极为有利，突出的反应指标是川贝母保苗率有较大幅度的提高。据调查，凡应用化学除草的川贝母田间，2年生保苗率可达71.5%，3年生保苗率可达50%，4年生最终保苗率可达39.8%，一般人工除草的最终保苗率仅12.2%。如将播种量差异因素计算在内，作综合比较，则最终保苗率可提高1～2倍。

4. 施肥管理

川贝母的合理施肥与否是多收少收的关键。川贝母是喜肥作物，施肥水平不同，其产量也大不一样。高产施肥技术包括底肥、追肥和叶面喷肥3个方面。

（1）川贝母的营养生长基础：川贝母的商品种植周期全部处于苗期生长阶段，即营养生长周期。以往的研究对川贝母营养生理已做过探索，苗期的茎叶和鳞茎对氮、磷、钾的积累量较大，约为花期的2倍，表明苗期为典型的营养生长时期，以大量的营养积累为主导。此外，家种的川贝母较野生贝母氮、磷、钾养分积累要高得多，这反映了川贝母的喜肥特性。川贝母为浅须根作物，根系分布于腐殖化程度高的表土层，吸收足够的有机营养和矿质营养，构成川贝母特定的基本生活型和生态系统，这同样反映了川贝母的喜肥特性。在实际生产过程中，追施速效肥料，川贝母叶色变化明显，叶色浓绿，叶片增大变厚，鳞茎增长迅速。说明了川贝母具有敏感的需肥特性。因此，在川贝母生产周期内，满足其营养生长阶段的需肥要求，合理地提供充足的水肥条件，是获得川贝母高产的根本途径。

（2）重施底肥和冬肥：川贝母生长应重施底肥和冬肥。第一年生川贝母播种时，应施足底肥，并以有机肥为主，为川贝母生长打下营养基础。每亩用羊粪水1500kg、土杂肥2500kg、过磷酸钙100kg、复合肥50kg的较高用肥量。将磷肥和土杂肥按用量均匀施入畦面，撒种后再施复合肥，然后统一泼施羊粪盖好，最后畦面掩盖 1.5cm 细土。

第二、三年生 10 月上中旬，改底肥为重施冬肥上畦，每亩采用羊粪水 3000kg、土杂肥 2500kg、过磷酸钙 100kg、尿素 20kg，撒施磷肥和尿素后，施入羊粪水，再盖上土杂肥，然后清理畦沟，将碎土上畦覆盖畦面，土杂肥与碎土总厚度保持 3cm 左右，覆盖厚度不能过厚，否则会影响出苗。各年施肥的数量和方法相同。

重施底肥对川贝母的营养生长效应十分突出，直观的效应是叶色浓绿，叶片长大而肥厚，倒苗期推迟 3～5 天，植株生长势明显强于低肥区。

（3）合理巧施：4 月下旬齐苗期和 8 月下旬发根初期，分 2 次追施速效肥。1 年生川贝母每亩每次用肥量为尿素 10kg、过磷酸钙 25kg、草木灰 40kg，2～4 年生川贝母每亩每次用量为尿素 12.5kg、过磷酸钙 40kg、草木灰 50kg。施用方法：分别将尿素、过磷酸钙、草木灰均匀撒施畦面。4 月下旬，雨量已渐丰富，肥料经雨水浸润于表土，满足川贝母营养需求。施用追肥 1 周后，畦面的川贝母苗即出现明显效应，追肥区较普通川贝母田块表现叶色浓绿，进入倒苗期后，效应仍然明显，较普通田块倒苗期可延后 3～5 天。

但经观察发现一个问题，川贝母追施速效肥，既能促进川贝母生长，也促进了杂草生长，鉴于生长期内不能实施化学除草，因而极容易造成草害。此矛盾 1 年生时不十分突出，2 年生以后矛盾已发展尖锐，特别是 8 月下旬施肥，矛盾更加突出，杂草十分旺盛，反过来会干扰川贝母正常生长。采取相应措施于 4 月下旬追肥前，进行 1 次人工除草，精细拔除草芽，然后实施追肥，矛盾可得到缓解。8 月中旬，川贝母正值倒苗休眠期，鳞茎处于地下，用 5% 草甘膦及早施行化学除草并将其枯苗割除干净，再行实施追肥。实践证明比较适宜，问题得到基本解决。经过进一步商品测产验证，在采用除草措施的基础上实施追肥，高肥水平的产量最高，可增产 29.7%。在未采取根除草害的情况下实施追肥，增产效应并不明显。其原因是，追肥增产效应被草害的负效应所掩盖，导致最终产量也受到影响。这表明追肥措施必须以除草措施为条件，才能有效地创高产，否则适得其反。

（4）酌量喷施叶肥：叶面喷肥（根外追肥）技术已普遍用于农作物生产，借助喷施叶肥，作为对追肥措施的有益补充，通过叶肉组织细胞吸收速效养分，拓宽了养分吸收的途径，对促进作物生长发育有利。

4 月中旬，于川贝母齐苗期，施 1 次叶面追肥。选用 0.5% 尿素加 0.5% 磷酸二氢钾配液，以"小容量法"施行叶面喷雾，对提苗和加深叶色效果很好。5 月下旬，于川贝母生长后期，可再喷雾 1 次，对延缓倒苗有良好效果。

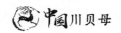

5. 排灌水

一年生和二年生川贝母最怕干旱，特别是春季久晴不雨，应及时洒水，保持土壤湿润，久雨或暴雨后注意排水防涝。在冰雹多发区，还应采取防雹措施，以免打坏花茎、果实。

二、种子田的田间管理

在建起种子田的比较长使用时期内，种子田的常规田间管理成了种子繁育的重要技术措施，是影响种子产量和质量的关键因素。

1. 除草管理

自种子田建立的当年冬季起即应重视除草管理，冬季杂草多为1年生嫩质杂草，可在10月下旬和翌年3月中旬各除草1次。3月下旬贝母开始出苗，所以4月中旬至6月中旬生长期内，可实施2～3次人工除草，除草原则应根据杂草发生情况，力求采取除早、除小、除彻底，这样可以减轻除草工作量，提高除草质量。7月上旬种子采收倒苗后，每亩选用5% 草甘膦2～2.5kg，兑水1.5kg喷雾，及时施行化学除草，8月下旬重复实施1次，即可较理想地解决种子田的除草问题，以利川贝母的正常生长。

2. 施肥管理

4月中旬，川贝母已齐苗，应及时追施提苗肥，以每亩羊粪水1000kg、尿素10kg、过磷酸钙100kg用量，折算后兑入羊粪水内穴施。

5月中旬和6月上旬以尿素0.5%浓度和磷酸二氢钾0.5%浓度混合配液叶面喷肥各1次。对延续叶片功能期和促进幼果的生长极为有利。

8月下旬，正值川贝母发根期，待实施杀灭杂草后，以每亩羊粪1000kg、尿素10kg、过磷酸钙100kg，兑成羊粪水泼施畦面。对促进根系发育有利。

10月下旬施足冬肥，以每亩羊厩肥2000kg、土杂肥3000kg盖施畦面，配合清理畦沟覆土上畦，覆盖厚度保持3cm左右。底肥经缓慢分解，为下年川贝母生长提供基础养分。

3. 适当疏花

川贝母通常开花1～8朵，正常情况下，川贝母的成果率很高，基本没有落花落果现象。一般在种源不足的条件下，力求采取多繁种果的做法，这样做，由于顶心部位的花发育迟，营养供应不足，多造成这部分种果瘦小，成熟度不够，既影响种果收获期进度，又影响种子质量。为保障种质优良，在蕾期可施行适当疏花的措施，将顶心内的部分花蕾摘除，每株保留5枚左右，以积蓄养分促使选留花果正常发育为成熟度一致、蒴果大、籽粒多而饱满的优良种子。应当注意，对川贝母不能采取打顶摘心的做法，因为贝母茎秆是中空的，雨露或病原经孔口侵入会导致植株死亡。

第四节　病虫害防治

由于川贝母生长在高海拔寒冷地区，所发生的病虫害并不多，即使有发生，多数未能达到危害而影响产量的程度。

一、川贝母病害防治

常见的川贝母病害主要有两种：立枯病和锈病。

（1）立枯病：高山夏初气温低，雨水多，1年生川贝母幼苗遇冷偶尔会发生立枯病，表现症状是近地面的叶基部腐烂萎蔫而猝倒，但危害并不严重。如有发现，除注意排除积水外，可在发病植株周围喷洒1：1：100倍波尔多液消毒，即可得到控制。

（2）锈病：川贝母锈病的病原与麦类锈病相同。由冬麦区小麦锈病孢子借助风力传播使川贝母感病，另一个传播途径是一种高山植物小檗，也是小麦锈病病原的寄主。因此，同处高山区域的感病小檗锈病孢子传播同样能使川贝母致病。通常要求川贝母种植区最好远离冬小麦区，同时也应避开小檗繁殖较多的区域。所幸的是，川贝母感锈病并不严重，发病率为5%～15%。川贝母锈病常发生于5～6月，病株叶背生白色疱状病斑，疱状病斑破裂后散出白粉，为病原孢子囊。1～2年生植株发病率较高。

防治方法：选离麦类作物较远，或不易被上河风侵袭的地块栽种；整地时清除病残组织，减少越冬病源；增施磷、钾肥或降低田间湿度，增强抗病能力；发病初期可用1：1：120倍波尔多液喷雾进行防治，效果较好。或用25%敌锈钠500倍液加少量洗衣粉喷雾防治。

二、川贝母虫害防治

金针虫：4～6月份为害，经观察虫口密度达每平方米1.44条。防治方法：在危害时期，用烟叶2.5kg，或用烟叶茎秆、根头熬制成75kg原液，同时用每1kg原液加水30kg灌穴，效果较好。

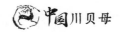

小地老虎：主要危害为咬食茎基部。防治方法：可于早上 8～9 时到田间查寻人工捕捉，虫口密度较大时可用 90% 晶体敌百虫拌毒饵诱杀。

三、川贝母鼠害防治

1. 草原鼢鼠对川贝母的危害

生长在高山草地区域的川贝母，最具威胁性的天敌除了草害以外，就是鼠害。川贝母在长达 4 年的生长期中，如不对鼠害加以控制，毁灭性地危害程度可达 50%～100%。危害川贝母的鼠类，主要种群是中华鼢鼠和草原鼢鼠。该小动物具有常年地下生活的习性，终年处于地下 10～25cm 表土层内活动，并具有厌光的特性，基本上不到地面上活动。鼢鼠主要寻食土内的小昆虫或带汁的草根。

鼢鼠不仅咬食川贝母，而且鼢鼠的活动土层范围，刚好也是川贝母生长的土层深度范围内，由于鼢鼠长年累月掘洞活动，极大地破坏了土壤结构，毁坏了川贝母的根系，在川贝母着生的层面内，几乎成了松散的孔隙，严重影响了川贝母的生长。长达 4 年的集中危害，会给川贝母带来毁灭性的损失，甚至造成川贝母颗粒无收。

2. 草原鼢鼠危害防治方法

由于鼢鼠长年处于地下活动，通常应用的灭鼠方法包括地面毒杀、捕杀、蛇和猫头鹰等天敌均效果不明显。通过反复探索，总结出以下较有效的防治方法。

（1）开挖防鼠大沟：鼢鼠有怕光的习性，不到地面活动。当鼢鼠掘洞快要挖出洞口时，它会自觉拐弯转移方向掘洞前行，绝不挖出洞口跑到外面来。因此，采取在田地四周挖一道宽 50cm、深 50cm 的防鼠大沟，当鼢鼠挖掘到沟壁，它会折转而不会穿越防沟侵入川贝母地内栖息地。

（2）利用鼢鼠怕光，射杀鼢鼠：当人们把它的洞道挖开后，鼢鼠见无动静后就会很快用后肢倒推泥堵塞洞口。可采取在洞口安装活动弩箭，当它拼命推泥堵塞洞口时，击发弩箭机关，通常十发九中。采取专人巡查安箭捕杀，一个人工每天可射杀 5～8 只鼠。尽管方法较为简单、原始，但却十分奏效。必须固定专人长期承担巡回灭鼠工作，探查活动规律，掌握鼠情，定时定点诱杀。一个人工可专管防治鼠害面积 300～400 亩。

（3）调制香毒饵诱杀：采用菜籽饼研粉加安全有效的灭鼠剂或敌敌畏掺拌成香饵埋于川贝母地内，每 45～60m² 面积地内布置 10～15 个点，各点用量 100g 左右，鼢鼠嗅觉灵敏，闻到香味后，掘洞前来取食，可以诱杀鼢鼠，有一定效果。

（4）利用有气味的蔬菜驱鼠：在川贝母种植地内适当撒播一些芫荽，或在地的周围栽植烟叶，有一定的驱鼠作用。

（5）声呐或超声波驱鼠：利用超声波驱鼠器，声呐干扰，迫使鼢鼠逃离，达到驱鼠的目的。

第五节　采收与产地加工

一、采收的年限和季节

1. 不同收获年限和收获季节对产品质量的影响

川贝母产品收获期包括不同收获年限和不同收获季节两个概念。不同收获期对产品加工质量有明显影响，3年生和5年生以上采收产品，其加工质量不理想，颗粒不饱满，灰白色，粉性不足。以4年生采收的产品质量最佳，饱满色白，粉性足。在4年生收获期中，成株期和夏眠中期收获产品质量欠佳，以倒苗末期采挖加工产品质量最好，产品外观饱满色白，质坚，粉性足。

2. 不同收获方法的产品折干率百分比的变化

不同收获期的产品加工折干率百分比也不一样。其变化动态也以4年生倒苗末期采收产品最高，达33%。3年生或生长成株期产品折干率较低，为30%左右或更低。5年生或倒苗过久收获产品折干率也低，通常在33%～35%。此外，以鲜贝母及时水洗晾干后加工产品成色好，折干率高达37%～38.5%，不经水洗，直接加工的产品折干率低（30%～35%），且严重影响成色。在正常范围内，高肥水平产品不仅产量高，加工折干率也高，成色也好。

综上所述，家种川贝母的最佳采收年限为4年，最佳采挖季节为贝母倒苗末期（6月下旬至7月上旬），及时抢晴天采挖加工，可获得质量上乘的优质川贝母商品。

二、采收方法

家种川贝母6月下旬进入倒苗末期，7月上旬，川贝母完全倒苗，在此期间，应及时收挖商品贝母，过早或过晚采收都会影响川贝母的产量和质量。采收川贝母一定要选晴天、土壤干燥疏松时进行。由于川贝母颗粒较小，因而采收是一项极精细的工作。调集 15 ～ 20 名较有采收经验的药工，自带小凳子，坐着用小药锄仔细翻挖，采收深度 15 ～ 20cm，每翻挖一锄，务必将川贝母捡尽后再挖，有条不紊地进行，不能忙乱马虎，否则严重影响产品回收数量。挖后的砂土，随即反复翻挖清理两次，直至将川贝母捡干净为止（俗称淘砂）。即便如此，通常仍会有 3% ～ 5% 的川贝母无法回收干净。

一边收挖的同时，一边派专人将川贝母及时运送到水源便利的地方水洗。采用筛孔较密的竹筛淘洗川贝母，认真清除泥砂杂物，尤其要把川贝母基部的黑色残留物清除干净，否则加工后影响商品成色。洗好的川贝母呈嫩白色，用竹席或簸箕摊放，晾干水气后，立即放入烤房，及时烘烤加工。放置过久或隔日加工，鲜鳞茎经空气氧化，表皮变黄，加工后严重影响商品成色。

回收的川贝母中，有一部分颗粒过小，不仅加工商品率低，质量又不好。可将这部分小籽筛选出来，选择肥沃壤土加大密度栽植培育，再以高水肥精细管理 1 年，产量将大幅度增长，可显著提高种植效益。

三、川贝母药材的加工

川贝母的加工技术直接影响商品质量和疗效。川贝母产品加工是一项技术性极强的工作。过去较长时期内，川贝母均采挖野生资源作商品，数量不多，一般 1 ～ 2kg 或更少，比较零星。通常加工方法多采用生晒或炉边烘烤，由于难以控制温度，一般成色都不佳，呈灰白色或微黄色，油子多。现分别对川贝母加工的几种方法介绍如下。

1. 石灰乳浸泡加工法

选晴天将川贝母鳞茎挖起，除去泥砂、残根、杂质。按 100kg 鲜贝母放入 15kg 的饱和石灰乳溶液中，浸泡 24 小时沥干后，再拌细石灰粉一层，经约 40 小时烘干过程后筛去外皮和石灰粉即成。

2. 硫熏法

将采收的鲜贝母装入熏灶，用硫黄烟熏透。检验方法：在川贝母断面以医用碘酒涂上，立即显白色为度。取出薄摊炕灶上，以 40 ～ 50℃ 的温度烘至九成干，装入麻袋摩擦并适当冲撞，搓去泥砂，再用 0.5% 明矾水迅速淘洗 1 次，除去灰尘、残皮。继续烘干即成。

（1）加工时间：熏硫时间平均 10 小时，干燥时间平均为 17.7 小时，累计加工时间为 28 小时；石灰乳浸泡加工，浸泡时间 24 小时，干燥时间为 43 小时，累计加工时间为 67 小时。二者比较，硫熏法较石灰乳浸泡法加工干燥时间缩短 39 小时。

（2）加工成品率：硫熏法商品加工成品率平均为 41.9%，石灰乳浸泡商品加工成品率平均为 32.8%，前者较后者干重平均高 9.1%。由于川贝母在石灰水中浸泡和洗涤过程中会产生部分损失，导致成品率降低。

（3）两种加工方法商品外观质量比较：硫熏法加工商品特征为色白、光洁、粉性足、油子熟子少；石灰乳加工商品特征为色灰白、外皮附有石灰粉末、粉性差、油子熟子多。

（4）加工成品主要化学成分比较：两种加工方法所得川贝母成品的粗皂苷收得率相等，均为 0.4%，而总碱含量硫熏法加工品为 0.16%，石灰乳加工品为 0.30%，这是因为石灰的钙离子与川贝母中有效成分结合成螯合物，且氧化钙使生物碱游离而引起总碱含量变化，薄层图谱反映了这一特征。

3. 家种川贝母加工

按鲜鳞茎大小分等，单个鳞茎重 10g 左右的为大号、5g 左右的为中号、1g 左右的为小号。分别洗净，去残根，装入竹筐内，加入适量花岗岩碎石，来回摇动 3～5 分钟去皮。稍洗后，将大号川贝母切成约 2mm 厚度薄片，中号贝母采取分瓣，日晒 8 小时。与不去皮切片、分瓣日晒加工作比较，去皮切片处理易于干燥，色白，不去皮处理干得慢一些，色泽灰暗；去皮分瓣与不去皮分瓣的情况与上一致。小号川贝母去皮日晒与不去皮情况也相一致，去皮日晒的小号川贝母色白，不去皮日晒色黄，油子率高达 30% 以上。其原因是，川贝母表皮组织含有较厚的角质层，其薄壁细胞内含有油珠状物质，而且家种品所含油珠状物质明显高于野生川贝母。这是产生不易干燥和易产生油子、黄子的根本原因。

在完善加工技术过程中，进一步探索出川贝母经麻袋内冲撞去皮后，置竹席上曝晒，待观察到表皮有显黄色的迹象时，将变黄的川贝母选出，装入麻袋再次冲撞去皮处理，然后再置竹席上曝晒。在晴好天气情况下，可如此反复进行多次，直至川贝母上粉时，即可一口气晒干，干燥后的川贝母成色漂亮。

4. 川贝母"两段温控"加工工艺

川贝母的地下鳞茎，为加工中药材川贝母的植物来源。根据川贝母规模化生产的产品加工需要，制定出了一套"两段温控"川贝母加工新工艺，投入到生产中应用，效果良好。

（1）川贝母加工温度控制：川贝母干燥加工应根据先高温杀死酶活性，后挥发干燥水分的原理进行。川贝母加工宜选用 50～60℃ 的温度指标来进行。

（2）阶段变温：加工中采用阶段变温处理，以 65℃ 烘烤 5 小时降至 45℃ 再烘烤 7 小时至干，可获得质量上乘、色白、粉性优良的川贝母商品。凡外观色泽灰暗者，是因温低所导致；而表皮粗糙者，是因温度过高产生气泡所致。

（3）设置铺垫物和覆盖物在产品加工中的作用：凡以搪瓷盘盛装川贝母进行烘烤加

工，产品会产生部分油子，出现半边黄、半边白的现象，这显然是在加温过程中传热不均所致。用硬纸板铺垫和覆盖卫生纸进行加工，情况大有好转，这是因为川贝母缓和受热均匀散发水气而致，使产品色泽美观。

（4）鲜贝母水洗与不水洗处理加工质量比较：采取将鲜贝母迅速水洗，清除残留物，沥干后 10～20 分钟即可晾干水气，进入加工阶段，所得产品色泽美观，同时折干率也略有增加。不经水洗加工的产品，折干率反低，附着的黑色残留物，即使经过揉搓也无法去除，严重影响产品外观色泽。

（5）烘烤加工过程中，翻动与不翻动同产品成色质量的关系：在温度稳定的条件下，全过程中任何时候，翻动与不翻动和产品加工质量无关。加工过程中，可以适当翻动，检查川贝母加工火候和判定估测继续烘烤的时间，并不影响产品质量，但应以不引起室温急剧下降为前提。

四、川贝母特色适宜技术

（一）采收技术

1. 采收年限，以栽培 3 年（松贝）至 5 年（青贝）采收为宜。

2. 采收期，每年 8～9 月，在鳞茎饱满、地上花茎枯萎时采挖；收果实的植株，于果实成熟后采挖。

3. 采收方法，选择晴天，用小锄或竹刀将鳞茎挖出，通常采挖两次，避免川贝母表面损伤和长时间被水浸湿，摘除残茎、叶、残根后放入紧密箩筐。采挖的川贝母鳞茎，选留种源供栽培，其余加工成商品川贝母。

（二）产地加工

1. 清洗与干燥

将装有川贝母的箩筐，浸入清水中，快速晃动箩筐，洗净泥砂，并撞去部分须根。清洗后立即进行干燥。连续数天将川贝母置太阳下曝晒 5～9 小时，待傍晚移至室内，直到符合干燥要求为止。干燥标准为内外呈白色即可。鲜重大于 20g 的川贝母鲜鳞茎，洗净后切成厚度为 0.2～0.3cm 的片，再进行干燥。

2. 拣选与分段

从干燥后的川贝母中剔除虫蛀、变质部分，按特征分为松贝和青贝 2 个等级。

第三章　川贝母质量评价

　　《中国药典》2020 年版一部规定川贝母来源于百合科植物川贝母 *Fritilaria cirrhosa*、暗紫贝母 *Fritilaria unibracteata*、甘肃贝母 *Fritilaria przewalskii*、梭砂贝母 *Fritilaria delavayi*、太白贝母 *Fritilaria taipaiensis* 或瓦布贝母 *Fritillaria unibracteata* var.*wabuensis* 的干燥鳞茎。按性状不同分别习称"松贝""青贝""炉贝"和"栽培品"。川贝母作为传统名贵中药材，具有清热润肺、化痰止咳、散结消痈等功效，具有极高的药用价值和市场地位。近年来，由于川贝母用量激增和价格飙升所带来的资源短缺、环境保护和产业效应，目前市场上常用贝母属其他种或变种植物的干燥鳞茎掺假掺伪，导致川贝母品质参差不齐。本章通过梳理近年来国内外关于中药川贝母的最新研究，从中药川贝母生药学研究、化学评价、生物评价、有害物质检测等方面对其进行了分析总结，为川贝母的质量评价提供一定的参考。

第一节　川贝母的生药学研究

一、性状鉴定

　　性状鉴定作为传统的中药质量评价，主要根据中药材的外观性状特征来确定其真伪优劣。贝母类药材及其混淆品、伪品在性状上的不同点，常作为它们种与种之间的鉴别依据，杨惠莲等对贝母类药材及其伪品、混用品从性状、显微鉴别的角度进行了分析，为正确选用贝母类药材提供了参考。但由于川贝母植物来源品种较多，四川省就有 14 种 4 变种，而且分布广泛，各地环境条件又有所不同，栽培技术、产地加工方法也不一，导致不同产地川贝母的外观性状及质量都存在差异，增加了性状鉴别的难度，因而该鉴别方法需要鉴定者具备较丰富的实践经验，且主观性强、难以量化。

近年，随着计算机相关技术的飞速发展，人工智能与中药鉴定识别开始结合，将相关技术应用于中药品质的评价上，加强中药性状的客观量化，实现智能识别，有利于提升中药材及饮片评价标准化、客观化，提高评价结果可信度，带动中医药高质量发展。李瑞琦等首次从外观性状客观化的角度对川贝母进行质量评价，对川贝母的外观性状用游标卡尺测定高度和直径，在人眼对外观色泽观察的基础上用色差仪对粉末色泽进行客观量化，研究结果总体与传统的多个经验总结相符，可有效避免传统评价的主观性差异，为川贝母资源的传统鉴别提供了有力支撑。张慧杰等探究电子舌在川贝母真伪及商品规格辨识中应用的可行性，结果表明电子舌辨识法判别时间远较现代药典检测短，准确率与传统经验鉴别相近，可用于川贝母真伪快速辨识。

二、显微鉴定

显微鉴别是鉴别贝母类药材的重要方法之一，可以通过药材的粉末颜色，淀粉粒大小、形状，层纹形状、有无，脐点位置，形状等多种因素进行区别。

通过比较可知，浙贝母粉末为淡黄色，湖北贝母、川贝母、伊贝母、平贝母粉末为类白色。浙贝母与其他贝母的最大区别是可见草酸钙针晶，川贝母、平贝母、伊贝母粉末均有多脐点单粒和复粒，川贝母中多脐点单粒数目最多，浙贝母中复粒最多。平贝母、浙贝母、伊贝母粉末中的淀粉颗粒边界较光滑，湖北贝母有起伏，而川贝母有短分枝，这可分别作为鉴别湖北贝母和川贝母的一大特征。湖北贝母淀粉粒层纹最为明显，这一特点也成为5种贝母中湖北贝母的最大鉴别特征。

徐国钧等早在1951年就对商品川贝母进行过粉末鉴定，其后徐国钧、周印锁又对17种贝母的标准药材进行了粉末鉴定，找出了一个根据淀粉粒形状、大小、脐点、层纹、复粒及半复粒形状结合药材性状鉴定各种商品贝母的重要依据。李萍在研究湖北贝母等各种贝母显微鉴别的基础上，提出了一种以鳞叶上表皮显微特征来鉴别贝母类药材的方法，根据贝母种间在上表皮细胞形状、大小和垂周壁部位角质栓的形状、大小和排列等方面的异同来区分各种贝母，重现性好，是鉴别贝母类药材的新依据。刘惠娟等对云南产5种贝母进行了显微观察，以淀粉粒的形状、大小、脐点、层纹有无、鳞叶上表皮细胞形状、角质纹理等特征作为鉴定依据，找出了各种间鉴别点。

三、化学成分鉴定

贝母的化学研究工作最早开始于1888年，Fragner首先从皇冠贝母 *Fritillaria imperialis* L. 中分离到蒂贝灵（即西贝素，imperialine），在这段较长的时期内，德国、日本和中国的化学工作者也陆续开展了这方面的研究工作，以贝母的有机胺类成分为对象，对许多种贝母进行了研究，但研究工作仅停留在实验式或功能团的测定，化学结构却一直难以确定。第二阶段是20世纪50年代中期至60年代末期。经过近10年的时间，贝母生物碱研究在化学结构上有了突破性进展。除苏联、德国和日本的少数化学工作者有过一些研究外，我国的植物化学工作者和生药学工作者也做出了巨大贡献。我国朱子清教授领导其研究小组，对贝母植物碱进行了比较深入、系统的研究。他们克服了测试手段落后、设备条件差等重重困难，基于前人在单独使用锌粉蒸馏或硒脱氢未能将贝母素分子充分打开的失败经验，开创了把锌粉蒸馏和硒脱氢两种方法联合并用的新途径，终于在1955年首先确定了该类植物碱的基本骨架为变型甾体。该项研究成果在《化学学报》上发表后，引起了化学届的重视。1956年朱子清应邀参加德国科学院主办的"国际生物碱会议"，报告了贝母植物碱的研究工作，博得了国际同行的赞誉。1977年加拿大化学家人工合成贝母素甲成功，进一步证明朱子清等当年确定的基本骨架正确无误，不仅沟通了贝母生物碱与藜芦生物碱的关系，也加深了东西方贝母化学成分研究之间的联系，然而对于一些功能团的位置、构型还难以定论。第三阶段为20世纪60年代末至今，随着现代科学技术的发展，光谱研究法在化学结构研究中广泛应用，使贝母生物碱化学结构研究日趋快速、微量和准确。川贝母属于贝母属的一个类群，其主要成分亦包括生物碱类和非生物碱类。

川贝母的化学成分十分复杂，分离与鉴定有效化学成分是研究川贝母药效学的基础和重要依据，不仅有利于探索发现哪一种或哪几种化学成分是代表川贝母功效的确切成分，还有利于制定川贝母的质量标准以更好地维护其川产道地药材的地位。

（一）生物碱成分

生物碱是是川贝母的特征性成分，也是主要活性成分。按结构类型分，其甾体生物碱可分为两大类：异甾体类（isosteroidal alkaloids）和甾体类（steroidal alkaloids）。根据五元环或六元环的结构不同，异甾体生物碱又可分为瑟文型（cevaninegroup）、介藜芦型（jervinegroup）和藜芦胺型（veratraminegroup）（图3–1），甾体类生物碱又分为茄碱型（solandinegroup）和裂环茄碱型（secosolanidinegroup）（图3–2）。从川贝母植物中分离出

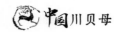

的生物碱绝大多数属于异甾体生物碱，见表3-1。

由表3-1可以看出，川贝母所含的生物碱大多数为瑟文型异甾体生物碱。目前，瑟文型异甾体生物碱在贝母属植物所含生物碱中所占比例最大，成员最多（图3-3）。从川贝母中分离到的主要瑟文型生物碱骨架见图3-4。

（二）非生物碱类成分

贝母非生物碱成分的研究工作最早于1944年在浙贝母中展开，吴荣熙从浙贝母鳞茎中首次分离得到一种含羟基化合物。迄今已经从贝母属植物中分离得到40多种非生物碱化合物，主要包括萜类、甾体、脂肪酸、核苷、嘌呤、嘧啶等化合物。1990年，余世春等在研究暗紫贝母化学成分过程中分离得到硬脂酸与软脂酸的混合物。严忠红等对卷叶贝母的化学成分进行研究，从中分离得到两个非生物碱类化合物，即腺苷和胸苷。陈阳（2004年）对川贝母非生物碱类成分进行研究，分离得到9个化合物，其中6个分别为 β- 谷甾醇、油酸、对羟基桂皮酸、β-D- 吡喃葡萄糖 4-1β-D 吡喃半乳糖、蔗糖及 β- 谷甾醇 -3-O-β-D 吡喃葡萄糖苷，其他3个可能为木质素类化合物、油酸类化合物和多元醇。2008年，曹新伟等从川贝母和梭砂贝母中分别分离得到12和17个非生物碱化合物，其中9个首次从川贝母中分离得到，包括 E-3,4,5- 三甲氧基肉桂酸、E- 对 - 甲氧基肉桂酸、E- 肉桂酸、E- 对 - 羟基肉桂酸、阿魏酸及咖啡酸等）、核苷（尿苷、鸟苷、胸苷、腺苷）、嘧啶（尿嘧啶、胸嘧啶）、胡萝卜苷及 β- 谷甾醇等。

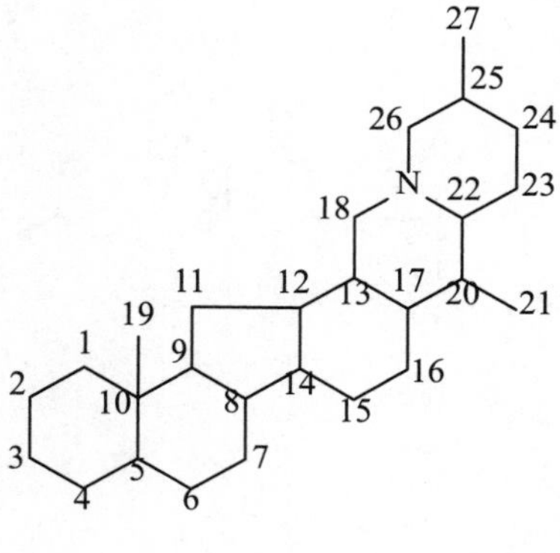

瑟文型（cevanine group）

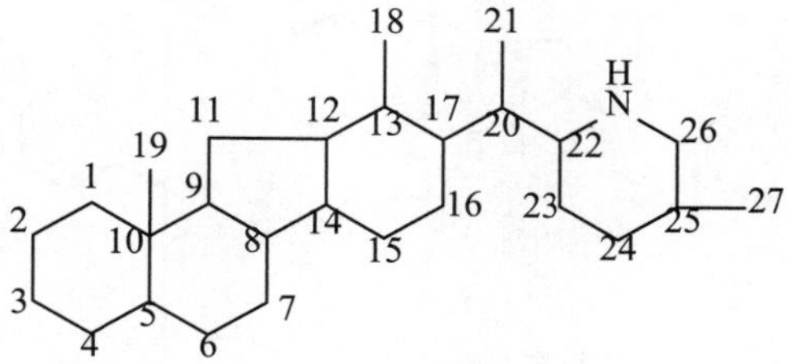

蒥芦胺型（veratramine group）

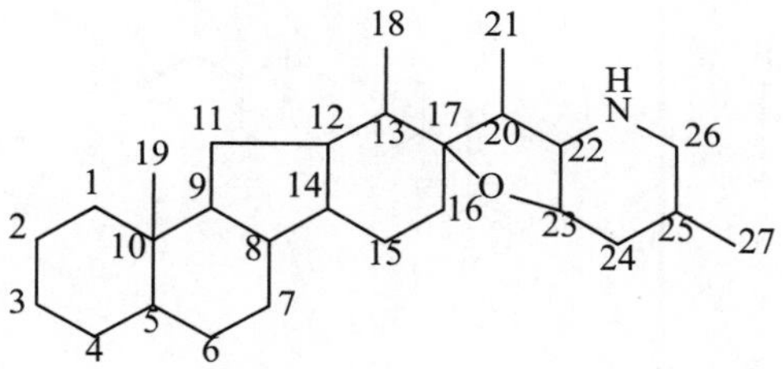

介蒥芦型（jervine group）

图 3-1 川贝母中异甾体生物碱基本骨架结构

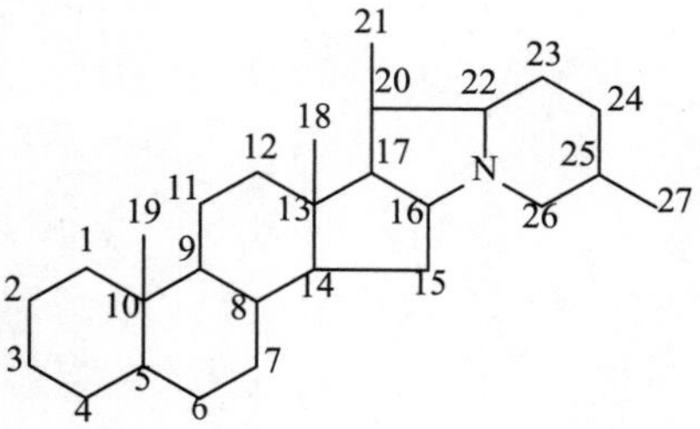

茄碱型（solanidine group）

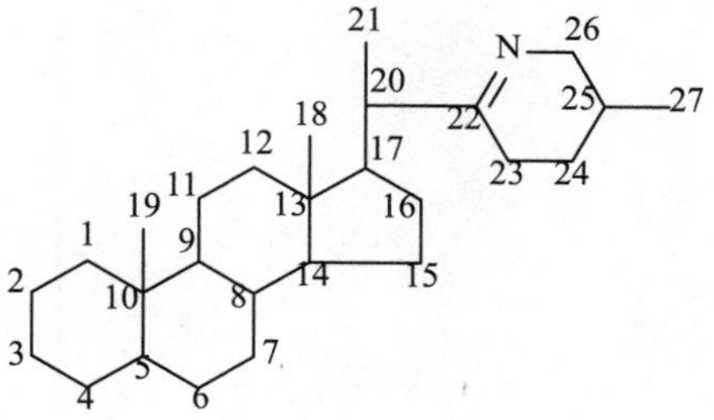

裂环茄碱型（secosolanidine group）

图 3-2 川贝母中甾体生物碱基本骨架结构

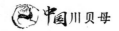

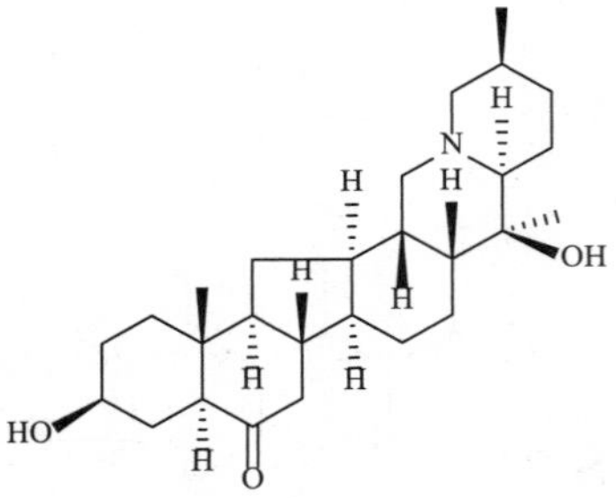

西贝素

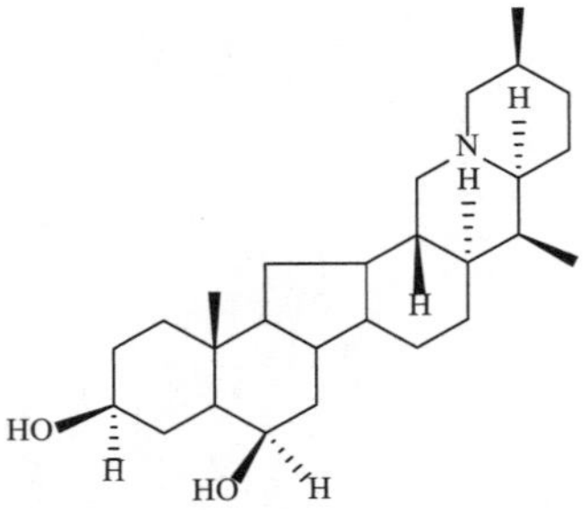

松贝甲素

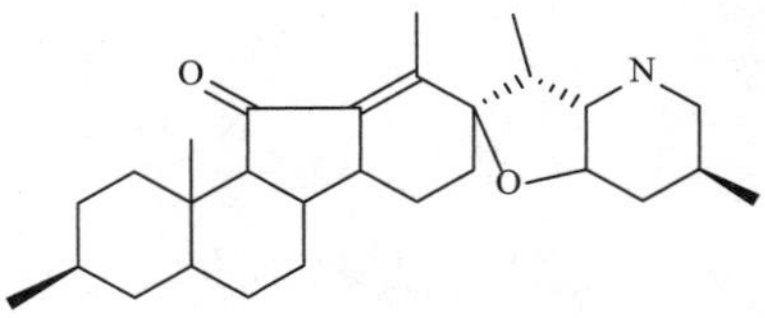

松贝辛

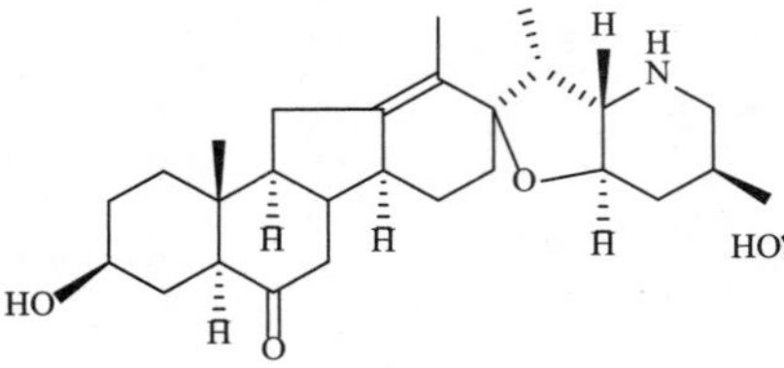

贝母辛碱

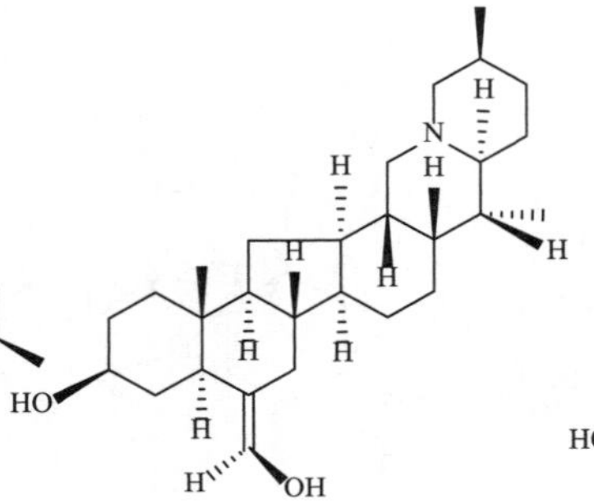

梭砂贝母碱

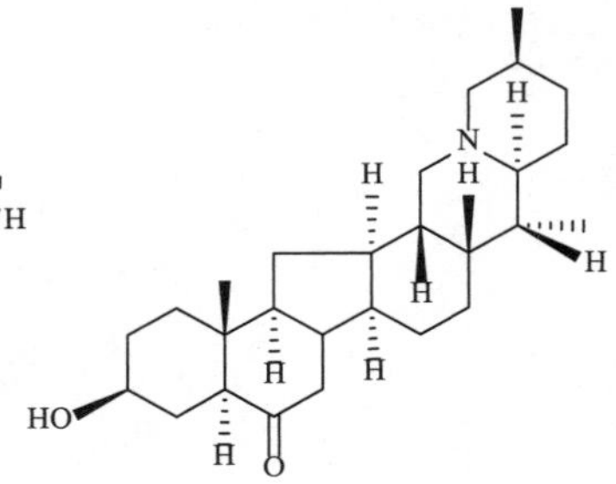

梭砂贝母酮碱

图 3-3　川贝母中部分异甾体生物碱的化学结构

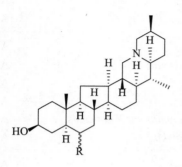

verticine $R_1=\alpha$-OH,H; R_2=OH
verticinone R_1=O; R_2=OH
isoverticine $R_1=\beta$-OH,H; R_2=OH
ebeiedine $R_1=\beta$-OH,H; R_2=H
ebeiedinone R_1=O; R_2=H

chuanbeinone R_1=O; $R_2=\alpha$-CH$_3$,H; $R_3=\beta$-CH$_3$,H
songbeinine $R_1=\beta$-OH,H; $R_2=R_3=\beta$-CH$_3$,H
songbeinone R_1=O; $R_2=R_3=\beta$-CH3,H

isoverticine-N-oxide

imperiqline R_1=O; $R_2=\beta$-H; $R_3=\alpha$-H; R4=β-OH,α-CH$_3$
isodelavine $R_1=\alpha$-OH,H; $R_2=\beta$-H; $R_3=\alpha$-H; $R_4=\alpha$-CH$_3$,H
isofortieine $R_1=\alpha$-OH,H; $R_2=\alpha$-H; $R_3=\alpha$-H; $R_4=\beta$-CH$_3$,H

delavine   R=β-OH,H
delavinone   R=O

delafrine   R=β-OH,H
delafrinone   R=O

图 3-4　川贝母中的瑟文型生物碱骨架

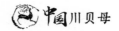 中国川贝母

表 3-1　川贝母中异甾体生物碱的分布

甾体生物碱	分类群	类型
去氢鄂贝啶碱 （ebeiedinone）	川贝母 *Fritilaria cirrhosa* 暗紫贝母 *Fritilaria unibracteata* 梭砂贝母 *Fritilaria delavayi*	A A A
鄂贝啶碱（ebeiedine）	川贝母 *Fritilaria cirrhosa*	A
异浙贝甲素（isoverticine）	川贝母 *Fritilaria cirrhosa* 太白贝母 *Fritilaria taipaiensis* 瓦布贝母 *Fritilaria unibracteata* var.*Wabuensis*	A A A
贝母素乙（verticinone）	川贝母 *Fritilaria cirrhosa* 暗紫贝母 *Fritilaria unibracteata* 梭砂贝母 *Fritilaria delavayi* 太白贝母 *Fritilaria taipaiensis*	A A A A
贝母素甲（verticine）	川贝母 *Fritilaria cirrhosa* 暗紫贝母 *Fritilaria unibracteata* 梭砂贝母 *Fritilaria delavayi* 甘肃贝母 *Fritilaria przewalskii*	A A A A
梭砂贝母芬酮碱（delafrinone）	梭砂贝母 *Fritilaria delavayi*	A
梭砂贝母酮碱（delavinone）	梭砂贝母 *Fritilaria delavayi*	A
异浙贝母碱 -N- 氧化物 （isoverticine-*N*-oxide）	瓦布贝母 *Fritilaria unibracteata* var.*wabuensis*	A
川贝酮碱（chuanbeinone）	川贝母 *Fritilaria cirrhosa* 太白贝母 *Fritilaria taipaiensis* 梭砂贝母 *Fritilaria delavayi* 甘肃贝母 *Fritilaria przewalski*i	A A A A
西贝素（imperialine）	川贝母 *Fritilaria cirrhosa* 暗紫贝母 *Fritilaria unibracteata* 梭砂贝母 *Fritilaria delavayi* 太白贝母 *Fritilaria taipaiensis* 瓦布贝母 *Fritilaria unibracteata* var.*Wabuensis* 甘肃贝母 *Fritilaria przewalskii*	A A A A A A
梭砂贝母碱（delavine）	梭砂贝母 *Fritilaria delavayi*	A
松贝甲素（songbeinine）	暗紫贝母 *Fritilaria unibracteata*	A

续表

甾体生物碱	分类群	类型
松贝乙素（songbeinone）	暗紫贝母 *Fritilaria unibracteata*	A
异梭砂贝母碱（isodelavine）	川贝母 *Fritilaria cirrhosa* 甘肃贝母 *Fritilaria przewalskii*	A A
isofortieine[（20*S*，22*S*，25*S*）– 5α–cevanine–3,6α–diol]	川贝母 *Fritilaria cirrhosa*	A
伊贝碱苷 B（yibeinoside B）	川贝母 *Fritilaria cirrhosa*	A
岷贝碱甲（minpeimine）	甘肃贝母 *Fritilaria przewalskii*	A
岷贝碱乙（minpeiminine）	甘肃贝母 *Fritilaria przewalskii*	A
贝母辛碱（peimisine）	川贝母 *Fritilaria cirrhosa* 暗紫贝母 *Fritilaria unibracteata* 梭砂贝母 *Fritilaria delavayi* 太白贝母 *Fritilaria taipaiensis* 瓦布贝母 *Fritilaria unibracteata* var.*wabuensis*	B B B B B
松贝辛（songbeisine）	暗紫贝母 *Fritilaria unibracteata*	B
垂茄次碱（demissidine）	川贝母 *Fritilaria cirrhosa*	B
glycomoiety olanidanine	梭砂贝母 *Fritilaria delavayi*	C

注：A 为瑟文型，B 为介藜芦型，C 为藜芦胺型。

四、分子标记鉴定

从分子遗传学角度来看，基因型的差异是物种表现型的主要差异，即 DNA 序列上的差异，这种差异是个体的差异并且不受环境影响，所以通过对基因型差异的比较研究也能进行植物分类和鉴定。同时随着科学技术的不断发展创新，出现了分子生物学鉴定方法，利用分子标记在基因层面上对川贝母进行质量控制研究，将有助于提高川贝母遗传多样性分析的准确性，提供更多鉴定川贝母掺假的方式。使用分子标记技术进行川贝母的鉴定具有稳定性高、灵敏度好、特异性强等优点。2010 版《中国药典》首次将川贝母鉴定方法定为聚合酶链式反应 – 限制性内切酶长度多态性方法，即 PCR–RFLP。所以通过分子标记技术对中药基原植物及其饮片鉴定得到了极大的发展。

（一）随机引物扩增多态性 DNA（RAPD）

随机扩增多态性 DNA（Random amplified poly-morphic DNA，RAPD）技术以 PCR 为基础，采用 10 个左右长度的随机核苷酸引物，随机扩增基因组 DNA。若 DNA 模板上与引物互补的反向重复序列存在多态性，即会产生多态性扩增图谱。

李玉峰等通过 20 条随机性多态引物，RAPD 扩增得到 127 条电泳条带，其中 103 条为多态性条带，多态性比率为 81.1%。多态性聚类结果表明，亲缘关系最近的为产地相同的川贝母和康定贝母，但产地不同的伊贝母、浙贝母、平贝母与川贝母等相同产地的贝母遗传距离相对较远。由此，作者将贝母亲缘关系的远近归因于地理距离的远近。王成等根据 Xing 等筛选获得的 RAPD 标记，形成一套用于特异性鉴定川贝母的 TaqMan 实时荧光 PCR 方法，其检测样品中川贝母的最低含量可达 0.05%，从而实现川贝母真伪品鉴定及相对定量。李敏等对川贝母、浙贝母、湖北贝母进行 RAPD 分析，扩增得到 39 条谱带，多态性条带数在 6～10 条，相对于湖北贝母，川贝母与浙贝母的亲缘关系更近。尹春萍等对暗紫贝母和湖北贝母采用 RAPD 法筛选出特异性高的引物进行准确区分。龚伯奇通过 RAPD 技术分析了青海省四个地区的暗紫贝母遗传多样性，通过获得的多态性信息将每个样地的样品准确地聚类在一起。李庆等筛选出 14 条随机引物，扩增出 121 条多态性电泳条带，长度集中在 250～1000bp，多态性达到 100%。聚类分析表明，川贝母复合群不同种之间、相同种在不同分布区、野生和人工栽培之间的遗传多样性受到了不同生态环境的显著影响。更为重要的发现是瓦布贝母野生型与栽培型遗传性最为相似，显示其作为栽培种的优势。

（二）简单重复区间标记技术（inter-simple sequence repeats，ISSR）

简单重复区间序列（Inter-simple sequence repeats，ISSR）在分子水平上是一类由 1～5 个核苷酸为一个重复单位而组成的一长串核苷酸重复序列，通常长度较短，多见于真核生物基因组中。ISSR 分子标记技术是一种在 SSR 基础上利用锚定的微卫星 DNA 为 SSR 引物，来对基因组（特别是重复序列）进行扩增的标记系统。

刘晓贤等对 2 个川贝母居群、1 个皖贝母居群、1 个东贝母居群和 8 个浙贝母居群采用 ISSR-PCR 技术进行分析，结果表明和其他产区浙贝居群相比，磐安地区的浙贝居群有明显的区别，且长期的留种栽培使磐安浙贝遗传多样性水平降低，所以形成了相对稳定的遗传。张婕等对川贝母鳞茎及叶片进行高通量测序，采用 MISA 对 Unigene 进行 SSR 位点分析，共检测到 3817 个 SSR 位点，分布于 3367 条序列中，SSR 出现频率为 8.49%，6 种 SSR 重复类型的重复次数主要集中于 4 ～ 12 次。由此他们发现川贝母的 SSR 位点出现频率较高而且类型丰富，多态性很高，便于后续遗传多样性分析和遗传图谱的构建。赵鑫等探究了 Mg^{2+} 浓度、引物、dNTP 和 TagDNA 聚合酶用量这四个要素对伊贝母 ISSR-PCR 扩增的影响，并确定了伊贝母 ISSR 反应体系，这对其他贝母属药用植物的 ISSR 反应体系的建立具有指导作用。

（三）单核苷酸多态性标记技术（Single nucleotide polymorphism，SNP）

单核苷酸多态性（Single nucleotide polymorphism，SNP）主要是指在基因组水平上由于单个核苷酸变异而导致核苷酸序列多态，即基因中的点突变，包括置换、颠换、缺失和插入。

徐传林等对贝母属 ITS 区的 DNA 测序发现，药用川贝母类的 ITS 区第 75 位碱基为"C"，即该位点上下游含有 SmaI 酶切位点（该酶的识别序列为 CCCGGG，下划线为第 75 位碱基），而非川贝母类为"T"（该处序列为 CTCGGG，下划线为第 75 位碱基），没有该酶切位点，可作为鉴定川贝母的独征性位点。由此，建立了聚合酶链反应－限制性酶切图谱（PCR-RFLP）方法，并已收载于《中国药典》2010 年增补版，该方法在 PCR 技术的基础上，利用 SmaI 限制性内切酶对川贝母 ITS 的 PCR 产物进行切割，川贝母在 100 ～ 250bp 间出现两条条带，非川贝母没有对应电泳条带。孙丽媛等依据该原理，研制了 DNA 检测试剂盒，对全国药材市场的 70 份川贝母样品进行了真伪调研，结果正品有 37 份，伪品率高达 47.1%，这为川贝母市场的管理提供了基础数据。采用该方法对川贝母、浓蜜贝母、中华贝母、康定贝母、长腺贝母、平贝母、浙贝母及伊犁贝母等不同贝母属植物进行了鉴定，发现该方法仅能区分平贝母、浙贝母及伊犁贝母，而浓蜜贝母、中华贝母、康定贝母、长腺贝母与川贝母均出现了相同的酶切图谱，表明该方法的鉴定准确度有待提高。兰青阔等对贝母属 6 种植物 15 条叶绿体基因组序列进行分析。结果发现，不同贝母的叶绿体基因组 DNA 同源性较高（98.38%），共发现 SNP 位点 5879 个，其中供川贝母类鉴别候选位点 71 个，供瓦布贝母、太白贝母、浙贝母、湖北贝母与平贝母鉴别的候选位点分别为 25 个、120 个、61 个、79 个和 794 个。

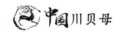

（四）扩增片段长度多态性标记技术（Amplified fragment length polymorphism，AFLP）

扩增片段长度多态性（Amplified fragment length polymorphism，AFLP）技术是基于PCR 的选择性扩增限制性片段的方法。基因组 DNA 在限制性内切酶作用下，产生不同分子量的限制性片段，接着以特定的双链接头与限制性片段连接作为模板，用选择性引物扩增出多态性产物。

徐金中等将 AFLP 应用于浙贝母的遗传多样性的分析，多态性条带达 67% 以上，表明 AFLP 能检测到很丰富的多态性，具有在川贝母鉴别中应用的可行性。AFLP 结合了RFLP 与 RAPD 的优点，不足之处是费用高，步骤繁琐，反应条件要求高，应用于日常鉴别有一定困难，目前需要简化引物的筛选及优化实验条件。

（五）DNA 条形码技术鉴定

DNA 条形码技术是一种建立在 PCR 技术及 DNA 测序技术基础之上的，利用基因组中一段标准短序列来快速保守地进行物种鉴定。植物类 DNA 条形码有来自核基因组的ITS1 与 ITS2、叶绿体的 psbA — trnH、rbcL 与 ndhJ，以及线粒体基因组的 matK 序列等。这种技术具有操作简单、重复性强、不受样品个体差异和环境影响、鉴定效率高等优点。余超等在贝母属植物中采用 DNA 条形码技术从 8 个贝母属 21 个样品中提取了基因组DNA，进行 ITS1、ITS2 序列的 PCR 扩增和测序，并比较了各样品 DNA 提取率、PCR 扩增率及测序成功率。最终测序数据经过 BLAST 搜索法评价、SPSS 软件分析及 MEGA 软件的构建，其结果表明 ITS2 序列能够更准确鉴定不同物种贝母，适合作为贝母属植物的通用条形码序列。谭莹等通过研究建立了川贝母 DNA 指纹鉴别方法，结果显示川贝母能扩增出的片段可达到 274bp，而其余贝母均未扩增出相应片段。由于此种方法具有简便、快速及结果可靠的优点，所以可作为川贝母及其伪品之间鉴定的有效手段。罗焜等也使用ITS2 序列技术对川贝母基原植物及其混伪品进行了准确区分，并将太白贝母、梭砂贝母、瓦布贝母、暗紫贝母、卷叶贝母、甘肃贝母这 6 种不同的川贝母基原植物聚类在一起，验证了药典的准确性。

（六）其他分子标记技术

主要通过对编码蛋白质的 mRNA 进行逆转录，同时构建物种 cDNA 文库，通过 ESTs

图谱区分基因水平的差异，这种技术叫做表达序列标签（expressed sequence tags，ESTs）技术。现今，在川贝母的 cDNA 文库中，已经有超过 1343 个独特的转录组和超过 2158 条高品质的 ESTs 序列信息。目前发现的川贝母生化活性相关的转录集合主要包括氨基酸转移酶、FPSs、CYP450s、HMGR 等数十个，为贝母甾体生物碱合成相关的转录组基因鉴定技术提供了进一步的支持。

Zhong 等将 DNA 条形码技术与 HPLC 指纹图谱相结合，先是应用 DNA 条形码技术（ITS2 具有最高的种间差异，种内距离为 0.0000 ～ 0.0085cm，种间距离为 0.0021 ～ 0.0053cm，平均距离为 0.0030cm）识别出贝母属，后通过 HPLC 指纹图谱及主成分图进行聚类分析，将川贝母与其他类贝母区分开，为川贝母质量控制和鉴定提供依据。

第二节 川贝母的化学评价方法

理化鉴别方法主要根据不同中药材的活性成分种类、含量差异评价药材的质量优劣。在贝母属药材中，活性成分通常指生物碱类，因其在不同川贝母物种中种类和含量有所差异，可以进行定性或者定量鉴定。

一、分光光度法

分光光度法（即酸性染料比色法）是进行含量测定常规的检测方法之一，该方法取样量小、准确度高、重复性好、易于推广普及。分光光度法是测定生物碱类成分最常用的方法之一，它是川贝母测定总生物碱的法定方法。基本原理是生物碱阳离子与酸性染料形成的阴离子定量结合成络合物，用有机溶剂提取后，在一定的波长下测其吸收度，用最小二乘法建立回归方程，由此计算生物碱的含量。李萍等采用酸性染料比色法，以去氢贝母碱为参照物，对川贝母、浙贝母、湖北贝母和平贝母等 21 种贝母中的总生物碱含量进行测定，方法灵敏、快速，所采用的缓冲液 pH=5.0，测定波长 410nm。

上官一平等选用溴甲酚绿为酸性染料，在 411nm 波长处测吸收度，绘制标准曲线，从而对川贝母中的贝母素甲进行含量测定。本方法可用于川贝母的质量控制，但其含量范围的确定尚需进一步的实验研究。余江平采用分光光度法，以西贝碱为对照品，以溴甲酚

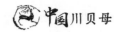

绿为显色剂，在416nm波长下对栽培川贝母中总生物碱含量进行测定，为制订栽培川贝母的质量标准提供科学依据。

二、近红外光谱法

近红外光谱法是近年来发展迅速，备受世界各国广为关注的一种分析方法。杨复森应用近红外光谱仪采集光谱，对贝母类药材、川贝母类药材及商品"松贝"及其伪品进行快速鉴别。高越等对炉贝、松贝、青贝、浙贝、伊贝、平贝、东贝及湖北贝母等10种贝母药材，进行近红外漫反射光谱扫描并采用聚类分析、褶合变化－可视化－相似系数分析等方法进行药材鉴别，结果显示平贝、伊贝与川贝更相似，而湖北贝母与浙贝更相似，这与现代药理研究的结果也基本一致。邓波等采用近红外漫反射光谱法，选取不同范围内的近红外光谱数据，对川贝、浙贝及平贝共48个样品进行了主成分分析，结果显示该法可以较好地表征样品的类别关系，能够用于贝母类药材的鉴别。胡钢亮等应用近红外漫反射光谱技术，建立了快速检测川贝母中浙贝母掺入量的新方法，结果准确可靠，RSD为0.81%。周婷等提出了一种结合化学计量学和光谱预处理技术的贝母近红外光谱鉴别方法，该鉴别方法使用近红外光谱仪扫描贝母样品，对所得光谱进行预处理后，采用K值聚类法并结合偏最小二乘法对该图谱进行聚类分析，可有效区分川贝母和其他贝母，同时，也能初步将川贝母中的暗紫贝母、卷叶贝母、瓦布贝母、太白贝母、梭砂贝母和甘肃贝母等6个品种区分开来，可作为鉴别川贝母鳞茎的一种新方法。

三、薄层色谱法

色谱鉴别主要包括薄层色谱鉴别、液相色谱、气相色谱及液相色谱－串联质谱等方法。薄层色谱鉴别方法作为药典中收录的贝母鉴别法，主要通过测定贝母中活性物质（如贝母碱、贝母素、贝母辛等）的含量及种类，联合数据分析方法建立贝母的指纹图谱或数据模型，以此来确定不同产地、种属的贝母。王曙等以皂苷类成分为指标，成功应用薄层色谱法区别川贝母（梭砂贝母、卷叶贝母、暗紫贝母、甘肃贝母）与其他贝母（伊贝母、浙贝母和平贝母），为川贝母的鉴别提供了依据。黄小鸥等则以贝母素甲、贝母素乙和西贝碱为依据，建立了浙贝母、川贝母、湖北贝母、平贝母和伊贝母的薄层鉴别方法。陈杰等利用川贝母与东贝母所含化学成分的不同，以浙贝母碱和浙贝母次碱为对照品，采用薄层色谱法，将二者得以准确区别，可作为定性鉴别的依据。于国强等采用TLC鉴别方法，以西贝母碱作鉴别依据，有效地鉴别出川贝母与浙贝母、湖北贝母和平贝母。余世春等采用随行标准法，在高效硅胶薄层板上，以苯 – 氯仿 – 乙酸乙酯 – 甲醇 – 二乙胺（12 : 1.5 : 2 : 0.2 : 1）为展开剂，Dragender 试剂显色后，于 436nm 处扫描测定了川贝母、浙贝母和平贝母等 23 个贝母样品中的生物碱单体含量。

四、毛细管电泳法

毛细管电泳法不仅能够实现对生物碱的分离，还能进行定量分析。赵霞等采用毛细管区带电泳模式分析测定了不同贝母药材中西贝苷、浙贝乙素及西贝素的含量，发现该法能使 3 种主要生物碱分离完全，回收率高，重现性佳，具有快速、简便、高效的优点。

五、气相色谱法

气相色谱技术因其前处理简便、高效、快捷，在中药材鉴定中也有出色的表现，如 LIU 等采用热解 – 气相色谱法有效地鉴定了 3 种不同来源的 15 批贝母。为探讨贝母所含生物碱与中医临床应用的关系，李松林等将样品经三甲基硅烷咪唑（TMSI）柱前衍生化后，进行毛细管气相色谱分析测定了异甾体生物碱在贝母属 16 种植物鳞茎中的含量，结合测定结果依据生物碱的类别与含量将不同贝母重新分类，为中医临床区别应用各种贝母提供了科学依据。另外，在后续研究中，该学者通过更换载气等方法对原有的气相色谱分析条件进行优化，优化后的气相色谱条件较之前气相色谱法有很好的效果，同时可以节省时间，精密度和重现性都很好。

六、高效液相色谱法

高效液相色谱法（HPLC）具有分离度高、重现性好等特点，一般常用于含量测定，但也可根据特征色谱峰和指纹图谱的异同进行定性分析。龚盼竹、王玲玲、王琳玲等利用 HPLC 方法对暗紫贝母与卷叶贝母的特有色谱峰进行了区分，建立了川贝母、伊贝母等的典型的指纹图谱。LUO 等在此基础上结合化学计量学方法鉴别了川贝母及其掺杂物。于海英等采用三相静态萃取技术制备样品，对五种贝母（川贝、平贝、浙贝、伊贝、湖北贝母）的三个极性不同的萃取馏分分别进行 HPLC 测定，三个馏分的色谱图能够充分显示各种贝母特征，进一步利用相似度值作为贝母药材的鉴别和质量评价的依据。

余华等根据 33 批不同产地或来源的川贝中贝母辛的含量结果，确定贝母辛的含量限度，并建立了川贝母中贝母辛的定量分析方法，可以更为科学地反映川贝母的内在质量。李玉锋等通过指纹图谱研究显示，贝母素甲是贝母类药材主要的生物碱之一，但是含量在

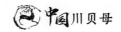

不同贝母之间差别比较大，本研究有助于贝母指纹图谱的建立。周建良等运用快速液相色谱对产于不同地区浙贝母的主要成分特征图谱进行比较分析，强调了在高度精确的定量分析基础上各药材之间含量及化学成分上的差异，可作为不同贝母品种的区分依据以及为药材的规格、品级和同种采收季节和药材地提供定量数据支持。也有学者通过 HPLC 法对贝母中核酸类物质定量分析用以鉴别不同种类贝母，贺美艳等采用高效液相色谱法对浙贝、川贝、平贝、新疆贝母中鸟苷、尿苷、尿嘧啶、腺苷的含量进行检测，最终确定尿嘧啶、鸟苷、尿苷、腺苷线性良好，同时达到基线分离，指标成分含量在四种贝母中具有显著的差异。

七、超高效液相色谱法

车朋等采用超高效液相色谱法（UPLC–ELSD）结合化学计量学的方法，对 5 种贝母类药材的 4 个指标性成分贝母素甲、贝母素乙、西贝母碱、西贝母碱苷及另外 2 种生物碱贝母辛、湖贝甲素，共计 6 个指标成分同时进行检测，并利用聚类分析及主成分分析比较了 5 种贝母类药材之间化学成分的差异。相较于 HPLC–ELSD，本方法既大大节约了分析时间，又能同时检测 5 种贝母类药材中 6 个生物碱的有无及含量，比起检测单一生物碱，本方法能更全面地反映 5 种贝母类药材所含的化学成分以及含量的高低，从而为贝母类药材的质量控制和综合利用提供科学依据。

八、色谱质谱联用技术

随着色谱质谱联用技术的成熟，其高分辨率和高灵敏度的优点，可以在同样条件获取更多的化合物信息，对样品的分析更加深入，所以采用色谱质谱联用技术鉴别不同基源贝母的方法也越来越多。目前使用较多的为气相色谱质谱联用和液相色谱质谱联用，贝母类药材中的生物碱为难挥发性的化合物，更适用液质联用。

张雯杰等采用高效液相色谱质谱联用技术建立贝母生物碱的分析方法，并比较了川贝母与浙贝母中贝母素甲和贝母素乙生物碱的含量。结果一级质谱图显示浙贝母与川贝母总生物碱的主要分子离子峰基本相同，但相对丰度差异较大，可作为贝母药材的鉴别方法。郭凤柳等采用气相色谱离子迁移谱法（GC–IMS）得到川贝母（包括松贝、青贝、炉贝）、平贝母、伊贝母的指纹图谱，计算其挥发性物质含量；采用主成分分析对不同贝母及不同川贝母所含挥发性物质进行比较，能够有效区分不同的贝母样品，可为川贝母的快速真伪鉴别提供参考。

王文文等建立了同时测定贝母药材（包括伊贝母、川贝母、浙贝母）中贝母辛、西贝母碱、贝母素乙、贝母素甲和西贝母碱苷的超高效液相色谱—串联质谱方法，此方法简便快捷，灵敏度高，可以满足贝母药材中此 5 种成分的同时检测要求。

DUAN 等利用高效液相色谱结合光电二极管阵列检测器与电喷雾电离质谱仪技术对 24 批不同地区贝母中 10 种核苷和核碱进行了定量和鉴定。GUI 等利用木尖电喷雾电离质谱方法鉴别了 6 种不同来源的川贝母。木尖喷雾作为新的以固体为基体的电喷雾方法，可直接分析液体、粉末和提取物等复杂样品，与金属探针相比，木制尖端的亲水性和表面多孔性能降低电喷雾溶剂的扩散和蒸发，从而延长信号持续时间，并且木质本身具有分离作用，能更准确地检测出目标化合物。这种新型的色谱串联质谱技术对同属不同种的鉴别将是未来研究的热点。

第三节　川贝母的生物评价方法

生物评价技术是以药物的生物效应为基础，利用整体动物、离体组织、器官、微生物和细胞以及相关生物因子等为试验系，评价药物有效性或毒性的方法，是继性状评价、化学评价之后，推动中药质量标准走进临床、关联疗效的关键举措。

杨仕军等（2013 年）比较 5 个基原 6 个品种川贝母防治小鼠复发性哮喘的疗效，结果显示：在增加肺表面活性物质、维持肺表面张力与肺泡体积差异上，暗紫贝母（松贝）和梭砂贝母作用突出；在减轻细支气管狭窄上，暗紫贝母（松贝）和太白贝母作用突出；减少炎性细胞浸润上，暗紫贝母（松贝）和甘肃贝母作用突出；在减轻腺体增生、内膜增厚上，暗紫贝母（松贝）和太白贝母作用突出。总体效果以暗紫贝母（松贝）最好。总体来说，6 种川贝母在防治小鼠复发哮喘总体效果和作用环节上各有特色，应保护药用川贝母的品种多样性。黄雅彬等（2018 年）比较太白贝母（野生、栽培）与松贝、青贝、炉贝生物碱（2.3mg·kg^{-1}）对氨水致小鼠咳嗽及二甲苯致小鼠耳肿胀的镇咳、抗炎药效学差异，并对不同品种川贝母生物碱镇咳、抗炎实验结果进行聚类分析，得出太白贝母与松贝、青贝、炉贝生物碱一样具有镇咳作用，但抗炎效果不明显；其生物碱组成可能与松贝、青贝、炉贝有一定差异的结论，为川贝母的临床应用和进一步开发利用提供依据。

崔治家等基于 Q-Marker 的概念，结合川贝母的植物亲缘学及化学成分特有性、传统

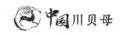

功效、传统药性、现代药效、化学成分可测性、不同配伍及不同加工方法等多个方面研究进展，对川贝母 Q-Marker 进行预测分析，为川贝母 Q-Marker 的筛选提供了基础理论依据。今后应基于川贝母 Q-Marker 的预测分析，深入探讨其质量与物质基础的关系，确定川贝母的 Q-Marker，寻找全面系统可行的质量评价方法和指标，以便于建立川贝母质量控制及溯源体系。

第四节 川贝母的营养评价方法

一、多糖

多糖作为近年来研究的热点之一，它参与了细胞多种生命现象的调节，并广泛分布于自然界中。大量研究表明植物多糖具有抗衰老等多种生物学功效，而且对机体几乎没有毒性，故对其生物学功效的研究愈来愈引起人们的重视。因此，从中草药中筛选具有抗氧化和清除自由基活性的多糖物质，对食品和医药工业均有重要意义。

王虹等利用水提醇沉法提取川贝母和浙贝母中多糖并用紫外分光光度法在 620nm 波长下测定药物中总多糖的含量，并且采用分光光度法测定川贝母和浙贝母中微量元素 Mn、Cu、Zn、Cr 和 Fe 的含量（见表 3-2）；结果显示贝母中多糖和微量元素丰富，但不同产地贝母中微量元素和多糖含量存在差异（P<0.05）。川贝母中多糖含量明显多于浙贝母；浙贝母中 Mn、Cr 含量多于川贝母，Fe、Cu、Zn 含量却少于川贝母。二者在镇痛、抗炎等药理作用上存在着差异，这可能与其微量元素及多糖含量不同有关。此研究表明贝母中多糖发挥其抗衰老作用，是多糖成分与微量元素 Mn、Cu、Zn、Cr 和 Fe 结合形成的金属配合物协同进行的，将多糖与微量元素结合研究，能更好地利用贝母。

表 3-2 不同产地贝母中微量元素与多糖测定结果（mg/g，n=6，$\bar{x} \pm s$）

	浙贝母	川贝母
Fe	0.2194 ± 0.004705	0.2891 ± 0.004652
Mn	0.2566 ± 0.003692	0.2174 ± 0.005621
Cu	0.0376 ± 0.0075	0.0413 ± 0.005621

续表

	浙贝母	川贝母
Zn	0.4730 ± 0.007225	0.5163 ± 0.002895
Cr	0.1124 ± 0.007609	0.1041 ± 0.003169
多糖	0.1124 ± 0.007609	0.8428 ± 0.0021
多糖回收率（%）	101	103

二、微量元素

微量元素在生物体中含量不足万分之一，但对人体的健康起着重要作用。它们在维持某些维生素的活性、参与激素的生理作用、协助体内某些物质的运输以及维持核酸的正常代谢等生命活动起着重要作用。中药材中所含微量元素也日益受到重视，微量元素的测定可为阐明中药物质基础、鉴定与改良药材品种提供基础数据。多项研究表明，微量元素的种类、含量与中药性味、归经、药效等都存在一定相关性，有研究者发现 Se、Zn、Li 可以促进细胞因子的分泌，进而提高机体免疫力。川贝母中也有不少微量元素，其中主要含有的微量元素有：Ca，K，Fe，Zn，Mg，Ni，Co，Ba，Mn，Al，Ti，Cr，Sr。因此，为了全面评价贝母质量，构建道地性川贝母质量标准，并为品种鉴别提供依据，有必要对其微量元素的含量作系统的测定。

张良等利用原子吸收分光光度仪和定碳定硫仪对 10 种产地贝母中的 16 种微量元素进行了测定（样品处理后 K、Na、Fe、Cu、Co、Cr、Mn、Ca、Mg、Pb、Zn 元素采用火焰原子吸收光谱法测定；Ni、Si、Al 元素采用石墨炉原子吸收光谱法测定，结果见表 3-3。对于贝母中的非金属元素 S、C，本研究采用碳硫检测仪，结果见表 3-4。），并以测定结果含量为指标，提取特征因子，再利用特征因子作分析。此方法可以用于中药材贝母的鉴别和分析。表 3-3 测定结果表明，这 10 种贝母中 K、Na、Mg、Ca、Fe 等矿物元素的含量很丰富，均接近或超过 $100\mu g \cdot g^{-1}$。新疆产伊贝母的 Na 和 Ca 含量偏高，平均值为 $361.25\mu g \cdot g^{-1}$ 和 $457\mu g \cdot g^{-1}$，而除小金产贝母外，其他产地贝母的 Na 和 Ca 含量均偏低，平均值为 $123.6\mu g \cdot g^{-1}$ 和 $191.2\mu g \cdot g^{-1}$。其他微量元素的含量分析表明，四川产地的贝母样品与省外产地样品也呈现出一定的差异。但同种或相同地域的贝母在微量元素含量上差异较小。测定结果能够在一定程度上反映出药材本质，该方法也可作为鉴别贝母药材的一种手段。

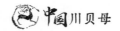
表 3-3　10 种不同产地、品种贝母的 12 种元素测定结果（μg · g⁻¹）

品名	产地	K	Na	Cu	Fe	Ni	Mg	Si	Ca	Co	Cr	Mn	Al	Pb	Zn
平贝母	黑龙江哈尔滨	12015	50.6	2.1	92.7	3.1	485	71.2	204	0.8	5.0	21.1	1.5	2.5	38.5
浙贝母	浙江余姚	12800	130.5	1.7	63.9	2.4	371	45.4	305	0.6	4.8	11.6	1.4	2.8	56.9
伊贝母	新疆温泉	7340	300	3.0	92.6	3.8	424	84.4	364	0.5	5.8	5.8	1.1	1.7	49.2
平贝母	吉林通化	8535	148	2.0	71.4	2.3	511	50.8	198	1.6	5.1	5.7	0.4	2.6	35.8
梭砂贝母	四川松潘	5485	81	3.5	84.7	2.1	425	80.0	129	1.2	3.4	5.6	0.7	3.9	76.4
康定贝母	四川九龙	6555	113	1.1	85.8	1.4	356	63.1	140	1.6	4.2	7.8	0.8	3.2	30.3
伊贝母	新疆塔城	6610	422.5	6.4	177	4.6	504	93.8	550	1.6	4.7	21.1	2.6	1.6	52.5
梭砂贝母	四川炉霍	6600	161	4.1	174	2.3	468	100	167	1.4	4.3	10.0	2.2	1.4	41.6
川贝母	西藏拉萨	6665	181	1.7	113	2.3	337	76.8	195	1.8	4.5	9.5	1.1	3.4	78.2
暗紫贝母	四川小金	5470	390	2.0	95.3	3.1	487	52.8	325	2.2	3.9	7.3	0.8	3.8	88.3

表 3-4 表明，10 种样品的碳含量差别不大，而硫含量却差别较大，这可能和药材产地的土壤条件有较大关系。硫是土壤中一种比较主要的元素，一般来说土壤开垦时间越长，土壤中所含的硫会越低，土层越向下，硫含量也会越低。有报道表明，土壤如果硫含量过低，会使其所产出的作物有致癌的可能。以上样品的测定结果能反映对应产地的土壤情况。同时，对于市场上出现的用硫黄熏蒸的方法对贝母外表处理的现象，也可以用表3-4 的数据来判别是否是用劣质贝母以次充好。

表 3-4　10 种贝母硫和碳含量测定结果（%）

品名	产地	硫含量	碳含量
平贝母	黑龙江哈尔滨	0.042	3.4
浙贝母	浙江余姚	0.055	3.3
伊贝母	新疆温泉	0.023	3.4
平贝母	吉林通化	0.12	3.4

续表

品名	产地	硫含量	碳含量
梭砂贝母	四川松潘	0.023	3.2
康定贝母	四川九龙	0.092	3.8
伊贝母	新疆塔城	0.16	3.4
梭砂贝母	四川炉霍	0.037	3.2
川贝母	西藏拉萨	0.026	3.5
暗紫贝母	四川小金	0.12	2.9

此研究先利用 SSPS14.0 软件，对 10 种贝母的 16 种微量元素进行因子分析，即对这 10 种贝母的每一种元素的含量进行差异性分析。软件分析表明以 Pb、Zn、Ni、Co、Cr、Si 为关键因子分析，最能体现出不同产地和品种贝母之间的差异性。

对提取出的这 6 种关键因子作聚类分析，在统计量上采用群度凝集过程和近似性矩阵，图形上采用垂直方向的树状图，方法上采用以欧基里德直线距离平方为依据构建群间联接。因为采用欧基里德直线距离平方能够消除在聚类过程中由于差减产生的负值对结果的影响。结果见图 3-5。

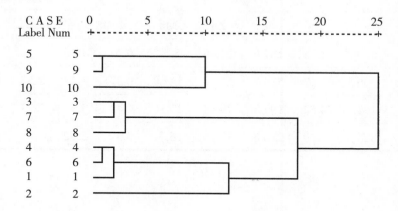

图 3-5　10 种贝母 6 种关键因子聚类分析图

对 6 个特征因子的聚类分析（图 3-5）表明，5 号松潘产贝母和 9 号拉萨产贝母亲缘关系最近，而 3 号新疆温泉产贝母和 7 号新疆塔城产贝母遗传距离最近，这就说明贝母中微量元素的含量和其产地具有相关性，产地地理环境和距离越相近其亲缘关系越近。分析表明，其他贝母与浙贝母的差异均较大，而浙贝母不论是其形状特征还是临床药理作用都与其他贝母有较大差别。因此，图 3-5 的聚类分析，可以从微量元素的角度揭示出植物分

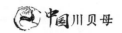

类系统与化学成分间存在着联系性这一概念，但因地理位置的不同，土壤气候条件不同，使样品体内代谢过程也发生了一定的改变，其所含的活性成分也有差异，也能够反映出不同谱系贝母之间的差异。

杨婕等以川贝母、浙贝母、平贝母、彭泽贝母 4 种贝母为研究对象，在参考文献的基础上，采用微波消解 ICP-MS 法测定了 10 种微量元素的含量（见表 3-5），初步探讨其中营养元素、重金属元素的差异与药效之间的关系。为贝母药效功能的进一步开发与利用提供科学依据。从表 3-5 可见，4 种不同贝母中均含有丰富的 Ca、Ba、Cu、Zn、Fe、Mn 等营养元素，其中 Ca、Fe、Zn、Mn 等营养元素的含量差别较大，但每个样品中各元素含量大小基本符合 Ca ＞ Fe ＞ Zn ＞ Mn。这些元素有可能协助贝母的有效成分发挥药效作用。特别是 Ca 的含量最高，据相关文献报道，Ca 元素能增加毛细血管壁的致密度，降低其通透性，减少渗出，具有抗炎消肿、抗组织胺及抑制神经兴奋性等作用。中药材贝母的清热润肺、平喘止咳功效除与其所含有机成分有关外，可能与其较高的 Ca 含量有着密切关系。另外，此研究结果也表明虽然产地、土壤及环境不同，可贝母对各元素的吸收、富集具有一定的平衡关系。

表 3-5　4 种贝母中微量元素的测定结果（μg · g^{-1}，n=6）

样品	营养微量元素						重金属微量元素			
	Ca	Ba	Fe	Zn	Mn	Mo	Cu	Pb	Cd	Cr
川贝母	52.62	4.26	181.6	23.65	8.52	0.23	1.86	4.21	0.28	6.25
彭泽贝母	556.8	5.47	525.2	55.76	14.68	0.27	4.54	2.57	0.81	2.36
平贝母	142.2	4.52	193.2	28.83	13.16	0.42	1.32	2.73	0.46	2.47
浙贝母	523.6	5.70	216.6	35.16	16.71	0.37	2.52	3.78	0.78	5.51

第五节　川贝母的有害物质检测方法

一、重金属元素检测方法

中药材受种植环境的影响及药材种类自身的特点，普遍含有一定量的有害重金属，一一般情况下，有害重金属元素是指铅、镉、汞、砷、铜、铬等，目前市场上主要监测的有铅、镉、汞以及砷4种元素。重金属元素能与人体中的蛋白质、氨基酸等物质发生反应致使其生化功能改变或者丧失，是中药材最主要的有害污染物质，也是中药材进出口的重要检测指标之一。例如铅、汞、砷等在人体内容易蓄积，当达到一定量会引发铅中毒、汞中毒、砷中毒等症状，导致肝脏、肾脏、内分泌系统、神经系统等功能的损伤。中药材在生长过程中因为受环境条件如土壤、空气、水肥等影响以及药用植物本身的遗传特性，如主动吸收和富集重金属等，往往出现重金属超标的现象。

常欣等建立微波消解 –ICP–MS 法同时测定川贝母中 Li（7）、Be、Na、Mg、Al、K、Ca、V、Cr、Mn、Fe、Co、Ni、Cu、Zn、Ga、As、Se、Rb、Ag、Cd、Cs、Ba、Hg、Tl、Pb、U 含量，测定结果见表3–6。该方法简单快速，准确可靠，可为川贝母药效物质基础及品质评价标准研究提供参考。

表3–6　各矿质元素含量测定结果（mg/kg，*n*=2）

元素	含量	平均值	极差	元素	含量	平均值	极差
Li（7）	0.07～0.77	0.41	0.70	Zn	8.06～13.00	11.17	4.94
Be	0～0.03	0.02	0.03	Ga	0～0.03	0.02	0.03
Na	19.63～545.09	118.87	525.46	As	0.03～0.08	0.05	0.05
Mg	328.98～2901.71	552.22	2572.73	Se	0～0.04	0.02	0.04
Al	35.92～118.42	62.23	82.50	Rb	2.59～10.31	4.07	7.72
K	6084.55～8313.43	6896.27	2228.88	Ag	0～0.01	0	0.01
Ca	21.75～40.52	28.87	18.77	Cd	0.03～0.11	0.05	0.08
V	0.06～0.19	0.10	0.13	Cs	0.02～0.14	0.03	0.12
Cr	0.22～9.08	1.02	8.86	Ba	2.34～5.20	3.78	2.86
Mn	6.98～11.52	9.07	4.54	Hg	0～0.37	0.02	0.37
Fe	41.18～176.04	62.91	134.86	Tl	0～0.01	0	0.01
Co	0.02～0.14	0.04	0.12	Pb	0.01～1.75	0.14	1.74
Ni	0.30～6.89	0.72	6.59	U	0～0.01	0	0.01
Cu	1.12～1.86	1.41	0.74				

此实验所测定的51批川贝母中，除了 Be、Se、Ag、Hg、Tl、U 仅在部分样品有检

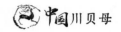

出外，其余元素在所有样品中均有检出。参考 2020 版《中国药典》标准中的限度规定（Pb ≤ 5.0mg/kg、As ≤ 2.0mg/kg、Cu ≤ 20mg/kg、Cd ≤ 0.3mg/kg、Hg ≤ 0.2mg/kg）发现，铅全部符合规定，镉 3 批超标，砷全部符合规定，汞 2 批超标，铜全部符合规定，检出超标率 9.8%，重金属元素残留比较普遍，而且差异较大。参照 ICHQ3 指南，以测定均值计算（10g/ 天），均低于允许日暴露量。

二、农药残留量检测方法

中国是农业大国，多年来，农药的使用对于防治病虫害、提高中药材的产量、保证中药产业的经济效益都发挥了重大的作用。针对药用植物生长过程中的特点以及经常出现的病虫害，药农对其施以农药。但农药在中药材种植中的应用既有好处也有坏处。虽然一些农药能够在短期内通过降解转变成无害的物质，但绝大多数的有机氯农药不容易降解，这些农药有可能会入侵人体，危害人体的生命健康。通过查阅资料，目前我国在中药材种植方面使用的农药品种主要有：多菌灵、绿麦隆、敌百虫、多效唑、氯化胆碱、恶霉灵、丙环唑、叶枯唑、三环唑、稻瘟灵、毒死蜱、抗蚜威、井冈霉素、乙蒜素、克菌清、速克灵、草甘膦、乙草胺、辛硫磷、代森锰锌、乐果、克百威、单环唑、甲基托布津、精喹禾灵等。

近年来随着贝母药用价值被越来越多的人了解，其市场价值也在逐年增加。目前国内市场贝母年需求量达 5000 多吨，贝母的年出口量在 300 ～ 500 吨，野生贝母已不能满足市场需求，导致贝母资源供求关系失衡。贝母的人工栽培从 20 世纪 60 年代开始进行，其中四川、浙江是贝母种植的主产区。在贝母种植过程中因病虫害问题突出，药农通常使用化学农药进行防治，致使贝母中农药残留现象时有发生，从而对人体健康造成安全隐患。表 3-7 整理了 2011 ～ 2021 年关于贝母中农药残留的文献报道，从表 3-7 中可以发现贝母中农药残留检出现象普遍存在，浙贝母中农药残留问题相比其他品种贝母问题更加突出，尤其是毒死蜱、有机氯类禁限用农药检出率较高。

表 3-7　2011 ~ 2021 年川贝母中农药检出情况汇总

样本信息	检出农药	检出率	检测方法	检出浓度（μg/kg）
193 批次贝母（30 批次川贝母、163 批次浙贝母）	毒死蜱、甲基异柳磷、乙草胺、胺菊酯、腐霉利、氯菊酯、甲霜灵、β- 六六六、六氯苯、五氯硝基苯、醚菊酯、甲氰菊酯、草除灵、p,p'- 滴滴伊	47.2%	气相色谱 – 串联质谱法（gas chromatography–mass spectrometry，GC–MS/MS）	0.1 ~ 20
10 批次川贝母	毒死蜱、甲胺磷、倍硫磷	12%	UPLC–MS/MS	0.45 ~ 76.5

　　中药中农药多残留检测近年来获得了广泛的关注，色谱 – 质谱联用技术是目前最为重要的农药多残留检测方法，其高灵敏度、专属性强、定性定量同时进行、检测效率高通量等优点受到广大分析工作者的青睐。李家春等建立基于 QuEChERS 结合超高效液相色谱 – 串联质谱（UPLC-MS/MS）法快速检测川贝母等 5 种中药材中 35 种有机磷农药残留量，35 种农药在一定含量范围内线性关系良好，相关系数（R^2）均大于 0.98。在 LOQ、10LOQ 和 30LOQ 3 个添加浓度水平进行了添加回收率实验，平均回收率均在 70.63% ~ 110.6%，RSD 在 0.66% ~ 14.18%。35 种有机磷农药成分的定量限在 0.12 ~ 76.5μg·kg^{-1}；50 批药材样品共检出了甲胺磷、倍硫磷及毒死蜱 3 种农药残留，但均符合标准规定。此方法操作简便快速、经济有效、灵敏可靠，适用于中药材中多种农药残留的快速筛查测定。

　　耿昭等根据调研选择禁限用及常用农药作为检测指标。采用 QuEChERS 法对 193 批贝母样品进行前处理，在气相色谱 – 串联质谱多反应监测（MRM）模式下进行测定，以 3 个添加水平测定样品的回收率和 RSD。可以得到 53 种农药在一定含量范围内线性关系良好，r 均大于 0.9978；在 1 倍 LOD（Limit of Detection）、2 倍 LOD、10 倍 LOD 3 个添加浓度水平进行回收率试验中，86.8% 的农药在 60% ~ 140%，RSD 均小于 15%；各农药检出限均小于 0.01mg/kg。193 批贝母类中药中共检出 14 种农药，91 批样品有检出，检出率为 47.2%，仅有 1 批超出《中国药典》2020 年版限度规定。该方法检测指标具有一定针对性，且操作简便快速、灵敏可靠，适用于贝母类中药中农药残留的筛查测定。对于贝母类中药的生产种植和流通监管具有一定的参考意义。

目前，贝母农残相关报道主要集中于浙贝母，而平贝母、川贝母、湖北贝母和伊贝母报道较少，且覆盖农药品种较少，总之，缺乏较为系统的监测数据和研究依据。另外，农药残留分析属于痕量分析，而贝母因其富含生物碱、皂苷、黄酮等次生代谢产物，给贝母中农药残留分析带来极大的基质干扰，因此针对复杂基质开发新型高效的前处理方法，提高贝母中目标农药的提取率，降低基质效应对分析物响应信号的影响，是贝母农药残留检测中亟待解决的技术问题。

三、真菌毒素检测方法

在已知的真菌毒素中，黄曲霉毒素和赭曲霉毒素是最强的两类毒素，具有显著的"三致"作用，对人类甚至有致命的危害。世界各国正在纷纷建立各种毒素的限量标准，以期严格控制真菌毒素的污染情况，尤其在食品和饲料中，但是在中药中建立的标准还很少。中药材在生长、储存、运输过程很容易接触到霉菌，从而被其污染。为了临床用药安全，在中药中建立黄曲霉毒素和赭曲霉毒素的限量标准是非常必要的。

黄曲毒毒素主要是由黄曲霉菌和寄生曲霉菌产生的二次代谢产物，其化学结构类似，均为二氢呋喃香豆素的衍生物。目前已确定黄曲霉毒素结构的有 AFB_1、AFB_2、AFM_1 等 18 种，它们的基本结构中都含有二氢呋喃环和氧杂萘邻酮（又名香豆素）（见图 3-6）。黄曲霉毒素耐高温，通常加热处理对其破坏很小，只有在熔点温度下才发生分解。其中，以黄曲霉毒素 B_1 最为常见，其毒性和致癌性也最强，其毒性远远高于氰化物、砷化物和有机农药的毒性。当人摄入量大时，可发生急性中毒，出现急性肝炎、出血性坏死、肝细胞脂肪变性和胆管增生。当微量持续摄入，可造成慢性中毒，生长障碍，引起纤维性病变，致使纤维组织增生。AFB_1 的致癌力也居首位，是目前已知最强致癌物之一。

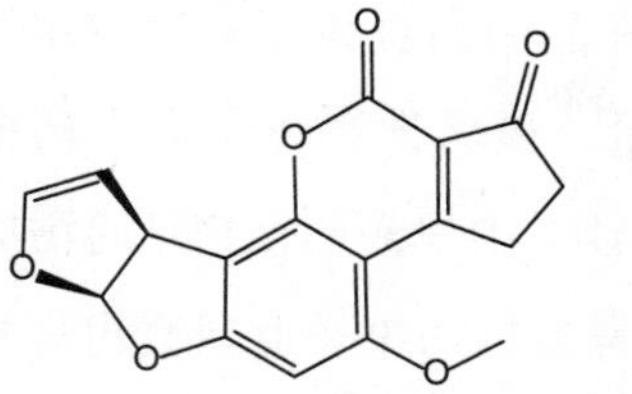

黄曲霉毒素B1

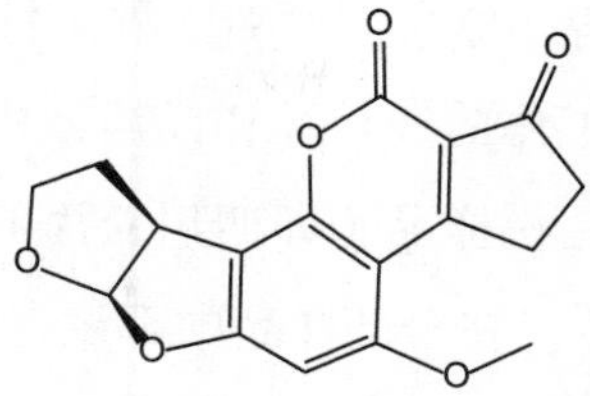

黄曲霉毒素B2

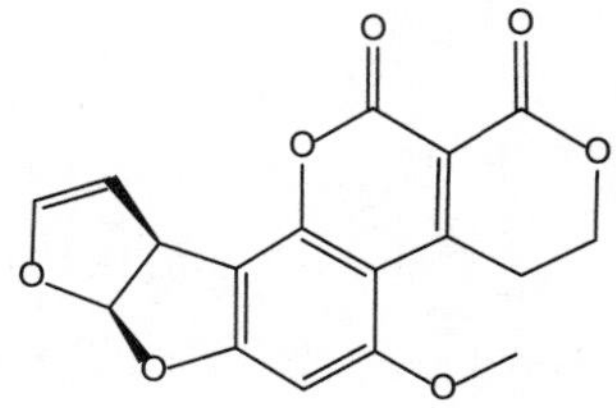

黄曲霉毒素G1

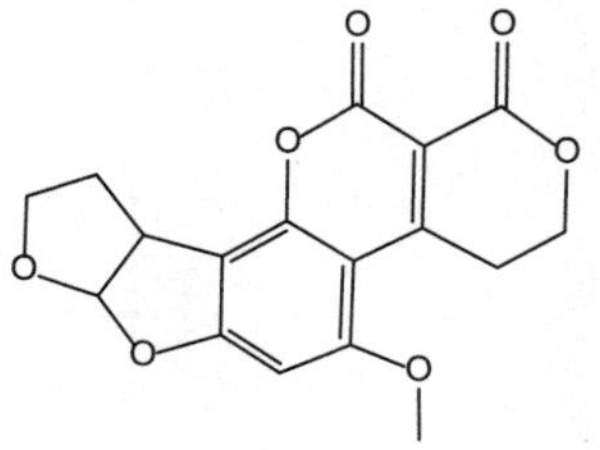

黄曲霉毒素G2

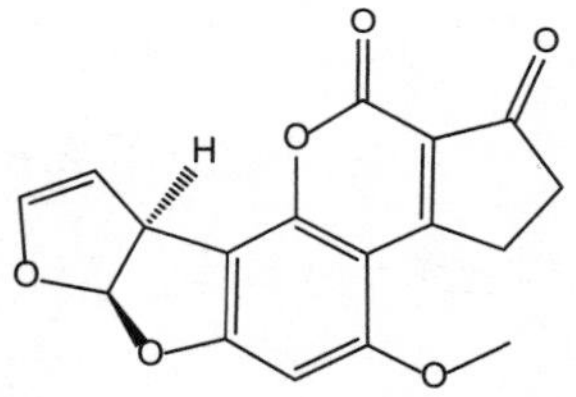

黄曲霉毒素M1

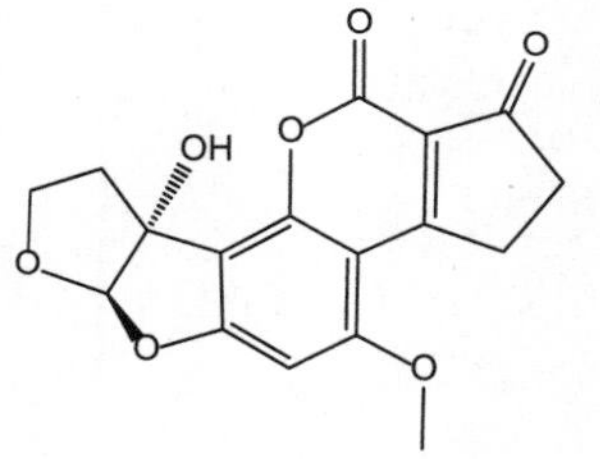

黄曲霉毒素M2

图 3-6　常见黄曲霉毒素结构

　　赭曲霉毒素是由多种生长在粮食（小麦、玉米、大麦、燕麦、黑麦、大米和黍类等）、花生、蔬菜（豆类）等农作物上的曲霉和青霉产生的。包括 7 种结构类似的化合物。其中以赭曲霉毒素 A 毒性最大，在霉变谷物、饲料等中最为常见。赭曲霉毒素 A（化学结构见图 3-7）有很高的化学稳定性和热稳定性，加热很难使其分解。猪和母鸡等动物摄入了赭曲霉毒素污染的饲料后，这种毒素也可能出现在其肉中。赭曲霉毒素主要侵害动物肝脏与肾脏，大量的毒素也可能引起动物的肠黏膜炎症和坏死。

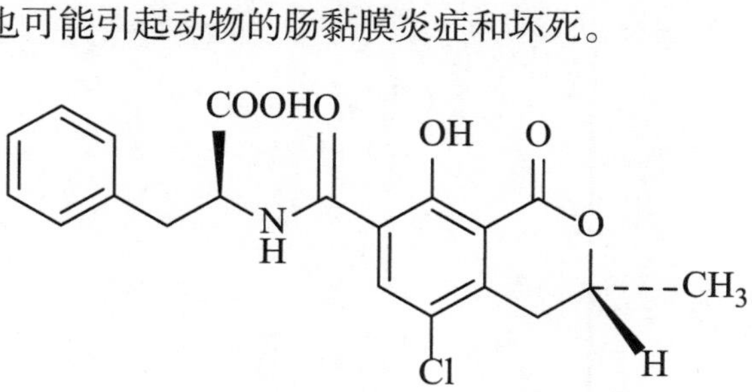

图 3-7　赭曲霉毒素 A 的化学结构图

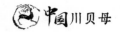

王丽芝等建立了同时对 5 种川贝母 99 个批次样品中的真菌毒素进行定性定量研究的方法，利用工作曲线计算样品溶液中各毒素的含量，最后计算每千克生药中各种毒素的含量，只在一份样品（即四川松潘的暗紫贝母 47 号）中发现有 AFB_1 的污染，含量约为 $10.06\mu g \cdot kg^{-1}$。在全部样品中都没有检测到赭曲霉毒素的污染。此研究可以作为常规检测技术用于贝母类药材和污染情况的检测，从而为贝母药材的临床用药安全提供保障，同时也为检测其他药材中真菌毒素的污染情况提供参考。

第四章　川贝母药材商品规格等级标准评价

　　川贝母是我国传统名贵中药材，凭借其独特的医疗保健效果，不仅在中药方剂中大量使用，而且在保健品、食品及日用化工产业也应用广泛。2021 年中华人民共和国卫生健康委员会公布的可用于保健食品的中药名单中包括了川贝母、浙贝母、湖北贝母及平贝母 4 种贝母。根据中华人民共和国特殊食品信息查询平台统计，目前登记在册的含有贝母的保健类食品共有 42 种，分别应用于调节免疫力、清咽润喉、对胃黏膜辅助保护、对化学性肝损伤辅助保护及祛痤疮、抗疲劳以及耐缺氧的保健功能。近年来，正品川贝母市场需求量不断激增，由于巨大的利益驱使，以野生资源为主的川贝母产地生态环境被破坏，野生资源量急剧下降，野生更新缓慢，规模化生产周期长投入高，致使市场上川贝母药材以假乱真、以次充好等现象屡禁不止。本章从川贝母药材商品规格等级标准评价的方面进行系统梳理，为川贝母的质量评价提供一定的参考。

第一节　现状调研

　　川贝母是我国传统名贵中药材，凭借其独特的医疗保健效果，不仅在中药方剂中大量使用，而且在保健品、食品及日用化工产业也应用广泛。2020 版《中国药典》（一部）收载川贝母为百合科植物川贝母 *Fritillaria cirrhosa* D.Don、暗紫贝母 *Fritilaria unibracteata* Hsiao et K.C.Hsia、甘肃贝母 *Fritillaria przewalskii* maxim.、梭砂贝母 *Fritillaria delavayi* Franch.、太白贝母 *Fritillaria taipaiensis* P.Y.Li 或瓦布贝母 *Fritillaria unibracteata* Hsiao et K.C.Hsia var. *wabuensis*（S.Y.Tang et S.C.Yue）Z.D.Liu，S.Wang et S.C.Chen 的干燥鳞茎。按性状不同分别习称"松贝""青贝""炉贝"和"栽培品"。

明代《本草原始》载"色白，两瓣成一颗，有心。西贝母色白、体清、双瓣，南贝母色青白、体重、单粒，两者俱宜入剂，而西者尤良。今出近道者，其叶如瓜蒌而细小，其子在根下，如贝母，似百合科植物老鸦瓣，四方相累似葫芦科土贝母"。

明代《本草汇言》曰：贝母生蜀中及晋地，又出润州、荆州、襄州者亦佳，川者味淡性优。强调产地与味。明代《药品化义》：贝母，取川产者佳。也强调了产地。

明代《本草乘雅半偈》载"川贝母小而尖者良"。首次出现外观指标，而"小而尖者良"可能是松贝或其近似商品尖贝，尖贝来源不详。

清代《本草崇原》：贝母，唯川蜀出者为佳，内心外藏，川产者味甘淡。该描述是对贝母质量在产地、外观、味道的综合评价。清代《本草备要》：川产，开瓣者良，独颗无瓣不堪用。对于"开瓣"的理解当以青贝为似，并与独颗无瓣的老鸦瓣进行了质量区别。清代《本草从新》：川产开瓣，圆正底平者良。此基原当为青贝。

清代《植物名实图考》：今川中图者，一叶一茎，叶颇似荞麦叶。大理府点苍山生者，叶微似韭而生蓝花，正类马兰花，其根则无甚异，张子诗，贝母阶前蔓百寻，双桐盘绕叶森森。则又有蔓生者矣。该描述，川中图者"荞麦叶"，似天南星科犁头尖属植物，"大理府点苍山生者"似乎为水玉簪科水玉簪属植物水玉簪。蔓生者为葫芦科土贝母。以上均非川贝母。

《增订伪药条辨》：川贝，四川灌县产者，底平头尖、肉白光洁而坚，味微苦兼甘，为最佳。平藩县产者，粒团质略松，头微尖，肉色白而无神，味亦微苦兼甘，亦佳。叙富产者，顺大而扁，肉白黄色，质松味淡，为次。鲁京州太白山、松盘等处产者，曰鲁京川，黄白色，头尖，亦次。本书对产地、外观、味进行综合评价，此时川贝母已有规格分类，但与今天有别。《药物出产辨》：川贝母，以产四川打箭炉、松潘县等为正地道。其余灌县、大宁府、云南等均可。味甘苦者即以上各处所产。又有陕西产者味甘淡而无苦，药力不及，不堪适用。《本草药品实地之观察》：川贝母是为四川西北部松潘、雅安等县培植品，而尤以松潘产者为最佳。当地市场分六种：一曰真松贝，如罗汉肚状，如观音坐莲，平项闭口者称最优，颗粒最小。雅安产者，计分二种：一曰青贝，取圆熟而搀入松贝者，北岸货佳；二曰炉贝，颗粒不大，产打箭炉，又名苍珠子，有大小之别，大者系北路货，名观音座莲台，色白较佳。此处炉贝与今炉贝有差异。该书又提及"川贝为百合科 *Fritillaria roylei* 之鳞茎，以大小 2 片之肥厚鳞茎包裹 2 个之小鳞茎于其中"，描述似青贝，但来源与今不同。

中华人民共和国成立后，《药材资料汇编》（1959 年）：正松贝：质结体重，颗粒圆整，粒粒含苞，俗称"观音座莲"，为川贝中之珍品。冲松贝：不及正松贝整齐，品质亦佳，以往取到灌县，亦称"灌贝"，品质尚佳。尖贝：形态似正松贝，闭口，体质较轻，色白无光泽，摆不平稳。雅贝：产四川大凉山区西昌附近的冕宁，粒细小，质佳，产量很少。岷贝：产甘肃岷县地区临洮、临潭等地，体轻松，多粉质，色灰白，一般认为品质尚佳。青贝：产青、康高原，有北路、南路之分，以青海玉树、旧西康甘孜德格为中心，称"北路青庄"，其颗粒多中小形，质坚体重，色白有光泽，多闭口，仅次于正松贝；产高原南部昌都、巴塘、理塘，云南北部德钦、中甸、贡山等，称"南路青庄"，颗粒松大。雅贝、岷贝应该都属松贝型。此处青贝产自青海玉树，与今产区吻合，然多闭口，与今之商品略有差异，今来源于川贝 *Fritillaria cirrhosa* 的商品多开口。以上从产地、外观、物理性状（如体质轻重、粉质）等指标综合评价川贝质量。

《中药材手册》（1989 年）：青贝：形似知贝，但顶稍平。皮肉皆糙。表面灰黄色。鳞片多两大两小，抱合不紧。以身干、整齐不碎、体重、粉性足、色清白、无黄水锈者为佳。该处青贝与《本草药品实地之观察》近似。

1963 年版《中国药典》：本品为百合科植物罗氏贝母 *Fritillaria roylei* 或卷叶贝母 *Fritillaria cirrhosa* 的干燥鳞茎，显然仍沿用了赵燏黄的考证。

1977 年版《中国药典》一部：本品为百合科植物川贝母 *Frillaria crrhosa*、暗紫贝母 *Fritilaria unibractrota*、甘肃贝母 *Frillaria przexalski* 或梭砂贝母 *Frillaria delany* 的干燥鳞茎。前三者按性状不同分别习称"松贝"和"青贝"，后者习称"炉贝"，均以质坚实、粉性足、色白者为佳。该描述确立了川贝母的基原并使用至今。

《中药材产销》（2004 年）：松贝以粒小而匀、色白粉性、质坚体重、味微苦甜者为佳。强调了"匀"。《金世元中药材传统鉴别经验》（2010 年）：以鳞茎完整、均匀、色白、有粉性者为佳。

综上，明代《本草汇言》首次提及"贝母生蜀中"，"生蜀中"的贝母可能提示为现在的川贝母。而松贝、青贝、炉贝 3 种规格，其名称的确立距今不超百年，且描述多有混淆之处，而基原的确立当以 1977 年版《中国药典》作为分界线，1977 年后基本厘清。川贝母的产地主要集中在四川、青海、西藏、云南、甘肃等高原地区。历代对于川贝母的质量评价主要依据大小、质地、颜色、气味、均匀度等指标，如松贝、青贝以完整、粒小而匀、色白粉性、质坚体重、味微苦甜者为佳，炉贝以白者为佳。

近年来，正品川贝母市场需求量不断激增，松贝统货价格一路飙升至 3000～3500 元/kg。由于巨大的利益驱使，以野生资源为主的川贝母产地生态环境被破坏，野生资源量急剧下降，野生更新缓慢，规模化生产周期长投入高，致使市场上川贝母药材以假乱真、以次充好等现象屡禁不止。常见川贝母的混伪品主要有浙贝母、湖北贝母、平贝母、伊贝母、皖贝母、东贝母、轮叶贝母、米贝母、砂贝母、裕民贝母、土贝母、光慈菇、标杆花、草贝母等，具体信息详见表4-1，性状特征详见表4-2。

表4-1　各种贝母详细信息

中药材名	商品名	基原植物名	功效	注释
川贝母（药典）	松贝青贝炉贝	川贝母 *Fritillariae Cirrhosae*、暗紫贝母 *F.unibracteata*、甘肃贝母 *F.przewalskii*、梭砂贝母 *F.delavayi*、太白贝母 *F.taipaiensis*、瓦布贝母 *F.unibracteata* var. *wabuensis*	清热润肺，化痰止咳，散结消痈。用于肺热燥咳，干咳少痰，阴虚劳嗽，痰中带血，瘰疬，乳痈，肺痈	正品
浙贝母（药典）	宝贝珠贝	浙贝母 *F.thunbergii*	清热化痰止咳，解毒散结消痈。用于风热咳嗽，痰火咳嗽，肺痈，乳痈，瘰疬，疮毒	易混品
湖北贝母（药典）	湖北贝母	湖北贝母 *F.hupehensis*	清热化痰，止咳，散结。用于热痰咳嗽，瘰疬痰核，痈肿疮毒	易混品，2000年前一直作湖北民间药使用，2000年收录《中国药典》
平贝母（药典）	平贝母	平贝母 *F.Ussuriensis*	清热润肺，化痰止咳。用于肺热燥咳，干咳少痰，阴虚劳嗽，咳痰带血	易混品
伊贝母（药典）	伊贝母	新疆贝母 *F.walujewii* 伊犁贝母 *F.pallidiflora*	清热润肺，化痰止咳。用于肺热燥咳，干咳少痰，阴虚劳嗽，咳痰带血	易混品，1977年前一直作新疆的民间药使用，1977年收录《中国药典》
皖贝母	皖贝母	安徽贝母 *F.anhuiensis*	清热化痰、止咳。用于痰热咳嗽，以及急、慢性支气管炎	易混品，为安徽民间药

续表

中药材名	商品名	基原植物名	功效	注释
东贝母 （浙江省中药材标准）	东贝母	东贝母 *F.thunbergii* var.*chekiangensis*	清热化痰，开郁散结。用于风热、燥热、痰火咳嗽，肺痈，乳痈，瘰疬，疮毒，心胸郁闷	易混品，浙贝母变种，始载于《新华本草纲要》，产浙江东阳
轮叶贝母 （黑龙江中药材标准）	轮叶贝母	轮叶贝母 *F.maximowiczii*	清热润肺，化痰止咳。用于肺热燥咳，干咳少痰，阴虚劳嗽，咳痰带血	易混品，又称"一轮贝母"，为黑龙江民间药
米贝母	米贝母	米贝母 *F.davidii*	止咳祛痰。用于肺虚久咳痰少咽燥，以及外感风热咳嗽，或痰火郁结，咳痰黄稠等	易混品，为四川西部民间药
砂贝母	砂贝母	砂贝母 *F.karelinii*	清热润肺，化痰止咳。用于肺热燥咳，干咳少痰，阴虚劳嗽，咳痰带血	易混品，又称"滩贝母"，常作"伊贝"入药
裕民贝母	裕民贝母	裕民贝母 *F.yuminensis*	清热润肺，化痰止咳。用于肺热燥咳，干咳少痰，阴虚劳嗽，咳痰带血	易混品，为新疆裕民民间药
土贝母 （药典）	土贝母	土贝母 *Bolbostemma paniculatum*	解毒，散结，消肿。用于乳痈，瘰疬	伪品，唐以前多作川贝入药
光慈菇	光慈菇	老鸦瓣 *Tulipa edulis*	散结，化瘀。治咽喉肿痛，瘰疬，痈疽，疮肿，产后瘀滞	伪品，唐以前多作贝母入药
标杆花	标杆花	唐菖蒲 *Gladiolusgandavensis*	解毒散瘀，消肿止痛。用于跌打损伤，咽喉肿痛。外用治腮腺炎，疮毒，淋巴结炎	伪品，与川贝母的性状、性味、功能相似
草贝母	草贝母	丽江山慈菇 *Iphigenia indica*	止咳平喘，软坚散结。用于平喘、止咳、镇痛、抗癌	伪品，误食有剧毒

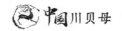

表 4-2　川贝母及其混伪品性状鉴别要点

植物名	药材形态	药材直径（cm）	表面颜色	鳞茎顶端	鳞茎基部	气味
川贝母	圆锥或桃形	0.4～1.0	黄白色	闭合而尖	平或微凹	气微，微甜而苦
暗紫贝母	圆锥或卵圆形	0.6～1.6	淡黄白色	稍平开口	平或微凹	气微，微甜而苦
甘肃贝母	圆锥或长卵形	0.6～1.4	淡黄白色	闭合而钝	平或微凹	气微，微甜而苦
梭砂贝母	长卵圆形	0.8～2.5	淡黄，有黄斑	开裂	偏斜	气微，微甜而苦
太白贝母	扁圆锥形	0.4～1.6	类白色或黄白色	闭合或开裂	隘缩状	气微，味苦
瓦布贝母	扁球形	1.5～2.5	黄白色，有斑点	开裂	微凹	气微，味苦
浙贝母	偏球形	1.0～3.0	类白色	开口	平	气微，味苦
湖北贝母	扁圆锥形	1.0～3.5	浅棕黄色	开口	基部内陷	气微，微苦
平贝母	扁球形	0.6～2.0	乳白或淡黄色	稍开口	平	气微，味苦
新疆贝母	扁球形	0.8～1.5	类白色	平而开口	平，钝	气微，味微苦
伊犁贝母	圆锥形	0.8～3.0	淡黄白色	稍尖，少开口	微凹陷	气微，味微苦
安徽贝母	圆锥或桃形	0.7～2.5	类白或淡黄色	平而开口	偏斜	气微，味微苦
东贝母	椭圆形或卵圆形	0.8～2.5	类白色或类黄白色	开口	有小鳞茎	气微，味苦
轮叶贝母	卵圆形	0.4～1.2	浅棕黄色	稍尖开口	鳞茎盘明显	气微，味淡微苦
米贝母	类圆形	0.6～2.0	油浸色	开口莲花形	有小鳞茎	气微，味微甘

植物名	药材形态	药材直径（cm）	表面颜色	鳞茎顶端	鳞茎基部	气味
砂贝母	长圆锥形或菱形	0.6～1.0	棕黄色	顶端闭合或开裂	稍尖	气微，味苦微咸
裕民贝母	倒圆锥形	0.8～1.8	黄白色	平而开口	平	气微，味甘微苦
土贝母	不规则块状	1.5～2.5	红棕或暗棕色	有牙状突出	平	气微，微咸而苦
老鸦瓣	圆锥形	0.5～1.0	类白色或黄白色	单个尖一侧有浅沟	钝圆微凹	气微，味淡
唐菖蒲	类球形稍扁	1.0～4.0	黄白色	圆钝，凹陷	钝圆中央凹陷	气微，味淡
丽江山慈菇	圆锥或卵圆形	0.5～1.5	黄白色或浅黄色	单个一侧有浅沟	平圆微凹	气微，味极苦微麻

第二节　基于感官分析的川贝母商品规格研究

中药饮片质量关乎临床疗效和用药安全，保证中药饮片质量对中医药事业的发展起着极大的推进作用，现有的传统人工鉴别和现代仪器检测在准确率和时效性方面各有优缺，如何对中药饮片质量进行快速准确地辨识成为当下备受瞩目的问题。近年来，川贝母资源不断减少，已被列入国家二级保护植物范围，价格较为昂贵，为了充分节约资源、充分发挥药材的利用率，临床上常将川贝母打粉入药，但川贝母药材粉碎后常出现掺假掺伪的情况。

由于粉末在性状上较为特殊，不具有常规中药材及饮片形式下的明显纹理、断面等特征，多数具有相同或相似的颜色，这给粉末中药的鉴别带来一定困难，掺假伪劣现象严重。因此，为控制粉末中药质量，保证临床疗效，对其进行真伪优劣鉴别尤为关键。虽然性状鉴别是现阶段粉末中药鉴别的主要方法，其历史悠久，并且鉴别经验较为丰富，但是其鉴别方式仍以主观结果为判断依据，所以该方式也存在客观性弱、无法科学表达等劣

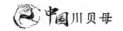

势；并且粉末中药颜色较为相近，所以大部分粉末中药无法以颜色进行明显区别。所以，性状鉴别方式的应用主要侧重于人工鉴别，其中药质量控制效果不明显。

目前，贝母的鉴别方法有多种，主要包括仪器鉴别和人工感官鉴别两个方面。仪器分析鉴别包括显微鉴别、薄层鉴别、电化学指纹图谱、PCR-RFLP 等方法，其中显微鉴别和薄层鉴别应用最为广泛，但其操作繁琐，工作量大。在人工感官鉴别方面，主要依据贝母的外观形态、纹理、滋味或气味进行综合判定鉴别。依据此方法，即使不同品种或来源的贝母外观性状相似，有经验的药师也可进行有效的鉴别。然而，在长期的临床实践当中，贝母类中药多碾碎或打成粉末后使用。将贝母碾成粉末后，外观性状消失，且多为类白色粉末，导致很难区分不同品种贝母或川贝母掺假样品。

随着我国科学技术的迅猛发展，智能感官技术得到有效发展，以电子眼、电子鼻、电子舌为例，在粉末中药鉴别过程中应用电子鼻、电子眼和电子舌，可以实现对中药气味的鉴别。采用电子舌获取各传感器响应值并进行 PCA 分析、DFA 判别因子分析、SQC 数据统计分析，区分川贝母粉末与掺假品效果良好，电子舌技术能将川贝母及掺伪品味觉特征客观化，从而实现对它们鉴别区分。

河南中医药大学李瑞新教授团队以川贝母为研究对象，收集 80 批待测样品（60 批川贝母、20 批平贝母），以电子鼻嗅觉感官数据为自变量 X，以 2020 年版《中华人民共和国药典》所载方法结果为主，并参考传统经验辨识结果作为标杆辨识信息 Y，利用判别分析（DA）、最小二乘支持向量机（LSSVM）、主成分分析 – 判别分析（PCA-DA）、偏最小二乘法 – 判别分析（PLS-DA）4 种化学计量学方法分别建立川贝母饮片真伪及商品规格辨识模型 Y=F（X）；以辨识准确率、耗时为指标，对结果进行探讨。结果显示：经留一法交互验证，在真伪辨识中，上述 4 种模型正确率分别为 93.75%、91.25%、95.00% 和 95.00%，以 PCA-DA 与 PLS-DA 辨识模型为最优；在规格辨识中，4 种模型辨识正确率分别为 86.67%、88.00%、89.33% 和 68.00%，以 PCA-DA 辨识模型为最优。电子鼻辨识真伪及规格模型的准确率均较高，耗时相对较短。因此电子鼻技术可准确、快速地对川贝母进行鉴别，在时效性和正判率方面均具有显著优势。

其次，对收集的 80 批川贝母待测样品进行传统经验辨识（M₁）和现代药典检测（M₂），再利用电子眼采集其光学数据并借助化学计量学方法建立适宜的辨识模型（M₃），分别建立判别分析（DA）、最小二乘支持向量机（LS-SVM）、偏最小二乘 – 判别分析（PLS-DA）、主成分分析 – 判别分析（PCA-DA）4 种真伪及商品规格辨识模型。结果显示：经留一法交互验证真伪辨识模型准确率分别为 82.5%、90.0%、96.2%、93.8%；商品规格辨识模型准确率分别为 89.3%、96.0%、90.7%、97.3%，模型判别良好，真伪辨识以 PLS-DA 为最终辨识模型、商品规格以 PCA-DA 为最终辨识模型，其准确率与 M_1 无显著性差异，判别时间远较 M_2 短（$P < 0.01$）。因此电子眼技术可用于川贝母质量快速辨识。

再次，对收集的 80 批川贝母待测样品，首先进行传统经验辨识（M_1）和现代药典检测（M_2）；再利用电子舌采集味觉信息并以 M_1 和 M_2 的综合结果为标杆信息建立适宜的辨识模型（M_3），再利用电子眼采集其光学数据并借助化学计量学方法建立适宜的辨识模型（M_3），分别建立判别分析（DA）、最小二乘支持向量机（LS-SVM）、偏最小二乘 – 判别分析（PLS-DA）、主成分分析 – 判别分析（PCA-DA）4 种真伪及商品规格辨识模型。结果显示：4 种真伪辨识模型准确率分别为 90.00%、90.00%、90.00%、91.25%，商品规格辨识模型准确率分别为 76.00%、81.69%、73.68%、76.00%。真伪辨识模型判别较好，以 PCA-DA 准确率最高，商品规格辨识模型中虽以 LS-SVM 模型辨识率最高，但其存在未分类样本，故最终以 PCA-DA 为判别模型。因此电子舌辨识法判别时间远较 M_2 短，准确率与 M_1 相近，可用于川贝母真伪快速辨识。

第三节 川贝母不同商品规格的化学组分分析

为了更加客观地评价商品药材的质量，我们选用高效液相色谱法分别测定样品中生物碱和核苷类成分的含量，并对其化学指纹进行了探讨，研究不同种川贝母商品药材在化学成分上的异同。

一、川贝母药材脂溶性成分含量测定及分布规律

（一）材料与方法

1. 材料与试剂

太白贝母样品 2011 年 7 月采自重庆市巫溪县兰英乡太白贝母种植基地，经鉴定为百合科植物太白贝母 *Fritillaria taipaiensis* P.Y.Li 的干燥鳞茎，根据不同生长年限的药材形状和大小不同分为 6 个样品，分别称作松尖、小尖、中尖、大尖、花生小贝和花生大贝。松贝、青贝样品 2011 年 6 月采自四川省松潘县，经鉴定为百合科植物暗紫贝母 *Fritillaria*

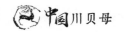

unibracteata Hsiao et K.C.Hsia 的干燥鳞茎（表4-3）。

西贝母碱苷、贝母素甲和贝母素乙对照品（中国食品药品检定研究院，批号分别为：111917-201001、10750-200608、10751-200606），贝母辛对照品（成都曼思特生物科技有限公司，HPLC ≥ 98%）。色谱纯甲醇、乙腈，德国 Merck 公司；石油醚、三氯甲烷、甲醇均为分析纯，国药集团化学试剂；水为娃哈哈牌纯净水。

2. 仪器与设备

Agilent1100 型高效液相色谱系统（美国安捷伦公司）；RE-2000 型旋转蒸发仪（上海亚荣生化仪器厂）；AL240-IC 型分析天平（梅特勒－托利多仪器上海有限公司）。

3. 色谱条件

色谱柱为 Agilent TC-C$_{18}$ 柱（150mm×4.6mm，5μm）；流动相为甲醇－乙腈－0.02% 三乙胺溶液（pH=7.5）（3.5：67.5：29.0/v：v：v）；检测波长为 205nm；体积流量为 1.0mL/min；进样量 10μL；柱温 30℃；峰面积积分值为手动积分。

4. 对照品溶液的制备

精密称取贝母辛对照品、西贝母碱苷对照品、贝母素甲对照品和贝母素乙对照品 4.090mg、4.020mg、2.075mg、1.020mg，加色谱纯甲醇溶解并配成浓度分别为 0.818mg/mL、0.804mg/mL、0.415mg/mL、0.204mg/mL 的对照品贮备液，备用。

5. 供试品溶液的制备

取药材粉末（过五号筛，180±7.6μm）5.0g，精密称定，置 250mL 圆底烧瓶中，加 150mL 石油醚（30 ～ 60℃）浸泡 12 小时进行脱脂处理，过滤，滤渣水浴挥干后加浓氨试液 10mL 浸润 2h，精密加入三氯甲烷－甲醇（4：1）的混合溶液 150mL，混匀，置 70℃ 水浴中加热回流 3h，放冷，滤过，回收滤液至干，残渣加色谱纯甲醇溶解并定容至 2mL 量瓶中，摇匀，0.45μm 微孔滤膜过滤后待测，即得。

（二）结果与分析

1. 样品的液相色谱测定结果

4 种生物碱对照品及太白贝母、暗紫贝母样品分离的色谱图，结果见图 4-1。由图 4-1 可知，在该色谱条件下，贝母辛、西贝母碱苷、贝母素甲、贝母素乙能在 22min 以内很好地分开，并与其他化学成分无干扰，各相邻色谱峰之间的分离度均大于 1.5。同时，太白贝母和暗紫贝母的 HPLC 色谱图具有一定的相似性，说明不同品种川贝母在此色谱条件下存在各活性成分量比关系的不同，但还存在自身的特征峰。

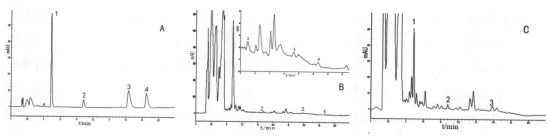

1.贝母辛；2.西贝母碱苷；3.贝母素甲；4.贝母素乙

图 4-1　对照品（A）、太白贝母（B）、暗紫贝母（C）HPLC 色谱图

2.样品含量测定

按外标两点法定量，分别计算贝母辛、西贝母碱苷、贝母素甲、贝母素乙的含量，结果见表 4-3。

表 4-3　太白贝母与暗紫贝母中 4 种生物碱类化合物的质量分数（mg/g）

No.	品种	商品规格	贝母辛	西贝母碱苷	贝母素甲	贝母素乙	总量
1	太白贝母	松尖	0.2310	0.1327	0.0415	0.0191	0.4243
2		小尖	0.2110	0.1408	0.0341	0.0159	0.4018
3		中尖	0.1747	0.0980	0.0295	0.0117	0.3139
4		大尖	0.1643	0.1228	0.0320	0.0067	0.3258
5		花生小贝	0.2021	0.1256	0.0447	0.0118	0.3842
6		花生大贝	0.1536	0.0602	0.0397	0.0079	0.2614
7	暗紫贝母	松贝	0.0215	0.0744	0.0814	－	0.1773
8		青贝	0.0241	0.0587	0.0658	－	0.1486

注："-"表示未检出。

由表 4-3 可知，太白贝母和暗紫贝母中生物碱类成分比较相似，均含有贝母辛、西贝母碱苷、贝母素甲。贝母辛在太白贝母中含量较高，西贝母碱苷次之，贝母素甲、贝母素乙含量最低；而暗紫贝母中西贝母碱苷、贝母素甲含量较高，贝母辛次之，贝母素乙未检出。但不同品种川贝母所含生物碱的种类及含量差异较大，太白贝母中含有较多的贝母辛与西贝母碱苷，暗紫贝母中含有较多的西贝母碱苷与贝母素甲，太白贝母活性成分含量略高于暗紫贝母，这与曹新伟等对太白贝母和暗紫贝母中生物碱含量比较的结果相一致，与课题组对其两者药效学研究结果基本一致，进一步说明太白贝母是川贝母中适宜人工栽培的最佳品种之一。因此，从生物碱活性成分的角度来看，太白贝母与暗紫贝母所含的生物碱类化学成分有一定的相似性，又有各自不同的特征性活性成分，传统用药将太白贝母同作为川贝母使用，而且 2010 年版《中国药典》已将太白贝母列为川贝母项下，有一定的科学依据。

由表 4-3 可知，太白贝母中贝母辛、西贝母碱苷、贝母素甲和贝母素乙含量水平整体上呈现出随着生长年限（花生大贝、花生小贝 > 大尖、中尖、小尖 > 松尖）增加而减少的趋势，与王怀玉、段宝忠等人的研究结果基本一致，说明太白贝母的最适生长与其次生代谢物质合成对生态环境条件的要求有一定的矛盾，导致生物碱含量和产量不能同步增长，进一步表明人工栽培技术在提高其品质方面尚未成熟。同时，松贝中贝母辛、西贝母碱苷和贝母素甲的含量明显较青贝高，与传统上认为松贝的质量好于青贝的观点一致，该现象是否具有普遍性，还有待于收集更多的样本进行验证。

二、川贝母药材水溶性成分含量测定及分布规律

（一）材料与方法

1. 仪器与设备

LC-20A 型高效液相色谱仪（日本岛津集团）；SB-5200DTN 型超声波清洗机（宁波新芝生物科技股份有限公司）；TDZ5-WS 型多管架自动平衡离心机（湖南赛特湘仪离心机仪器有限公司）。

2. 材料与试剂

太白贝母于 2011 年 7 月采自重庆市巫溪县兰英乡太白贝母种植基地，经鉴定为百合科植物太白贝母 F.taipaiensis P.Y.Li 的干燥鳞茎，根据不同生长年限的药材形状和大小不同分为 6 个商品名称，分别称作松尖、小尖、中尖、大尖、花生小贝和花生大贝。暗紫贝母于 2011 年 6 月采自四川省松潘县，经鉴定为百合科植物暗紫贝母 F.unibracteata Hsiao et K.C.Hsia 的干燥鳞茎，根据形态特征不同分为松贝、青贝（见表 4-4）。

尿嘧啶、鸟嘌呤、尿苷、腺嘌呤、胸苷和腺苷对照品（中国食品药品检定研究院，批号分别为：100469-200401、140631-201205、110887-200202、886-200001、101215-201401、110879-200202），胞苷、鸟苷、2'-脱氧腺苷对照品（南京都莱生物技术有限公司，纯度经 HPLC 峰面积归一化法计算大于 98%）。甲醇色谱纯为美国 Fisher 公司，水为娃哈哈牌纯净水。

3. 色谱条件

色谱柱为 Venusil mP C_{18}（2）柱（4.6mm×250mm，5μm）；流动相为 A 相为甲醇，

B 相为水，梯度洗脱（0min → 10min → 15min → 20min → 30min，1% A → 5% A → 15% A → 20% A → 30% A）；检测波长为 260nm；体积流量为 1.0mL/min；进样量为 20μL；柱温为 35℃。

4. 对照品溶液的制备

分别精密称取减压干燥至恒重的尿嘧啶、胞苷、鸟嘌呤、尿苷、腺嘌呤、鸟苷、胸苷、腺苷、2'- 脱氧腺苷对照品适量，加纯净水溶解并制成质量浓度分别为 107.8、105.7、102.8、105.9、107.0、317.4、105.2、882.0、106.1μg/mL 的对照品贮备液。

5. 供试品溶液的制备

精密称取样品粉末（过 3 号筛）1.0g，置 50mL 具塞锥形瓶中，精密加蒸馏水 10mL，混匀，室温下超声提取 60min（超声功率 300W，工作频率 40kHz），取出，放至室温，摇匀，倒入离心管中，4000r/min 离心 10min，过滤，滤渣重复操作 1 次，合并滤液，以蒸馏水定容至 25mL 量瓶中，用前 4000r/min 离心 15min 后 0.45μm 微孔滤膜过滤，即得。

（二）结果与分析

1. 样品的 HPLC 色谱测定结果

太白贝母、暗紫贝母样品及 9 种混合对照品分离的 HPLC 色谱图（图 4–2）。结果显示，在 1.3 项下色谱条件下 25min 左右样品中核苷和碱基可被全部洗脱，9 种核苷和碱基能在 30min 有效分离，且峰形良好，杂质干扰少，因此该流动相是可行的。同时，太白贝母和暗紫贝母的 HPLC 图整体上具有一定的相似性，进一步说明不同川贝母品种在该流动相下存在各核苷类成分量比关系的不同，但还存在自身的特征峰。

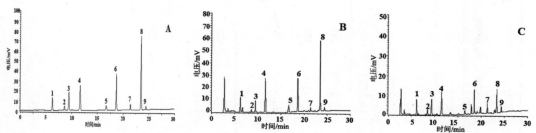

1. 尿嘧啶；2. 胞苷；3. 鸟嘌呤；4. 尿苷；5. 腺嘌呤；6. 鸟苷；7. 胸苷；8. 腺苷；9.2'- 脱氧腺苷

图 4–2 混合对照品（A）、太白贝母（B）、暗紫贝母（C）HPLC 色谱图

2. 样品的含量测定

按标准曲线法定量，分别计算太白贝母和暗紫贝母药材中 9 种核苷类成分的含量，结果见表 4–4。

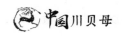

表4-4 大白贝母和暗紫贝母中9种核苷类成分的含量（µg/g）

No.	品种	商品规格	尿嘧啶	胞苷	鸟嘌呤	尿苷	腺嘌呤	鸟苷	胸苷	腺苷	2'-脱氧腺苷	合计
S1	暗紫贝母	松贝	8.7529	20.6598	3.3046	71.5271	6.2086	62.1440	25.6511	84.6127	30.3670	313.2278
S2		青贝	9.7529	24.9858	3.3265	92.2882	6.4608	70.8158	30.7146	92.8504	36.1688	367.3641
S3	大白贝母	松尖	9.5177	17.3578	3.8063	181.4993	3.5406	148.2103	41.4293	158.2885	39.5466	603.1965
S4		小尖	11.3410	9.7611	3.7390	155.1219	4.1750	111.7703	11.6366	140.7253	14.1370	463.7353
S5		中尖	16.1531	8.0000	6.5559	135.5334	5.6580	101.4570	12.0537	136.4584	14.0552	435.9248
S6		大尖	12.8390	4.1135	3.3335	103.6193	5.9236	78.9534	9.2225	107.9413	7.9525	333.8986
S7		花生小贝	23.1703	9.3354	7.8118	123.7374	8.5158	100.8709	7.8884	133.8346	9.5797	424.7442
S8		花生大贝	22.5991	10.5998	15.3979	123.0115	10.2474	94.5582	7.3072	143.1461	10.7533	437.6204
	平均值		14.2658	13.1017	5.9094	123.2923	6.3412	96.0975	18.2379	124.7322	20.3200	422.4640

结果表明：太白贝母和暗紫贝母中核苷类成分比较相似，均含有尿嘧啶、胞苷、鸟嘌呤、尿苷、腺嘌呤、鸟苷、胸苷、腺苷、2'- 脱氧腺苷，尿苷、鸟苷、腺苷为其主要成分，其含量较高，这与太白贝母、暗紫贝母的水溶性成分的研究结果一致。不同商品规格太白贝母和暗紫贝母样品中核苷类成分的含量具有明显差异，太白贝母栽培品核苷含量相对高于暗紫贝母，这与曹新伟等对川贝母中核苷含量比较的结果相一致，与沈力等对其两者祛痰药效学研究结果基本一致，进一步显示太白贝母栽培品作为扩大川贝母药材资源具有较大的核苷类含量优势。因此，从水溶性活性成分角度来看，2010 年版《中国药典》已将太白贝母列在川贝母项下具有一定的科学依据。

由表 4-4 还可知，太白贝母中胞苷、尿苷、鸟苷、胸苷、腺苷、2'- 脱氧腺苷及其总含量水平整体上呈现出随着生长年限（花生大贝、花生小贝 > 大尖、中尖、小尖 > 松尖）增加而减小的趋势，与彭锐、王怀玉等人的研究结果基本一致，说明太白贝母的最适生长与其次生代谢物质合成对生态环境条件的要求有一定的矛盾，导致核苷类含量和产量不能同步增长，表明人工栽培技术在提高太白贝母品质方面尚未成熟。但尿嘧啶、鸟嘌呤、腺嘌呤含量水平整体上呈现出随着生长年限增加而增加的趋势，充分说明生长年限对太白贝母不同核苷类成分的影响不一致，应根据临床需要确定合理采收年限。同时，松贝中 9 种核苷及其总含量略低于青贝，提示松贝作为川贝母药材中的止咳佳品，其发挥药效特色的不仅是核苷类成分。

第四节　基于生物监测的川贝母药材商品规格研究

一、川贝母抗小鼠卵蛋白诱导性哮喘实验

卵蛋白诱导的哮喘性支气管炎是发病机制和药理机制等研究的常用模型。相当于 3 倍人等效剂量，生药 5.0g/kg，灌胃给药 2 周后，再激发攻击，发现 6 种贝母抗哮喘性支气管炎的作用强度不同。

（一）材料与方法

1. 试剂

美国 Sigma 公司鸡卵蛋白（10g，A5253），美国 PIERCE 公司注射用佐剂液态铝（50mL/瓶，77161），北京赛驰生物科技有限公司瑞氏染色液（380048w）试剂盒。磷酸盐缓冲液 PBS（pH7.4）NaCl8.0g，$KH_2PO_40.2g$，$Na_2PHO_4 \cdot 12H_2O2.9g$，KCl0.2g，蒸馏水溶解定容 1000mL。贝母浸膏：由中国医学科学院药用植物研究所生药资源组提供 6 种贝母药材鳞茎，经热醇回流提取制备 1～6 号贝母浸膏，生药含量为 2.0g/mL，提取物净含量 0.145g/mL 左右。北京双鹤药业股份有限公司醋酸地塞米松片（0.75mg/片×100 片/瓶，H11020537）。

给药剂量设计与配制：①贝母生药饮片的成人剂量为 6.25g/天，成人体重按 50kg 计算，相当于 3 倍人等效剂量，生药 5.0g/kg 灌胃给药。先用实验室自制的双蒸水配制 0.5% 的羧甲基纤维素钠溶液（CMC），再用 0.5%CMC 溶液在 45℃水浴下 10 倍悬浮贝母浸膏，得到 0.2mg/mL 悬浮液，以 0.25mL/10g 灌胃，给药剂量为 5.0g/kg。②醋酸地塞米松片成人剂量为 3.00mg/天，成人体重按 50kg 计算，相当于 3 倍人等效剂量，生药 2.0mg/kg 灌胃给药。0.5%CMC 液 300mL 悬浮碾碎 32 片醋酸地塞米松片，得到 0.080mg/mL 悬浮液，以 0.25mL/10g 灌胃，给药剂量为 2.0mg/kg。

2. 动物

清洁雄性 6～8 周龄昆明小鼠 108 只，由北京大学医学部提供（动物字第 0137710）。试验前分笼饲养 3d，每笼 5 只，温度 25℃，湿度 28%，12h 光照 12h 黑暗；称重前 12h 禁食。小鼠标准饲料购于北京康兰生物技术公司 [SCXK（京）2006-0003]。

3. 仪器

Sartorius 电子分析天平，CS101-2A 电热鼓风干燥箱（重庆实验设备厂），SZ-96 自动纯水蒸馏器（上海亚荣生化仪器厂），YLS-8A 多功能诱咳引喘仪（雾化颗粒直径在 1～5μm），日本 Olympus 万能显微镜，细胞计数板。注射器，量筒，离心机和离心管，1000μL 移液枪。自制塑料雾化笼为 27cm×20cm×10cm 塑料盒，上面左侧前方有雾化气入口接 YLS-8A 多功能诱咳引喘仪，上面右侧前后方各有 1 个雾化器出口（直径 8mm）。

4. 动物分组处理

雄性昆明小鼠 108 只，体重均衡随机分 9 组，每组 12 只。

（1）对照组：从 d14～d28 期间，每天灌胃 0.5%CMC0.25mL/10g；在 d1、d3、d5、

d7 每只小鼠腹腔注射 1mg 佐剂液态铝 PBS 溶液 0.50mL。在 d21、d22、d23、d24、d25、d26 小鼠在塑料雾化笼内每天吸入雾化的 PBS 溶液 10min；在 d29 腹腔注射 10% 水合氯醛 0.15mL/10g 麻醉，放血处死小鼠，收集肺泡灌洗液做细胞计算和分类，取肺组织进行病理观察。

（2）模型组：在 d1、d3、d5、d7 每只小鼠腹腔注射含 OVA10μg 和 1mg 佐剂液态铝的 PBS 溶液 0.50mL。在 d21、d22、d23、d24、d25、d26 小鼠雾化笼内每天吸入 1%OVA-PBS 悬液 10min；余同对照组。

（3）阳性组：从 d14 ～ d28 期间，每天灌胃含 0.080mg/mL 醋酸地塞米松 0.5%CMC 0.25mL/10g；余同模型组。

（4）贝母 1 号组：从 d14 ～ d28 期间，每天灌胃含 0.2g/mL 贝母 1 号浸膏 0.5%CMC 0.25mL/10g；余同模型组。

（5）贝母 2 号组：从 d14 ～ d28 期间，每天灌胃含 0.2g/mL 贝母 2 号浸膏 0.5%CMC 0.25mL/10g；余同模型组。

（6）贝母 3 号组：从 d14 ～ d28 期间，每天灌胃含 0.2g/mL 贝母 3 号浸膏 0.5%CMC 0.25mL/10g；余同模型组。

（7）贝母 4 号组：从 d14 ～ d28 期间，每天灌胃含 0.2g/mL 贝母 4 号浸膏 0.5%CMC 0.25mL/10g；余同模型组。

（8）贝母 5 号组：从 d14 ～ d28 期间，每天灌胃含 0.2g/mL 贝母 5 号浸膏 0.5%CMC 0.25mL/10g；余同模型组。

（9）贝母 6 号组：从 d14 ～ d28 期间，每天灌胃含 0.2g/mL 贝母 6 号浸膏 0.5%CMC 0.25mL/10g；余同模型组。

5. 观察指标

末次雾化攻击后 24h（第 29 天各组雾化时间顺序对应），放血处死小鼠，观察肺泡灌洗液炎性细胞计数和肺组织炎性病变。

（1）肺泡灌洗液炎性细胞计数：每组 10 只小鼠取肺泡灌洗液（BAL）。开胸腔后，颈前暴露气管做横切口，插入改良的 18g 气管插管针。用 1mL 注射器分 4 次吸取 2mL 冷盐水灌洗肺泡，回收 BAL，确保回收率在 80% 以上。BAL3000rpm 离心 10min，倒掉上清液，加 0.2mL 缓冲液混悬沉淀细胞。吸取 0.1mL 于血细胞计数板上，显微镜下记白细胞总数；吸取 0.01mL 涂片，瑞氏染色后寻找计数 200 个以上的白细胞中嗜酸性粒细胞数量，计算嗜酸性粒细胞百分比。

（2）肺组织炎性病变：每天另取 8 只小鼠，取右肺上段固定于 10% 的中性甲醛溶液中 24h，转入 PBS 中 4.0℃保存。修块后，常规石蜡包埋，5μm，切片，每组标本连续切 3 张，分别进行苏木精－伊红（HE）染色，光镜观察确定各组病变性质后，确定炎性细胞浸润、水肿、上皮细胞损伤和黏液分泌的评分标准。封闭各切片号码，随机混杂后各切片分别评分；开封后每组织 3 张切片的平均数为统计数据。

（3）统计分析：①以平均数 ± 标准差表示各组数据，计算组间变化率，t 检验比较组间差别，$P<0.05$ 有显著性。[$x_i = (X_i - M_{min}) / (M_{max} - M_{min})$]，再以平均数 ± 标准差表示各组效能数据，t 检验比较组间差别，$P<0.05$ 有显著性。②以效能单位数值的组均值，进行指标间直线回归，$P<0.05$ 有显著相关。③以对照组和模型组的组均值（M_{min}，M_{max}）为下限和上限，将数据转换为效能数值。

（二）结果与分析

1. 川贝母对肺泡灌洗液炎症细胞总数的影响（表 4-5）

表 4-5　川贝母对哮喘小鼠肺泡灌洗液炎症细胞总数的影响

组别	总数（×10³/L）	两组间 t 检验 P 值							
对照	1.48 ± 0.12	–							
模型	2.83 ± 0.27	0.00	–						
阳性	1.52 ± 0.10	0.49	0.00	–					
1 号	2.29 ± 0.25	0.00	0.00	0.00	–				
2 号	2.21 ± 0.25	0.00	0.00	0.00	0.56	–			
3 号	2.31 ± 0.26	0.00	0.00	0.00	0.15	0.46	–		
4 号	2.15 ± 0.41	0.00	0.00	0.00	0.32	0.72	0.27	–	
5 号	1.88 ± 0.19	0.00	0.00	0.00	0.00	0.00	0.09	–	
6 号	218 ± 0.27	0.00	0.00	0.00	0.41	0.81	0.33	0.88	0.01

结果表明：在 9 组中，对照炎症细胞总数的效能单位最低（0.00±0.09，$P<0.01$），模型组最高（1.00±0.20，$P<0.01$）；阳性组在用药防治各组中最低（0.03±0.07，$P<0.01$）；川贝母浸膏 5 号组（太白贝母）在浸膏防治各组中最低（0.29±0.14，$P<0.01$），其余组间差别无显著性意义（$P>0.05$）。

2. 贝母对嗜酸性粒细胞百分百的影响（表4-6）

表4-6　川贝母对小鼠肺泡灌洗液嗜酸性粒细胞百分比的影响

组别	计数百分比（%）	两组间 t 检验 P 值							
对照	4.41 ± 0.33	–							
模型	19.66 ± 1.45	0.00	–						
阳性	7.20 ± 0.53	0.00	0.00	–					
1 号	8.32 ± 0.61	0.00	0.00	0.00	–				
2 号	10.37 ± 0.77	0.00	0.00	0.00	0.00	–			
3 号	10.41 ± 0.77	0.00	0.00	0.00	0.00	0.92	–		
4 号	15.56 ± 1.15	0.00	0.00	0.00	0.00	0.00	0.00	–	
5 号	8.60 ± 0.64	0.00	0.00	0.00	0.45	0.00	0.00	0.00	–
6 号	15.02 ± 1.11	0.00	0.00	0.00	0.00	0.00	0.00	0.28	0.00

结果表明：在9组中，对照组嗜酸性粒细胞百分比的效能单位最低（0.00 ± 0.02，$P<0.01$），模型组最高（1.00 ± 0.10，$P<0.01$）；阳性组在用药防治各组中最低（0.18 ± 0.03，$P<0.01$）；贝母浸膏5号组在浸膏防治各组中最低（0.27 ± 0.04，$P<0.01$），其余组间差别无显著性意义（$P>0.05$）。

3. 川贝母对嗜酸性粒细胞计数的影响（表4-7）

表4-7　川贝母对小鼠肺泡灌洗液嗜酸性粒细胞计数的影响

组别	酸性粒细胞计数（$\times 10^3$/L）	两组间 t 检验 P 值							
对照	6.54 ± 0.87	–							
模型	55.65 ± 6.04	0.00	–						
阳性	10.92 ± 1.19	0.00	0.00	–					
1 号	19.04 ± 2.52	0.00	0.00	0.00	–				
2 号	22.86 ± 2.70	0.00	0.00	0.00	0.02	–			
3 号	24.01 ± 2.77	0.00	0.00	0.00	0.00	0.47	–		
4 号	33.32 ± 6.01	0.00	0.00	0.00	0.00	0.00	0.00	–	
5 号	16.13 ± 2.02	0.00	0.00	0.00	0.03	0.00	0.00	0.00	–
6 号	32.73 ± 4.94	0.00	0.00	0.00	0.00	0.00	0.00	0.28	0.00

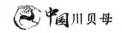

结果表明，对照组嗜酸性粒细胞计数的效能单位最低（0.00±0.02，$P<0.01$），模型组最高（1.00±0.12，$P<0.01$）；阳性组在用药防治各组中最低（0.09±0.02，$P<0.01$）；贝母浸膏"2号–3号"（$P=0.47$）和"5号–6号"（$P=0.85$）组间无差别外，其余浸膏防治组之间差别均有显著性意义（$P<0.01$）。

二、川贝母对哮喘性支气管炎小鼠肺病变半定量评分的影响

1. 川贝母对小鼠肺组织炎症细胞浸润病理评分的影响（表4-8）

表4-8　川贝母对小鼠肺泡灌洗液嗜酸性粒细胞计数的影响

组别	炎症细胞浸润评分	两组间t检验P值							
对照	0.70 ± 0.35	0.00							
模型	4.75 ± 0.42	0.00	0.00						
阳性	1.45 ± 0.76	0.04	0.00	0.00					
1号	2.05 ± 0.83	0.00	0.00	0.14	0.00				
2号	2.85 ± 0.63	0.00	0.00	0.00	0.02	0.00			
3号	2.10 ± 0.57	0.00	0.00	0.05	0.86	0.01	0.00		
4号	2.10 ± 0.57	0.00	0.00	0.06	0.90	0.03	1.00	0.00	
5号	1.75 ± 0.49	0.00	0.00	0.28	0.34	0.19	0.09	0.00	
6号	2.35 ± 0.58	0.00	0.00	0.04	0.34	0.06	0.34	0.30	0.04

2. 川贝母对小鼠肺组织水肿的影响（表4-9）

表4-9　川贝母对小鼠肺组织水肿的影响

组别	水肿病理评分	两组间t检验P值					
对照	0.22 ± 0.19	–					
模型	4.55 ± 0.60	0.00	–				
阳性	1.25 ± 0.54	0.00	0.00	–			
1号	2.10 ± 0.39	0.00	0.00	0.00	–		
2号	2.70 ± 0.71	0.00	0.00	0.00	0.07	–	
3号	2.05 ± 0.37	0.00	0.00	0.00	0.81	0.02	–
4号	2.40 ± 0.39	0.00	0.00	0.00	0.11	0.14	0.07	–

续表

组别	水肿病理评分	两组间 t 检验 P 值							
5 号	1.65 ± 0.47	0.00	0.00	0.07	0.03	0.00	0.05	0.00	–
6 号	2.45 ± 1.01	0.00	0.00	0.02	0.34	0.43	0.30	0.88	0.05

　　结果表明：在 9 组中，对照组肺组织水肿病变评分的效能单位最低（0.00±0.04，$P<0.01$），模型组最高（1.00±0.14，$P<0.01$）；阳性组在用药防治各组中最低（0.24±0.12，$P<0.01$）；贝母浸膏 5 号在浸膏防治各组中最低（0.33±0.11，$P<0.01$）。

3. 川贝母对小鼠肺组织上皮损伤病变评分的影响（表 4-10）

表 4-10　川贝母对小鼠肺组织上皮损伤病变评分的影响

组别	计数百分比（%）	两组间 t 检验 P 值							
对照	0.22 ± 0.19	–							
模型	4.50 ± 0.85	0.00	–						
阳性	1.45 ± 0.44	0.00	0.00	–					
1 号	2.60 ± 0.52	0.00	0.00	0.00	–				
2 号	3.15 ± 0.53	0.00	0.00	0.00	0.08	–			
3 号	2.25 ± 0.82	0.00	0.00	0.02	0.24	0.03	–		
4 号	2.70 ± 0.48	0.00	0.00	0.00	0.59	0.07	0.12	–	
5 号	1.80 ± 0.48	0.00	0.00	0.11	0.02	0.00	0.19	0.00	–
6 号	2.40 ± 0.52	0.00	0.00	0.00	0.27	0.02	0.66	0.28	0.06

　　结果表明：在 9 组中，对照组肺组织上皮损伤病变评分的效能单位最低（0.00±0.05，$P<0.01$），模型组最高（1.00±0.20，$P<0.01$）；阳性组在用药防治各组中最低（0.29±0.10，$P<0.01$）；贝母浸膏 5 号在浸膏防治各组中最低（0.37±0.11，$P<0.01$）。

4. 川贝母对小鼠肺组织黏液病理评分的影响（表 4-11）

表 4-11　川贝母对小鼠肺组织黏液病理评分的影响

组别	黏液分泌病理评分	两组 t 检验 P 值		
对照	0.20 ± 0.17	–		
模型	4.65 ± 0.53	0.00	–	
阳性	1.35 ± 0.53	0.00	0.00	–

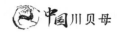

组别	黏液分泌病理评分	两组 t 检验 P 值						
1 号	2.55 ± 0.80	0.00	0.00	0.00	–			
2 号	3.80 ± 1.11	0.00	0.06	0.00	0.04	–		
3 号	3.05 ± 1.19	0.00	0.00	0.00	0.18	0.25	–	
4 号	3.30 ± 1.18	0.00	0.01	0.00	0.01	0.41	0.53	–
5 号	1.65 ± 0.53	0.00	0.00	0.14	0.01	0.00	0.01	0.00	–
6 号	2.60 ± 0.84	0.00	0.00	0.00	0.90	0.04	0.35	0.20	0.01

结果表明：在 9 组中，对照组黏液分泌病理评分的效能单位最低（0.00±0.04，$P<0.01$），模型组最高（1.00±0.12，$P<0.01$）；阳性组在用药防治各组中最低（0.26±0.12，$P<0.01$）；贝母浸膏 5 号在浸膏防治各组中最低（0.33±0.12，$P<0.01$）。

5. 川贝母对小鼠肺组织病理总评分的影响（表 4–12）

表 4–12　川贝母对小鼠肺组织病理总评分的影响

组别	计数百分比（%）	两组间 t 检验 P 值							
对照	1.34 ± 0.51	–							
模型	18.45 ± 1.12	0.00	–						
阳性	5.50 ± 0.71	0.00	0.00	–					
1 号	9.30 ± 1.62	0.00	0.00	0.00	–				
2 号	12.50 ± 1.65	0.00	0.00	0.00	0.01	–			
3 号	9.45 ± 1.48	0.00	0.00	0.00	0.81	0.00	–		
4 号	10.50 ± 1.60	0.00	0.00	0.00	0.07	0.03	0.14	–	
5 号	6.85 ± 1.03	0.00	0.00	0.01	0.00	0.00	0.00	0.00	–
6 号	9.80 ± 2.03	0.00	0.00	0.00	0.45	0.01	0.61	0.43	0.00

结果表明：在 9 组中，对照组肺组织病理总评分的效能单位最低（0.00±0.04，$P<0.01$），模型组最高（1.00±0.12，$P<0.01$）；阳性组在用药防治各组中最低（0.26±0.12，$P<0.01$）；贝母浸膏 5 号在浸膏防治各组中最低（0.33±0.12，$P<0.01$）。

三、定量指标间相关性分析

以效能单位数据进行直线回归分析结果表明（表 4–13）：肺泡灌洗液嗜酸性粒细胞计

数与各肺病理评分之间高度相关（n=9，P<0.01）。

表4-13　肺泡灌洗液嗜酸性粒细胞计数与各肺病理评分的相关性

组别	直线相关方程	相关系数	相关显著性
炎症细胞浸润	y=0.846x+0.067	0.917	P<0.01
水肿	y=0.854x+0.132	0.942	P<0.01
上皮损伤	y=0.817x+0.195	0.888	P<0.01
黏液分泌	y=0.870x+0.213	0.859	P<0.01
病理总分	y=0.847x+0.153	0.915	P<0.01

结论：用相当于3倍人等效剂量，川贝母生药5.0g/kg灌胃给药2周后，再激发攻击，评价6种川贝母哮喘性支气管炎的作用强度。结果表明，5号川贝母（太白贝母）抗哮喘性肺炎作用最强，与可逆性毒性最强一致，提示药效成分与毒效成分有交叉共存的可能性。

四、生物效价与商品规格的相关性

对临床最常见的哮喘性支气管炎疾病，用小鼠卵蛋白诱导哮喘性支气管炎建立模型。以生药5.0g/kg灌胃给药（相当于3倍人等效剂量），发现6种川贝母均有抗哮喘性支气管炎作用，6种川贝母抗哮喘性支气管炎的作用强度，由高到低顺序为5号（太白贝母）＞1号（卷叶贝母）＞3号（梭砂贝母）＞6号（暗紫贝母-青贝）＞2号（甘肃贝母），且指标之间呈正相关。

第五节　川贝母商品规格的科学合理性

一、川贝母药材商品规格形成模式研究

1. 生长年限对商品规格形成的影响

栽培瓦布贝母样品采自四川茂县松坪沟和松潘水晶乡、四川新荷花中药饮片股份有限公司川贝母规范化种植基地，按蛇形随机挖取一定数量的3、4、5年生及5年生以上的瓦

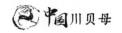

布贝母鳞茎（1、2 年生瓦布贝母个体过小，故未对其研究）；野生 3 年生（有两片小叶，俗称剪刀脚）、4 年生（在剪刀脚的基础上，开始抽茎，叶片继续增多）、5 年生及以上的瓦布贝母（处于花期，有的结实）均在松潘县小河乡采挖得到。结果见表 4-14、表 4-15。

表 4-14　不同年生瓦布贝母的测定结果

瓦布贝母	生长年限 /Y	高度 /cm	直径 /cm	平均粒重 /g	亩产量 /kg	总碱含量 /%
野生	3	0.5 ～ 1.1	0.4 ～ 1.3	0.39	–	0.1687
	4	0.6 ～ 1.1	0.6 ～ 1.4	0.49		0.2066
	≥ 5	0.6 ～ 1.4	0.7 ～ 1.8	0.67		0.3323
栽培	3	0.1 ～ 1.6	0.4 ～ 1.4	0.46	30.68	0.1657
	4	0.8 ～ 1.8	0.6 ～ 1.8	0.75	50.03	0.2163
	≥ 5	1.5 ～ 2.5	0.7 ～ 2.8	2.25	112.56	0.3385

结果表明，3 年生以上瓦布贝母均已达到川贝母国家标准，瓦布贝母鳞茎粒重、亩产量和总生物碱含量在播种后 3 ～ 5 年间随着生长年限的增加，均有显著上升趋势。建议栽培瓦布贝母宜以 5 年生为主，也可采收部分 3 年生产品。

表 4-15　不同产地不同商品规格总生物碱含量（μg/g）

样品	福贡县	康定县	甘孜县	九龙县
青贝	2366.9	941.3	763.2	702.8
松贝	3030.4	1047.4	1215.2	783.8

结果表明（表 4-15），对不同产地不同商品规格（青贝、松贝）的总生物碱考察结果显示松贝含量较高，这与传统认为"松贝（怀中抱月）质量最优"的观点相符合。

2. 采收时期对商品规格形成的影响

研究结果表明（表 4-16）：3 年生卷叶贝母栽培品随着采收时间的推迟，干重与鲜重的比值逐渐减小；总生物碱的含量呈逐渐上升的趋势，在 7 月下旬达到最高值，随后开始减少。4 年生卷叶贝母栽培品在 6 月中旬到 7 月中旬期间，干重与鲜重的比值变化不显著，呈缓慢增加的趋势，到 7 月下旬后比值下降显著并趋于平缓；总生物碱的含量在 7 月中、下旬时达到最高值。因此，建议青海产 3、4 年生的栽培卷叶贝母的最佳采收期均为 7 月中、下旬。

表 4-16 不同采收期 3、4 年生卷叶贝母各指标的平均值

采收期	3 年生							4 年生						
	鲜重 (g)	干重 (g)	水分 (%)	浸出物 (%)	总灰分 (%)	总生物碱 (%)		鲜重 (g)	干重 (g)	水分 (%)	浸出物 (%)	总灰分 (%)	总生物碱 (%)
2017-06-20	46.5	14.3	6.24	14.21	1.65	1.040		43.4	12.4	5.68	14.99	1.77	1.393
2017-06-30	87.6	26.5	8.47	14.53	1.92	0.898		51.5	14.6	8.29*	15.72	1.89	1.116
2017-07-10	439.9	130.5	6.09	17.13	2.14	1.194		358.6	104	6.17	18.91	2.01	1.177
2017-07-20	258.7	74.1	9.60*	13.04	1.43	1.411		196.8	57.4	8.08	14.75	1.86	1.544
2017-07-30	346.1	96.8	6.33	17.64	1.86	1.866*		217.7	56.9	6.02	20.57*	1.62	1.052
2017-08-10	463.6	126.0	6.53	17.76	1.54	1.306		383.8	99.9	6.02	18.50	1.70	1.280
2017-08-20	423.4	114.5	6.97	18.29*	2.57*	1.427		336.1	88.5	6.69	19.32*	2.79*	1.402
总方差	–	–	1.80	4.40	0.15	0.098		–	–	1.11	5.46	0.15	0.031

注：与不同采收期样品比较：* $p < 0.05$。

目前有关川贝母类药材适宜采收期的研究，主要按地下鳞茎不同形态或植物不同生长期进行分阶段采收，并以药材产量和有效成分如生物碱类成分含量高低作为评价指标。有关川贝母最适宜采收期研究主要有以下结果：比较川贝母鳞茎不同形态发现闭合时期较开放时期有效成分含量高；四川省康定县野生抚育的川贝母于8月上旬果熟期生物碱含量及干重最佳；青海省互助县川贝母的最佳采收期为8月下旬植株枯萎期。可见，产地是影响最佳采收期的重要因素之一，且川贝母作为多基原、多年生的药材，其最佳采收时期还应考虑基原、生长年限带来的影响，如同样产于青海互助的3～4年生栽培卷叶贝母、暗紫贝母，因其采收时期、生长年限、品种等不同，其药材质量具有差异，以7月中、下旬较适宜。综上可知，贝母类药材在不同的采收期质量及产量各有差异，且需要根据基原植物和栽培地的生态条件确定，如川贝母在青海一带一般于7月份采收，四川、云南及甘肃等地约在5月间采收。此外，基于现有研究发现，有关最佳采收期的研究不应局限于日期与有效成分或含量的关系，同时还应考虑其生物特性，结合地上部分植株生长状态进行判断。

3. 不同加工方式的川贝母商品规格形成模式研究

结果表明，水洗后60℃恒温烘干（烘干法Ⅲ）是最佳的加工方法，温度恒定易于控制，既能较好的保持川贝母的外观性状，少出现"油子""黄子"，又能有效地保持其有效成分——生物碱，且加工效率高，时间短，操作方便，容易推广（表4-17）。

表4-17 不同加工方法性状和有效含量比较

加工方法	处理时间	处理后颜色	油子黄子总数	总碱（µg/g）	贝母辛（µg/g）
传统加工后日晒	10d	棕黄色	5粒/40g	811.2	63.08
水洗后日晒	15d	黄棕色	19粒/40g	791.3	76.69
蛤粉制后日晒	10d	黄白色（带蛤粉颜色）	3粒/40g	804.3	94.73
水洗后烘干法Ⅰ	45℃烘8h 60℃烘16h	黄白色	24粒/40g	792.5	103.32
水洗后烘干法Ⅱ	60℃烘24h	黄白色	12粒/40g	955.1	106.7
水洗后烘干法Ⅲ	60℃烘36h	黄棕色	19粒/40g	790.5	100.3
硫熏	10d	黄白色	3粒/40g	792.4	69.76

硫黄熏制和蛤粉裹制虽具有防虫、防蛀的功能，且有良好的外观性状，颜色较好，为黄白色，油子少，但硫熏加工的贝母指纹图谱相似度也较低，因此硫熏不宜作为川贝母的加工方式。因此在对川贝母进行初加工时，一些传统的原则，比如不能用手直接接触，不能将川贝母放于铁器、三合土等也应该严格遵守。

本研究结果表明，水洗后 60℃恒温烘干既能较好地保持川贝母的外观性状，少出现"油子""黄子"，又能保持其有效成分，且加工效率高，操作方便，容易推广。

此外，对川贝母的加工研究多集中于传统加工方式，鲜有将现代干燥技术应用于川贝母产地初加工。由于川贝母的市场需求量大，野生资源早已匮乏，川贝母的发展趋势将走向人工抚育与栽培，且随着川贝母栽培技术的日益成熟，栽培品商品已逐渐走向市场。但由于川贝母栽培品与野生品性状差异大，早有学者提出野生贝母的加工方法不适应于栽培贝母，并提出分级后大号切片、中号分瓣的加工方法。江云等也对川贝母进行了先按照大、中、小分级干燥后再进行商品分类的加工方法研究。可见，随着栽培技术日益成熟，川贝母的主要货源将逐渐由野生转为栽培，其干燥加工技术也应根据栽培品的性质进行改进及更新。

二、不同贮藏方式的川贝母商品规格形成模式研究

1. 不同温度、湿度贮藏条件的研究（表 4-18、表 4-19）

表 4-18　不同温度、湿度贮藏条件

组合	温度、湿度	容器（库）
组合 1	T-20℃；RH30%～40%	冷库
组合 2	T25～30℃；RH60%～65%	人工气候箱
组合 3	T20℃；RH50%	人工气候箱
组合 4	T35℃；RH80%	人工气候箱
组合 5	T 室温；RH20%～30%	自封袋

表 4-19　不同温度、湿度贮藏条件下各成分含量变化情况

组合	贝母辛（μg/g）	总生物碱（μg/g）	腺苷（μg/g）	尿苷（μg/g）
组合 1（n=2）	102.33	588.3	22.75	14.90
组合 2（n=2）	105.59	680.3	18.06	13.03

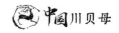

组合	贝母辛（μg/g）	总生物碱（μg/g）	腺苷（μg/g）	尿苷（μg/g）
组合 3（n=2）	106.80	591.5	20.26	14.83
组合 4（n=2）	106.88	793.4	19.10	14.00
组合 5（n=2）	99.21	720.1	19.10	13.91

研究表明：考察不同储藏温度、湿度，各成分含量基本差别不大，川贝母在组合 5：室温，相对湿度 20%～30% 条件下贮存较好，而相对湿度超过 80% 时，未有发霉现象。

2. $^{60}Co-\gamma$ 射线辐照贮藏研究（表 4-20）

表 4-20　$^{60}Co-\gamma$ 射线辐照处理药材实验结果

辐照剂量	贝母辛（μg/g）	总生物碱（μg/g）	贝母乙素（μg/g）	腺苷（μg/g）	鸟苷（μg/g）
10kGy	770.9	32.84	52.94	17.62	9.89
8kGy	769.3	36.39	63.49	15.14	8.15
6kGy	761.9	46.08	66.22	18.10	9.14
对照贮存药材	808.2	45.68	71.35	19.23	9.67

研究结果表明，经辐照的川贝母药材，外观形态和色泽较未经辐射的药材好，均能保持原色、原味、无霉变、无虫变，而未经辐照处理的对照组则随着贮藏时间的延长，受玉米象感染日趋严重。总生物碱成分、水溶性成分无明显变化，贝母素乙和贝母辛含量随着辐照剂量的增加逐渐降低，但变化不明显。剂量 10kGy 时各类成分略为下降，在辐照剂量为 6kGy 时，成分基本无变化。

3. 不同包装方式对商品规格形成的影响

川贝母含有大量淀粉，在贮藏过程中容易受微生物及害虫污染，虫蛀与发霉对川贝母品质有较大影响，因此选择合适的包装方式，防止川贝母在贮藏过程中受生物性污染而导致药材品质下降非常重要。

取同一批药材，采用常见的包装方式，如纸袋、纸箱袋、编织袋、塑料自封袋。18个月后样品化学成分（总生物碱、贝母辛及鸟苷、腺苷）均有不同程度下降。纸袋因其材料不坚固，有易破裂及易吸潮的特性。编织袋虽然材料坚固，但孔隙较大，易受外界湿度影响，有虫蛀现象，袋子底部有粉状物质（表 4-21）。

表 4-21　不同包装方式处理药材实验结果

方式	温度、湿度	总生物碱（µg/g）	贝母辛（µg/g）	腺苷（µg/g）	鸟苷（µg/g）
纸袋	室温，RH20%～30%	798.2	43.2	157.6	104.8
纸箱装	室温，RH20%～30%	826.2	45.62	166.2	108.0
编织袋	室温，RH20%～30%	812.1	45.88	149.7	91.1
塑料自封袋	室温，RH20%～30%	864.8	46.82	161.5	105.6

三、贮藏过程中容易出现的问题

药材在采收、加工、贮藏、运输等环节都有可能受到虫害。对虫蛀的样品进行观察，发现在夏季，在保管条件不好的情况下，药材易被虫蛀成空洞，严重者被蛀空成粉末，造成重量减轻、性质变化、质量下降。害虫污染主要是玉米象，除了直接蛀食药材，它所排泄的粪便、蜕下的皮、分泌物、虫体等也影响川贝母的品质和药用价值。

对虫害后的川贝母总生物碱含量测定表明，虫蛀后生物碱含量较高，这可能是因为川贝母表皮总生物碱含量较其他部分要高，而玉米象的取食方式是中空式，主要蛀食内部组织，其幼虫、蛹在内部完成发育，羽化后才爬出。川贝母被蛀食后剩下表皮，所以生物碱含量较高（表 4-22）。

表 4-22　虫蛀川贝母总生物碱含量变化情况（%）

产地	商品规格	虫害后总生物碱含量	正常总生物碱含量
九龙县	青贝	0.353	0.078
甘孜县	青贝	0.243	0.076
康定县	青贝	0.174	0.071

商品川贝母富含淀粉，易虫蛀，易潮湿。贮藏过程中容易出现虫蛀与发霉。研究结果表明虫蛀霉变对川贝母化学成分和品质有较大影响。为防止贮藏过程中出现不良现象，保证川贝母的品质和质量，其科学合理的贮藏技术与方法应为：外界环境相对湿度应控制在 60% 以下，药材水分控制在 13% 以下，以自封袋密封包装，后用 ^{60}Co-γ 射线 6kGy 辐照，然后贮藏于避光、阴凉、干燥、通风条件。

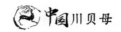

第六节 川贝母的商品规格等级质量行业标准

1. 范围

本部分规定了川贝母的商品规格等级。

本部分适用于用川贝母药材生产、流通以及使用过程中的商品规格等级评价。

2. 规范性引用文件

下列文件对于本部分的应用是必不可少的。凡是注日期的引用文件，仅注日期的版本适用于本部分。凡是不注日期的引用文件，其最新版本（包括所有的修改单）适用于本文件。

T/CA CM1021.1—2016 中药材商品规格等级编制通则。

3. 术语和定义

T/CA CM1021.1—2016 以及下列术语和定义适用于本部分。

（1）川贝母 FRITILLARIAE CIRRHOSAE BULBUS：本品为百合科植物川贝母 *Fritillaria cirrhosa* D.Don、暗紫贝母 *Fritilaria unibracteata* Hsiao et K.C.Hsia、甘肃贝母 *Fritillaria przewalskii* maxim.、梭砂贝母 *Fritillaria delavayi* Franch.、太白贝母 *Fritillaria taipaiensis* P.Y.Li 或 瓦布贝母 *Fritillaria unibracteata* Hsiao et K.C.Hsiavar.*wabuensis*（S.Y.Tanget S.C.Yue）Z.D.Liu，S.Wang et S.C.Chen 的干燥鳞茎。按性状不同分别习称"松贝""青贝""炉贝"和"栽培品"。夏、秋二季或积雪融化后采挖，除去须根、粗皮及泥沙，晒干或低温干燥。

（2）油粒：川贝母干燥过程中堆积发热引起的角质化，或手翻动等造成膜皮紧贴，水分挥发不畅而变深，统称为油粒，多见于松贝、青贝，又称黄子。

（3）开花粒：指松贝等级中混有的青贝，因顶部开裂故名开花粒。

（4）碎瓣：川贝母鳞茎脱落的完整或不完整的鳞片。

（5）芯籽：青贝破碎而脱落的残茎心芽。

4. 规格等级划分

根据市场流通情况，按照性状，将川贝母药材分为"松贝""青贝""炉贝"三个规格。在规格项下，根据是否进行等级划分，分成"选货"和"统货"，"选货"项下，根据直径及开花粒、碎瓣、芯籽、油粒的比例等进行等级划分。应符合表 4-23 要求。

表 4-23　规格等级划分

规格	等级		性状描述		
			共同点	区别点	
松贝	选货	一等	呈类圆锥形或近球形，高 0.3 ～ 0.8cm，直径 0.3 ～ 0.9cm，表面类白色，外层鳞叶两瓣、大小悬殊，大瓣紧抱小瓣，未抱部分呈新月形，习称"怀中抱月"，顶端闭合，内有类圆柱形顶端稍尖的心芽和小鳞叶 1 ～ 2 枚；先端钝圆或稍尖，底部平，微凹入，中心有一灰褐色鳞茎盘，偶有残存须根	直径 0.3 ～ 0.45cm	油粒＋碎瓣≤ 5%
		二等		直径 0.45 ～ 0.65cm	油粒＋开花粒＋碎瓣≤ 5%
		三等		直径 0.65 ～ 0.9cm	油粒＋开花粒＋碎瓣≤ 10%
		四等		直径 0.45 ～ 0.65cm	开花粒≤ 20%，油粒＋碎瓣≤ 10%
		五等		直径 0.65 ～ 0.9cm	开花粒≤ 20%，油粒＋碎瓣≤ 10%
	统货			大小不分	开花粒≤ 20%，油粒＋碎瓣≤ 10%
青贝	选货	一等	类扁球形，高 0.4 ～ 1.4cm，直径 0.4 ～ 1.6cm，外层鳞叶两瓣，大小相近，相对抱合，顶部开裂、内有心芽和小鳞叶及细圆柱形的残茎。表面白色、细腻、体结。新面粉白色。气微，味微苦	直径≤ 1.0cm	油粒＋碎瓣≤ 20%，芯籽重量占比≤ 2%
		二等		直径＞ 1.0cm	油粒＋碎瓣≤ 20%，芯籽重量占比≤ 2%
	统货			大小不分	油粒＋碎瓣≤ 20%，芯籽重量占比≤ 5%
炉贝	选货	一等	长圆锥形，高 0.7 ～ 2.5cm，底部直径 0.5 ～ 2.5cm，表面类白色或浅棕黄色，有的具棕色斑点，外层鳞叶 2 瓣，大小相近，顶部开裂而略尖，基部稍尖或较钝，气微，味微苦	表面类白色	油粒＋碎瓣≤ 20%
		二等		表面浅棕黄色，有的具棕色斑点	油粒＋碎瓣≤ 20%
	统货			表面类白色或浅棕黄色，有的具棕色斑点	油粒＋碎瓣≤ 20%

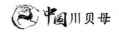

注1：市场等级划分较细，以反映客户需求的大小、颜色、完整程度的不同而出售，本部分做了一定程度的取舍、综合，同时具备了代表性。

注2：市场松贝尚有"水洗"货，水洗后总碱含量下降，大多低于药典限度，故未列入。

注3：松贝中存在开花粒的现象，虽不符合药典性状但客观存在，仍将开花粒列入划分指标。

注4：来源于太白贝母 *Fritillaria taipaiensis* 或瓦布贝母 *Fritillaria unibracteata* var.*wabuensis* 的"栽培品"，市场上少见商品及等级划分，故本部分未列入

5. 要求

除应符合 T/CACM1021.1—2016 的第 7 章规定外，还应符合下列要求：

（1）无虫蛀

（2）无霉变

（3）无杂质

第五章　川贝母炮制加工

炮制在历史记载中又被称为"炮炙""修合""修事""修治"等。中药材在中药炮制理论指导下，按照临床用药需求和药物自身性质以及调剂、制剂的实际要求，经过炮制制备成中药饮片后，方可供临床使用。历代以来，川贝母的炮制方法主要有去心、米炒、姜汁炙和研粉等。按照历版《中国药典》和各地方炮制规范的记载，川贝母采收后经过净选、干燥进行加工，用时捣碎或研成细粉以方便临床服用。

川贝母是清热润肺、化痰止咳的名贵中药材，其中的活性成分主要为生物碱、皂苷和核苷类。但是，川贝母来源广泛，品种复杂，按照性状不同有松贝、青贝、炉贝和栽培品之分。不同基原的川贝母中含有的化学成分类型不尽相同，其发挥的药理作用也有一定的差别，因此，对川贝母的炮制工艺和质量规范的研究尤为重要，越来越多的学者开展实验对川贝母进行研究，出现了姜制法、蜜制法、冰糖制法等能够改变药性、增强药效、改善口感的川贝母炮制方法。真空冷冻干燥和超微粉碎技术的发展使得川贝母超微饮片得到广泛应用，大大提高了生物利用度。随着科学技术的不断发展和国家对于中医药的重视程度不断加深，川贝母的炮制研究和临床应用具有广阔前景。

第一节　川贝母饮片炮制历史沿革

川贝母一直以来以野生资源为主，分布在四川西北部及青海、甘肃、西藏交界等人口稀少、交通不便的边远山区。其现代采收加工方式为夏、秋二季或积雪融化后采挖，除去须根、粗皮及泥沙，晒干或低温干燥。

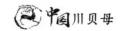

一、古代川贝母主要炮制方法

大多数典籍中只提"贝母"而未明确指明贝母的基原，品种较为混乱。贝母始载于《神农本草经》，在其中被列为中品。《本草经集注》中称其根"形似聚贝子故名贝母"，解释了贝母名称的由来，然而"根形似聚贝子"的特征与葫芦科土贝母 *B.paniculatum* 接近，百合科贝母的这一特征并不明显。唐代苏敬所著《新修本草》中补充了对贝母的形态描述，"此叶似大蒜，四月蒜熟时采，良"。显然符合百合科植物的形态特征。随着唐宋时期中医药水平发展，贝母资源得到了开发，药用贝母品种逐渐增加，该时期贝母基原逐渐扩大至百合科贝母属多种植物，包括浙贝母 *F.thunbergii*、湖北贝母 *F.hupehensis*、安徽贝母 *F.anhuiensis* S.C.Chen et S.P.Yin、太白贝母 *F.taipaiensis* 等。但药用贝母的种类仍然比较混乱，存在名称混用的现象。

明代后期初现川贝母，到了清朝川贝母逐渐发展成为主要的道地药材，《本草汇言》首次出现贝母按产地分门别用的概念，将川贝母称为"川者"，浙贝母称为"土者"，并对疗效进行了比较，提出"至于润肺消痰，止嗽定喘，则虚劳火结之证，贝母专司首剂……以上修用，必以川者为妙。若解痈毒，破癥结，消实痰，敷恶疮，又以土者为佳。然川者味淡性优，土者味苦性劣，二者宜分别用"。认为川贝母强于润肺消痰，浙贝母强于解毒消痰。《本经逢原》记载"川者味甘最佳，西者味薄次之，象山者微苦又次之，一种大而苦者，仅能解毒，并去心用"。认为川贝母是优于其他品种贝母的佳品，并提出要"去心"使用。吴仪洛在《本草从新》中也称"川者最佳，圆正底平"。可见随着用药经验逐渐丰富，产地、形、色、味等性状指标被纳入川贝母的品质优劣评价指标，逐渐形成了贝母以川产、圆正底平、色白而润者为质量最佳的共识。

至于贝母的炮制方法，古籍中记载较少且较为简略。成书于南北朝刘宋时期的《雷公炮炙论》提到"雷公云：凡使，先于柳木灰中炮令黄。壁破，去内口鼻上有米许大者心一小颗。后拌糯米于鏊上同炒，待米黄熟，然后去米，取出"。其中"内口鼻上有米许大者心一小颗"实指贝母的芯芽，其后诸多本草、方书均延续此种说法，认为需要"去心"。而川贝母的炮制方法大多出现在明清时期，包括"去心""研粉""米炒"和"姜汁炙"等。

总的来说，历史文献记载川贝母有去心、研粉、炒制、米炒法、面炒法、药汁制、蒸制、姜汁炙等炮制方法。炮制沿革及出处如表 5-1 所示。

1. 净制

唐代《经效产宝》提到"去心"，宋代《博济方》曰"汤洗"，宋代《严氏济生方》言

"去心膜"，元代《世医得效方》曰"去皮"，明代《仁术便览》提到"去心及嘴上白丹如米颗者"，明代《本草原始》称"用开瓣去内心"，明代《证治准绳》曰"内口鼻中，有米许大者心一颗，宜去之捣细用"。

2. 切制

唐代《药性论》曰"作末服之"，宋代《卫生家宝产科备要》曰"挫"，明代《本草蒙筌》言"咀片"，明代《景岳全书》曰"微敲破"，清代《医宗说约》言"研末用"，清代《医宗金鉴》曰"碾"，清代《本草备要》曰"捣用"。

3. 炮制

《本草备要》提到"去心，糯米拌炒黄，捣用"，《得配本草》称"去时感火痰，去心，糯米拌炒，米熟为度，去米用。胃寒者姜炒"，《本草述钩元》曰"姜汁泡，去心"。总的来说，宋代有"姜汁炙"，明代有"米炒"，清代有"面炒法""药汁炙""蒸制"。

表 5-1　川贝母炮制历史沿革

朝代	沿用方法	新增方法	文献出处
宋代		姜汁制一宿，焙干	《产育宝庆集》
		姜汁炒	《类编朱氏集验医方》
	姜制		《医学纲目》
		姜汁炮，去心	《医学入门》
明代	去心		《滇南本草》
		米炒	《医宗必读》
清代	去心		《本草害利》
		研粉	《医宗金鉴》《校注医醇賸义》
		炒制	《痧胀玉衡》《类证治裁》
		面炒法	《增广验方新编》
		药汁炙	《本草纲目拾遗》
		蒸制	《笔花医镜》

通过对川贝母各种炮制方法的考证，川贝母各炮制方法出现年代大都在明代以及清代，通过文献研究发现川贝母的炮制方法不多，主要有净制（去心）、研粉、炒制（姜汁炙、米炒）、蒸制等。

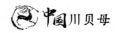

二、现代川贝母主要炮制方法

现行的川贝母炮制方法也多为"去心""研粉"或"切片"，通常为取原药材，除去杂质，或用水稍泡，捞出，闷润后掰瓣去心，干燥，或碾成细粉；或略淘，润软，切极薄片，干燥。《中药大辞典》与《中华本草》中记载川贝母的炮制方法为"拣去杂质，用水稍泡，捞出，闷润，剥去心，晒干"。2010版《湖南省中药饮片炮制规范》中收载了"川贝母超微饮片"，各地方炮制规范中也多有"捣成细粉"或"研成细粉"的表述，川贝母属于名贵中药材，研粉后冲服或者炮制成超微饮片，能够使有效成分充分释放，更有利于人体吸收。黄艳发明了一种太白贝母超微冻干粉的制备方法，通过超声波清洗粉碎、机械磨浆、离心分液、高压微射流均质、冷灭菌，最后经过冷冻干燥或者喷雾干燥、过筛后得到太白贝母超微冻干粉。该方法能够较大程度地保留药材中的总生物碱等活性成分，超微冻干粉的平均粒径在 5μm 以下，能够提高溶出率，减少因人体吸收差异形成的药效差异，以达到提高药效、节省药材资源的目的。

赖昌生介绍了所在医院（广西玉林市中医医院）习用的姜制法炮制川贝母，贝母经姜汁浸润后再进行切制。陈嘉谟《本草蒙筌》中提到"姜制发散"，生姜性味辛温，能够解表散寒、助药势，增强贝母化痰散结、开胸解忧的功效，且能缓和药性。同时，川贝母经浸润后吸收大量姜汁，质地由坚实变得软熟，容易切成细颗粒，在有利于煎出有效成分的同时便于操作，不会像干贝母打粉那样造成粉尘飞扬。马云桐等发明了一种姜制川贝母的制备工艺，采用姜汁和炼蜜将川贝母浸泡后蒸制，经过姜制后质地疏松，有利于内含有效成分溶出，能增大有效成分溶出效率。姜制还能降低川贝母苦寒之性，增强化痰止咳的功效，且便于服用。

川贝母具有良好的止咳化痰功效，能养肺阴、宣肺、润肺而清肺热，是一味治疗久咳痰喘的良药，因此，在许多治疗急性气管炎、支气管炎、肺结核等病症的中药方剂或中成药制剂中都有川贝母，如蛇胆川贝露、川贝枇杷露等。蜂蜜味甘性平，能够补中、润燥，用于肺燥干咳。因此常常采用蜂蜜来炮制川贝母，增强其润肺止咳的疗效。《四川省中药饮片炮制规范》收载了采用雪梨嫩蜜炮制川贝母的方法，CN201410103497.X 也公布了一种将川贝母用蜂蜜和雪梨汁浸泡后蒸制的制备方法。李黎在此基础上发明了一种雪梨蜂蜜制破壁川贝母粉的加工工艺，首先对川贝母进行真空冷冻干燥，粉碎后与雪梨嫩蜜混合，再次对蜜制川贝母粉进行真空冷冻干燥，粉碎后即得到成品。该方法通过先粉碎后浸制解决了川贝母与雪梨嫩蜜浸制不完全、浸制时间过长的问题，并且有效避免了高温对西贝母碱等活性成分的破坏。王颖还发明了一种蜜制川贝母的制备方法，将川贝母、桔梗、枇杷叶、薄荷脑、蜂蜜、雪梨汁、枸杞子和柠檬共同炮制，得到味道酸甜、易于饮用的成品。CN201911106710.1公布了一种冰糖制川贝母的方法，先用糯米炒制川贝母，使其内部结构间隙增大，再加入冰糖雪梨汁浸制，此时炒制后的川贝母能快速高效地吸收冰糖雪梨汁，缩短浸制时间，避免有效成分流失。并且冰糖和雪梨均属味甘之品，能够改善川贝母的口感，使其易于服用。

川贝母野生资源稀少，价格昂贵，其现代炮制方法以研粉后直接服用为主，或制备成超微饮片以提高生物利用度，避免浪费。又因川贝母味苦性寒，常常采用姜汁等性热之品或者蜂蜜、雪梨、冰糖等味甘之品来炮制川贝母，以达到增强药效和改善口感的目的。

第二节　川贝母饮片药典标准及地方炮制规范

一、川贝母饮片药典标准

历版《中华人民共和国药典》中除1953年版《中国药典》未收载川贝母药材外，其余各版本均有收载，品种和基原也逐渐丰富。《中国药典》自1963年版开始收载川贝母，基原为罗氏贝母 F.royle 或卷叶贝母 F.cirrhosa，规定其采收加工为夏、秋二季或积雪融化时采挖，除去泥土及须根，晒干或微火烘干即得，并强调其"多系野生"。1963年版药典收载了川贝母炮制的具体方法，以后各版药典均没有单独将川贝母炮制作为收载项记载，而是将炮制相关内容记录为产地加工的内容。1977年版修订并新增至4个基原，并修订干燥方法"晒干或微火烘干"为"晒干或低温干燥"，2010年版至今，新增2个基原，性状分类除"青贝、松贝、炉贝"外，新增"栽培品"。随着川贝母的野生资源逐年减少，栽培品可作为新的替代（或补充）缓解持续增加的市场需求。详见表5-2历年《中国药典》收载的川贝母饮片标准。

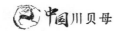

表 5–2　历年《中国药典》收载的川贝母饮片标准

药典版本	基原	炮制方法	采收加工
《中国药典》 （1963 年版）	罗氏贝母 *F.royle* 或卷叶贝母 *F.cirrhosa*	拣去杂质，用水 稍泡，捞出，闷 润，掰瓣去心， 晒干即得	除去泥土及须 根，晒干或微 火烘干即得
《中国药典》 （1977–2005 年 版）	川贝母 *F.cirrhosa*，暗紫贝 母 *F.unibracteata*，甘肃贝母 *F.przewalskii*，梭砂贝母 *F.delavayi*		除去须根、粗 皮及泥沙，晒 干或低温干燥
《中国药典》 （2010–2020 年 版）	川贝母 *F.cirrhosa*，暗紫贝 母 *F.unibracteata*，甘肃贝母 *F.przewalskii*，梭砂贝母 *F.delavayi*， 太白贝母 *F.taipaiensis* 或瓦布贝母 *F.unibracteata* var.*wabuensis*		除去须根、粗 皮及泥沙，晒 干或低温干燥

二、川贝母饮片地方炮制规范

通过对各省收载的川贝母炮制方法对比和汇总分析，川贝母在各省市地方炮制规范中还是以净选加工为主，少数要求研粉，其他方面并没有特殊要求。个别地方炮制规范有切片干燥的内容。川贝母曾收载于 1987 年版《四川省中药材标准》增补版和 2009 年版《甘肃省中药材标准》，分别以川贝母和西贝母为名，基原为太白贝母。同时，川贝母收载于《香港药材标准》第七期，基原分别为卷叶贝母、暗紫贝母，并明确规定其干燥温度 40～50℃。仅 2009 年版《甘肃省中药材标准》提到要淘洗，其余均不清洗直接干燥，并提出栽培品的适宜采收时期为第 3 年茎叶枯萎期。此外，对川贝母的加工研究多集中于传统加工方式，鲜有将现代干燥技术应用于川贝母产地初加工。而分布于川西高原的川贝母多于 6～7 月采收，主要的干燥方法为晒干或烘干，个别文献记载有盐水浸泡、熏硫、加石灰等操作。可见产地是形成川贝母自身特性的主要影响因素，研究表明产地不同的各类贝母其有效成分生物碱类型也有一定区别。详见表 5–3 川贝母部分地方炮制规范。

表 5-3 川贝母部分地方炮制规范

地方规范	炮制方法
《安徽省中药饮片炮制规范》（2005 年版）	川贝母 取原药材，除去杂质 川贝粉 取净川贝母，碾成细粉
《浙江省中药炮制规范》（2015 年版）	川贝粉 取原药，除去杂质，洗净，干燥，研成细粉
《上海市中药饮片炮制规范》（2018 年版）	松贝 取药材松贝除去杂质，筛去灰屑 川贝母 取药材除去杂质，快洗，润透，切厚片，干燥，筛去灰屑 川贝母粉 将药材除去杂质，快洗，干燥，研细粉
《北京市中药饮片炮制规范》（2008 年版）	川贝母 取原药材，除去杂质 川贝母粉 取原药材，除去杂质，加工成细粉
《福建省中药炮制规范》（1998 年版）	川贝母 除去杂质，用时捣碎或研末
《贵州省中药饮片炮制规范》（2005 年版）	川贝母 取原药材，除去杂质 川贝母粉 取净川贝母，研成细粉
《江西省中药饮片炮制规范》（2008 年版）	川贝母 除去杂质，用时捣碎或研成细粉
《湖南省中药饮片炮制规范》（2010 年版）	川贝母 取原药材，拣去杂质，抢水洗净，捞出，干燥，用时捣碎或研成细粉 川贝母超微饮片 经超细粉碎后，加工制备成供临床配方用的颗粒型单味中药
《河南省中药饮片炮制规范》（2005 年版）	松贝 除去杂质
《江苏省中药饮片炮制规范》（2002 年版）	川贝母 取原药材，除去杂质
《甘肃省中药炮制规范》（2009 年版）	西贝母 取原药材，除去杂质，筛去灰屑，用时捣碎
《山东省中药炮制规范》（2002 年版）	川贝母 去净杂质
《辽宁省中药炮制规范》（1986 年版）	川贝母 拣去杂质，筛去灰土，用时捣碎

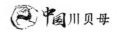

续表

地方规范	炮制方法
《四川省中药饮片炮制规范》（2015 年版）	川贝母粉　取本品，洗净，干燥，粉碎成细粉 制川贝母　取经净选后大小均匀的适量川贝母，按 1∶1 加入雪梨嫩蜜混合液（取雪梨，洗净，去核去皮、榨汁、滤过，即得雪梨汁；取蜂蜜，加约 20% 水，加热至沸腾后，文火保持微沸状态，至用手捻之稍有黏性，色泽无明显变化，两指间尚无白丝出现时即得嫩蜜；将雪梨汁与嫩蜜按质量比 10∶3 混合，即得），拌匀，热浸（温度 40～45℃）至液汁吸尽，干燥（温度 50～55℃） 制川贝母粉　取制川贝母，粉碎成细粉
《天津市中药饮片炮制规范》（2005 年版）	川贝母　取原药材，除去杂质
《吉林省中药炮制标准》（1986 年版）	川贝母　除去杂质，洗净泥土，晒干。用时捣碎
《陕西省中药饮片标准》（2008、2009、2011 版）	川贝母　取药材川贝母，除去杂质
《重庆市中药饮片炮制规范及标准》（2006 年版）	川贝母　除去杂质。用时捣碎或研细
《湖北省中药饮片炮制规范》（2009 年版）	川贝母　除去杂质，抢水洗净，干燥，配方时打碎或研成粉末
《广西壮族自治区中药饮片炮制规范》（2007 年版）	生川贝母　除去杂质，洗净，干燥，用时捣碎
《全国中药炮制规范》（1988 年版）	川贝母　取原药材，除去杂质
《香港药材标准》第七期（2015 年版）	川贝母　除去须根、粗皮及泥沙，晒干或低温（40～50℃）干燥

第三节　川贝母饮片炮制工艺研究

川贝母的现代炮制工艺较为简单，以净选为主，加工方式主要为捣碎或研末，其他方面并没有特殊要求。个别地方炮制规范有切片干燥的内容，湖南省中药饮片炮制规范中收录了川贝母超微饮片。此外，文献报道了水浸、打碎、姜制等炮制工艺研究以及日光暴晒、水洗日晒、水洗烘干、硫黄熏制、蛤粉裹制等加工方法研究。苏桂云等对北京市双桥燕京中药饮片厂川贝母粉的生产过程进行了概述与研究，其川贝母粉的生产对杂质和发霉生虫等进行了严格要求。川贝母净选过程忌水洗。净选后的川贝母粉碎成100目细粉。

本草记载中水洗一般为川贝母加工的禁忌，一方面会使其鉴别特征"缕衣黑笃"消失，另一方面会损失其有效成分。但现代研究发现，与传统加工方法、硫黄熏制法和蛤粉裹制法相比，水洗法加工的川贝母既能保持原有的外观性状，又能保持较高的生物碱类有效成分含量。邝翠仪等研究发现水洗法处理的川贝母色泽洁白，总生物碱含量高于传统加工法，总皂苷含量高于硫熏法，因此认为水洗法为优。水洗后60℃烘干的加工方法在快速干燥药材的同时能够最大限度地保留川贝母中的生物碱成分，是一种简便有效的产地加工方法。钱敏等在传统加工方法的基础上进行了改进，发现先将太白贝母带泥干燥至半干后，清水迅速洗净，再继续干燥至全干的方法能保持较高的贝母辛和总生物碱含量，灰分、浸出物含量和外观性状也符合2015版《中国药典》的规定，但是直接水洗干燥会影响贝母的有效成分。韩莹等研究表明，水浸后的川贝母苦味明显减少，生物碱损失较大，建议川贝母尽量避免水泡，或少量水喷淋后切片或直接粉碎。可见，对于川贝母的产地加工炮制是否需要水洗尚未有一致的结论，还需要进一步深入研究。

魏兴国应用川贝母时，将其打碎成颗粒，解决了"用时打碎"加工具有粗细不均匀的缺点，有利于有效成分煎出。同时解决了粉尘飞扬，利于临床调剂操作。赖昌生用姜制法炮制川贝母，其具体操作方法是：将鲜姜切片煎汤，取姜汁与川贝母同置缸中，加汁量以川贝母能吸尽为度。勤上下翻动，待川贝母吸尽药汁时取出，于旋转式切片机上反复切制，至贝母粉为2～3mm的颗粒时为度，晒干，备用。生姜能助药势，增强贝母化痰散结、开胸解忧的功效，且能缓和药性。同时，川贝母经浸润后吸收大量姜汁，质地变软，容易切成细颗粒，有利于煎出有效成分，更好地发挥疗效，也不会造成粉尘飞扬。马云桐等发明了一种蜜制川贝母的制备方法，具体炮制步骤为：取川贝母原药材，除去杂质，抢水洗净，加入适量蜂蜜和雪梨汁混匀，在 10 ～ 30℃环境下浸制 12 ～ 24h，期间每隔 2h 翻动一次，使其分布均匀。将蜜制后的川贝母置蒸锅中蒸制 30 ～ 60min，再转移至烘箱中，60 ～ 80℃干燥 4 ～ 6h，即得。每 100kg 净川贝母，用蜂蜜 10 ～ 20kg，雪梨汁 10 ～ 20kg。经蜂蜜和雪梨汁炮制的川贝母口感更好，增强了清热润肺、化痰止咳的功效，而且川贝母经过蒸制处理，其结构蓬松，内部空隙变大，能够高效吸收蜂蜜和雪梨汁，提高蜜炙效果。

目前川贝母市场需求量较大，因其植物野生资源匮乏，越来越多的人使用其栽培品入药，但是川贝母的炮制工艺研究仍然较为落后，评价标准还是以外观性状和生物碱含量为主，检测手段单一，并未随着科学技术的发展而进步，因此，我们认为川贝母的炮制工艺仍需进一步优化，其最佳炮制工艺仍然需要不断探索。

第四节　川贝母饮片质量标准研究

中药质量标准是进行中药质量控制的法定依据，现行的中药质量标准包括《中华人民共和国药典》、部（局）颁标准和少数地方标准。中药质量标准的研究对象主要是药材和成方制剂，而药材质量标准的内容包括名称（中文名称、英文名称和拉丁文名称）、基原（科属和种名）、药用部位、采收加工、性状、鉴别（显微鉴别、理化鉴别、薄层鉴别和其他色谱鉴别）、检查（杂质、水分、总灰分、酸不溶性灰分、重金属和农药残留等）、浸出物（水溶性浸出物、醚溶性浸出物、醇溶性浸出物等）、含量测定、炮制、性味与归经、功能与主治、用法与用量、注意、贮藏等。《中国药典》自 1963 年版开始收载川贝母，本节内容主要对历版药典中关于川贝母的质量标准，尤其是性状、鉴别、检查、浸出物和含量测定项进行归纳总结，并根据相关文献报道进行补充。

一、历版药典中川贝母饮片的质量标准

1. 性状

（1）自 1963 年版开始，历版《中国药典》中均收录川贝母的性状特征描述。

1963 年版《中国药典》：本品多呈圆锥形，有的略似桃形，或如马牙，顶端稍尖，基

部宽阔，高 3 ～ 6 分，直径 2 ～ 5 分。表面白色或淡黄色，平滑，外层两瓣鳞叶较大，呈心脏形，相对合抱，其内包有小鳞叶数枚及细圆柱形的残茎 1 枚。质硬而脆，富粉性，断面白色，呈颗粒状。气微弱，味微苦。

以圆锥形、整齐、粉性足、色洁白者为佳。个小、破碎、色灰白、有黄水锈者质次。

（2）随着川贝母基原的扩大，1977 ～ 2005 版《中国药典》中性状分别按松贝、青贝、炉贝进行描述。

松贝：呈类圆锥形或近球形，高 0.3 ～ 0.8cm，直径 0.3 ～ 0.9cm。表面类白色。外层鳞叶 2 瓣，大小悬殊，大瓣紧抱小瓣，未抱部分呈新月形，习称"怀中抱月"；顶部闭合，内有类圆柱形、顶端稍尖的心芽和小鳞叶 1 ～ 2 枚；先端钝圆或稍尖，底部平，微凹入，中心有一灰褐色的鳞茎盘，偶有残存须根。质硬而脆，断面白色，富粉性。气微，味微苦。

青贝：呈类扁球形，高 0.4 ～ 1.4cm，直径 0.4 ～ 1.6cm。外层鳞叶 2 瓣，大小相近，相对抱合，顶部开裂，内有心芽和小鳞叶 2 ～ 3 枚及细圆柱形的残茎。

炉贝：呈长圆锥形，高 0.7 ～ 2.5cm，直径 0.5 ～ 2.5cm。表面类白色或浅棕黄色，有的具棕色斑点。外层鳞叶 2 瓣，大小相近，顶部开裂而略尖，基部稍尖或较钝。

均以质坚实、粉性足、色白者为佳。

（3）随着野生资源的逐渐减少，无法满足市场需求，贝母类药材逐渐由野生变为栽培，但栽培品的外观性状变化较大，因此川贝母在《中国药典》2010 ～ 2020 年版中增加了栽培品规格，性状分别按松贝、青贝、炉贝、栽培品进行描述。

松贝：呈类圆锥形或近球形，高 0.3 ～ 0.8cm，直径 0.3 ～ 0.9cm。表面类白色。外层鳞叶 2 瓣，大小悬殊，大瓣紧抱小瓣，未抱部分呈新月形，习称"怀中抱月"；顶部闭合，内有类圆柱形、顶端稍尖的心芽和小鳞叶 1 ～ 2 枚；先端钝圆或稍尖，底部平，微凹入，中心有一灰褐色的鳞茎盘，偶有残存须根。质硬而脆，断面白色，富粉性。气微，味微苦。

青贝：呈类扁球形，高 0.4 ～ 1.4cm，直径 0.4 ～ 1.6cm。外层鳞叶 2 瓣，大小相近，相对抱合，顶部开裂，内有心芽和小鳞叶 2 ～ 3 枚及细圆柱形的残茎。

炉贝：呈长圆锥形，高 0.7 ～ 2.5cm，直径 0.5 ～ 2.5cm。表面类白色或浅棕黄色，有的具棕色斑点。外层鳞叶 2 瓣，大小相近，顶部开裂而略尖，基部稍尖或较钝。

栽培品：呈类扁球形或短圆柱形，高 0.5 ～ 2cm，直径 1 ～ 2.5cm。表面类白色或浅棕黄色，稍粗糙，有的具浅黄色斑点。外层鳞叶 2 瓣，大小相近，顶部多开裂而较平。

2. 鉴别

（1）《中国药典》1977～2005年版中川贝母药材鉴别项下只有显微鉴别。

本品粉末类白色。

松贝、青贝：淀粉粒甚多，广卵形、长圆形或不规则圆形，有的边缘不平整或略作分枝状，直径 5～64μm，脐点短缝状、点状、人字状或马蹄状，层纹隐约可见。表皮细胞类长方形，垂周壁微波状弯曲，偶见不定式气孔，圆形或扁圆形。螺纹导管直径 5～26μm。

炉贝：淀粉粒广卵形、贝壳形、肾形或椭圆形，直径约至60μm；脐点人字状、星状或点状，层纹明显。螺纹及网纹导管直径可达64μm。

（2）2010年版《中国药典》中川贝母鉴别项在显微鉴别的基础上增加了薄层鉴别。

薄层鉴别：取本品粉末10g，加浓氨试液10mL，密塞，浸泡1小时，加二氯甲烷40mL，超声处理1小时，滤过，滤液蒸干，残渣加甲醇0.5mL使溶解，作为供试品溶液。另取贝母辛对照品、贝母素乙对照品，分别加甲醇制成每1mL各含1mg的溶液，作为对照品溶液。照薄层色谱法（附录Ⅵ B）试验。吸取供试品溶液1～6μL、对照品溶液各2μL，分别点于同一硅胶G薄层板上，以乙酸乙酯－甲醇－浓氨试液－水（18:2:1:0.1）为展开剂，展开，取出，晾干，依次喷以稀碘化铋钾试液和亚硝酸钠乙醇试液。供试品色谱中，在与对照品色谱相应的位置上，显相同颜色的斑点。

（3）从2015版开始，2015～2020版《中国药典》中川贝母鉴别项新增了聚合酶链式反应－限制性内切酶长度多态性（PCR-RFLP）方法。

模板DNA提取：取本品0.1g，依次用75%乙醇1mL，灭菌超纯水1mL清洗，吸干表面水分，置乳钵中研磨成极细粉。取20mg，置1.5mL离心管中，用新型广谱植物基因组DNA快速提取试剂盒提取DNA[加入缓冲液AP1400μL和RNA酶溶液（10mg/mL）4μL，涡漩振荡，65℃水浴加热10min，加入缓冲液AP2130μL，充分混匀，冰浴冷却5min，离心（转速为每分钟14000转）10分钟；吸取上清液转移入另一离心管中，加入1.5倍体积的缓冲液AP3/E，混匀，加到吸附柱上，离心（转速为每分钟13000转）1分钟，弃去过滤液，加入漂洗液700μL，离心（转速为每分钟13000转）30秒，弃去过滤液；再加入漂洗液500μL，离心（转速为每分钟12000转）30秒，弃去过滤液；再离心（转速为每分钟13000转）2分钟，取出吸附柱，放入另一离心管中，加入50μL洗脱缓冲液，室温放置3～5分钟，离心（转速为每分钟12000转）1分钟，将洗脱液再加入吸附柱中，室温放置2分钟，离心（转速为每分钟12000转）1分钟]，取洗脱液，作为供试品溶液，置4℃冰箱中备用。另取川贝母对照药材0.1g，同法制成对照药材模板DNA溶液。

PCR–RFLP反应：鉴别引物：5′CGTAACAAGGTTT–CCGTAGGTGAA3′和5′GCTA CGTTCTTCATCGAT3′。PCR反应体系：在200μL离心管中进行，反应总体积为30μL，反应体系包括10×PCR缓冲液3μL，二氯化镁（25mmol/L）2.4μL，dNTP（10mmol/L）0.6μL，鉴别引物（30μmol/L）各0.5μL，高保真 *Taq* DAN聚合酶（5U/μL）0.2μL，模板1μL，无菌超纯水21.8μL。将离心管置PCR仪，PCR反应参数：95℃预变性4分钟，循环反应30次（95℃30秒，55～58℃30秒，72℃30秒），72℃延伸5分钟。取PCR反应液，置500μL离心管中，进行酶切反应，反应总体积为20μL，反应体积包括10×酶切缓冲液2μL，PCR反应液6μL，*Sma*l（10U/μL）0.5μL，无菌超纯水11.5μL，酶切反应在30℃水浴反应2h。另取无菌超纯水，同法上述PCR–RFLP反应操作，作为空白对照。

电泳检测：照琼脂糖凝胶电泳法（通则0541），胶浓度为1.5%，胶中加入核酸凝胶染色剂GelRed；供试品与对照药材酶切反应溶液的上样量分别为8μL，DNA分子量标记上样量为1μL（0.5μg/μL）。电泳结束后，取凝胶片在凝胶成像仪上或紫外透射仪上检视。供试品凝胶电泳图谱中，在与对照药材凝胶电泳图谱相应的位置上，在100～250bp应有两条DNA条带，空白对照无条带。

3. 检查

（1）《中国药典》2005年版中川贝母新增了检查项，包括水分、总灰分、酸不溶性灰分。

水分：照水分测定法（附录ⅨH第一法）测定，不得过15.0%。

总灰分：不得过5.0%（附录ⅨK）。

酸不溶性灰分：不得过0.5%（附录ⅨK）。

（2）《中国药典》2010～2020年版中川贝母的检查项包括水分、总灰分，减去了酸不溶性灰分。

水分：不得过15.0%（通则0832第二法）。

总灰分：不得过5.0%（通则2302）。

4. 浸出物

从2005年版开始，2005～2020年版《中国药典》中川贝母新增了浸出物项，为醇溶性浸出物。

照醇溶性浸出物测定法（通则2201）项下的热浸法测定，用稀乙醇作溶剂，不得少于9.0%。

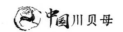

5. 含量测定

《中国药典》2010 年版中新增了川贝母含量测定，采用紫外 - 可见分光光度法，以西贝母碱为对照品，检测总生物碱的含量。

对照品溶液的制备：取西贝母碱对照品适量，精密称定，加三氯甲烷制成每 1mL 含 0.2mg 的溶液，即得。

标准曲线的制备：精密量取对照品溶液 0.1mL、0.2mL、0.4mL、0.6mL、1.0mL，置 25mL 具塞试管中，分别补加三氯甲烷至 10.0mL，精密加水 5mL、再精密加 0.05% 溴甲酚绿缓冲液（取溴甲酚绿 0.05g，用 0.2mol/L 氢氧化钠溶液 6mL 使溶解，加磷酸二氢钾 1g，加水使溶解并稀释至 100mL，即得）2mL，密塞，剧烈振摇 1 分钟，转移至分液漏斗中，放置 30 分钟。取三氯甲烷液，用干燥滤纸滤过，取续滤液，以相应的试剂为空白，照紫外 - 可见分光光度法（通则 0401），在 415nm 的波长处测定吸光度，以吸光度为纵坐标，浓度为横坐标，绘制标准曲线。

测定法：取本品粉末（过三号筛）约 2g，精密称定，置具塞锥形瓶中，加浓氨试液 3mL，浸润 1 小时。加三氯甲烷 - 甲醇（4∶1）混合溶液 40mL，置 80℃水浴加热回流 2 小时，放冷，滤过，滤液置 50mL 量瓶中，用适量三氯甲烷 - 甲醇（4∶1）混合溶液洗涤药渣 2～3 次，洗液并入同一量瓶中，加三氯甲烷 - 甲醇（4∶1）混合溶液至刻度，摇匀。精密量取 2～5mL，置 25mL 具塞试管中，水浴上蒸干，精密加入三氯甲烷 10mL 使溶解，照标准曲线的制备项下的方法，自"精密加水 5mL"起。依法测定吸光度，从标准曲线上读出供试品溶液中西贝母碱的重量（mg），计算，即得。

本品按干燥品计算，含总生物碱以西贝母碱（$C_{27}H_{43}NO_3$）计，不得少于 0.050%。

二、文献报道的川贝母质量标准研究

王丽根据不同生长时间、产地的太白贝母活性成分含量差异和指纹图谱差异，草拟了太白贝母的质量标准。其中检查项包括水分（不得过 17.0%）、总灰分（不得过 5.0%）、酸不溶性灰分（不得过 2.0%），浸出物项为醇溶性浸出物，按照热浸法，用稀乙醇作溶剂，不得少于 5.0%。含量测定项中采用 HPLC-ELSD 法，以贝母辛为对照品，要求以干燥品计算，含贝母辛（$C_{27}H_{41}NO_3$）不得少于 0.020%；或含总生物碱以贝母辛计不得少于 0.050%。

林莉等研究了制川贝母（以蜂蜜和雪梨汁炮制的川贝母）的质量标准，参照 2010 年版《中国药典》川贝母质量标准中相关方法，建立制川贝母鉴别项（显微鉴别、薄层鉴别）、检查项（水分、总灰分）和浸出物测定标准，建立以西贝母碱为指标的总生物碱含量测定方法并规定限度，采用 HPLC 法建立制川贝母中贝母辛含量测定方法并拟定含量限度。结果川贝母炮制前后显微鉴别特征变化不大，薄层鉴别显示炮制品和生品提取物没有太大差别，制川贝母的水分不应超过 13.0%，总灰分不得超过 1.60%，醇溶性浸出物不得少于 25.0%，总生物碱含量以西贝母碱计不得少于 0.04%，贝母辛含量不得少于 0.02%。

第五节　川贝母饮片炮制操作规程与炮制规范

一、川贝母饮片炮制操作规程

1. 产品概述

（1）品名：川贝母。

（2）规格：鳞茎。

2. 生产依据

按照《中国药典》2020 年第一部有关工艺要求及标准，以及拟定的饮片品种炮制工艺执行。

3. 工艺流程

取原药材，除去杂质。

4. 炮制工艺操作要求

（1）净制：除去杂质、粗皮、须根、非药用部分。

（2）清洗：将净制后的川贝母药材放入洗药池中，清水洗去泥沙。

（3）干燥：热风循环烘箱，烘干温度 50℃，干燥厚度 3cm。

（4）精选：将净药物平摊于工作台上，挑选出混在净药物中不符合质量要求的碎瓣、油子。

（5）包装：根据本品包装规格要求进行包装。

5. 原料规格质量标准

符合《中国药典》2020 年版第一部川贝母药材项下的相关规定。

6. 成品质量标准

符合本规范川贝母饮片项下的相关规定。

7. 成品贮存及注意事项

置通风干燥处，防蛀、防油。

8. 工艺卫生要求

符合中药饮片 GMP 相关工艺卫生要求。

9. 主要设备

热风循环烘箱等。

二、川贝母饮片炮制规范

【饮片品名】川贝母。

【饮片来源】本品为川贝母药材经净制后的炮制品。

【炮制方法】取原药材，除去杂质。

【饮片性状】

松贝：呈类圆锥形或近球形，高 0.3 ～ 0.8cm，直径 0.3 ～ 0.9cm。表面类白色。外层鳞叶 2 瓣，大小悬殊，大瓣紧抱小瓣，未抱部分呈新月形，习称"怀中抱月"；顶部闭合，内有类圆柱形顶端稍尖的心芽和小鳞叶 1 ～ 2 枚；先端钝圆或稍尖，底部平，微凹入，中心有一灰褐色的鳞茎盘，偶有残存须根。质硬而脆，断面白色，富粉性，气微，味微苦。

青贝：呈类扁球形，高 0.4 ～ 1.4cm，直径 0.4 ～ 1.6cm。外层鳞叶 2 瓣，大小相近，相对抱合，顶部开裂。内有心芽和小鳞叶 2 ～ 3 枚及细圆柱形的残茎。

炉贝：呈长圆锥形，高 0.7 ～ 2.5cm，直径 0.5 ～ 2.5cm。表面类白色或浅棕黄色，有的具棕色斑点。外层鳞叶 2 瓣，大小相近，顶部开裂而略尖，基部稍尖或较钝。

栽培品：呈类扁球形或短圆柱形，高 0.5 ～ 2cm，直径 1 ～ 2.5cm。表面类白色或浅棕黄色，稍粗糙，有的具浅黄色斑点。外层鳞叶 2 瓣，大小相近，顶部多开裂而较平。

【质量控制】

鉴别

（1）本品粉末类白色或浅黄色。

松贝、青贝及栽培品：淀粉粒甚多，广卵形、长圆形或不规则圆形，有的边缘不平整或略作分枝状，直径 5 ～ 64μm，脐点短缝状、点状、人字状或马蹄状，层纹隐约可见。表皮细胞类长方形，垂周壁微波状弯曲，偶见不定式气孔，圆形或扁圆形。螺纹导管直径 5 ～ 26μm。

炉贝：淀粉粒广卵形、贝壳形、肾形或椭圆形，直径约至 60μm，脐点人字状、星状或点状，层纹明显。螺纹导管和网纹导管直径可达 64μm。

（2）取本品粉末 10g，加浓氨试液 10mL，密塞，浸泡 1h，加二氯甲烷 40mL，超声处理 1h，滤过，滤液蒸干，残渣加甲醇 0.5mL 使溶解，作为供试品溶液。另取贝母素乙对照品，加甲醇制成每 1mL 含 1mg 的溶液，作为对照品溶液。照薄层色谱法试验，吸取供试品溶液 1 ~ 6μL，对照品溶液 2μL，分别点于同一硅胶 G 薄层板上，以乙酸乙酯 – 甲醇 – 浓氨试液 – 水（18：2：1：0.1）为展开剂，展开，取出，晾干，依次喷以稀碘化铋钾试液和亚硝酸钠乙醇试液。供试品色谱中，在与对照品色谱相应的位置上，显相同颜色的斑点。

（3）聚合酶链式反应 – 限制性内切酶长度多态性方法。

模板 DNA 提取：取本品 0.1g，依次用 75% 乙醇 1mL，灭菌超纯水 1mL 清洗，吸干表面水分，置乳钵中研磨成极细粉。取 20mg，置 1.5mL 离心管中，用新型广谱植物基因组 DNA 快速提取试剂盒提取 DNA[加入缓冲液 AP1400μL 和 RNA 酶溶液（10mg/mL）4μL，涡漩振荡，65℃水浴加热 10min，加入缓冲液 AP2130μL，充分混匀，冰浴冷却 5min，离心（转速为 14000r/min）10min；吸取上清液转移入另一离心管中，加入 1.5 倍体积的缓冲液 AP3/E，混匀，加到吸附柱上，离心（转速为每分钟 13000 转）1 分钟，弃去过滤液，加入漂洗液 700μL，离心（转速为 13000r/min）30s，弃去过滤液；再加入漂洗液 500μL，离心（转速为 12000r/min）30s，弃去过滤液；再离心（转速为 13000r/min）2min，取出吸附柱，放入另一离心管中，加入 50μL 洗脱缓冲液，室温放置 3 ~ 5min，离心（转速为 12000r/min）1min，将洗脱液再加入吸附柱中，室温放置 2min，离心（转速为 12000r/min）1min]，取洗脱液，作为供试品溶液，置 4℃冰箱中备用。另取川贝母对照药材 0.1g，同法制成对照药材模板 DNA 溶液。

PCR–RFLP 反应鉴别引物：5′ CGTAACAAGGTTT–CCGTAGGTGAA3′和 5′ GCTACGTTCTTCATCGAT3′。PCR 反应体系：在 200μL 离心管中进行，反应总体积为 30μL，反应体系包括 10×PCR 缓冲液 3μL，二氯化镁（25mmol/L）2.4μL，dNTP（10mmol/L）0.6μL，鉴别引物（30μmol/L）各 0.5μL，高保真 TaqDAN 聚合酶（5U/μL）0.2μL，模板 1μL，无菌超纯水 21.8μL。将离心管置 PCR 反应参数，置 500μL 离心管中，进行酶切反应，反应总体积为 20μL，反应体积包括 10× 酶切缓冲液 2μL，PCR 反应液 6μL，Smal（10U/μL）0.5μL，无菌超纯水 11.5μL，酶切反应在 30℃水浴反应 2h。另取无菌超纯水，同法上述 PCR–RFLP 反应操作，作为空白对照。

电泳检测：照琼脂糖凝胶电泳法，胶浓度为 1.5%，胶中加入核酸凝胶染色剂 GelRed；供试品与对照药材酶切反应溶液的上样量分别为 8μL，DNA 分子量标记上样量为 1μL（0.5μg/μL）。电泳结束后，取凝胶片在凝胶成像仪上或紫外透射仪上检视。供试品凝胶电泳图谱中，在与对照药材凝胶电泳图谱相应的位置上，在 100 ～ 250bp 应有两条 DNA 条带，空白对照无条带。

检查

水分：不得过 15%（第二法）。

总灰分：不得过 5.0%（第二法）。

含量测定：总生物碱照紫外 – 可见分光光度法测定。

对照品溶液的制备：取西贝母碱对照品适量，精密称定，加三氯甲烷制成每 1mL 含 0.2mg 的溶液，即得。

标准曲线的制备：精密量取对照品溶液 0.1mL、0.2mL、0.4mL、0.6mL、1.0mL，置 25mL 具塞试管中，分别补加三氯甲烷至 10.0mL，精密加水 5mL、再精密加 0.05% 溴甲酚绿缓冲液（取溴甲酚绿 0.05g，用 0.2mol/L 氢氧化钠溶液 6mL 使溶解，加磷酸二氢钾 1g，加水使溶解并稀释至 100mL，即得）2mL，密塞，剧烈振摇 1min，转移至分液漏斗中，放置 30min。取三氯甲烷液，用干燥滤纸滤过，取续滤液，以相应的试剂为空白，照紫外 – 可见分光光度法（通则 0401），在 415nm 的波长处测定吸光度，以吸光度为纵坐标，浓度为横坐标，绘制标准曲线。

测定法：取本品粉末（过三号筛）约 2g，精密称定，置具塞锥形瓶中，加浓氨试液 3mL，浸润 1h。加三氯甲烷 – 甲醇（4∶1）混合溶液 40mL，置 80℃ 水浴加热回流 2h，放冷，滤过，滤液置 50mL 量瓶中，用适量三氯甲烷 – 甲醇（4∶1）混合溶液洗涤药渣 2 ～ 3 次，洗液并入同一量瓶中，加三氯甲烷 – 甲醇（4∶1）混合溶液至刻度，摇匀。精密量取 2 ～ 5mL，置 25mL 具塞试管中，水浴上蒸干，精密加入三氯甲烷 10mL 使溶解，照标准曲线制备项下的方法，自 "精密加水 5mL" 起。依法测定吸光度，从标准曲线上读出供试品溶液中西贝母碱的重量（mg），计算，即得。

本品按干燥品计算，含总生物碱以西贝母碱（$C_{27}H_{43}NO_3$）计，不得少于 0.050%。

【性味与归经】苦、甘，微寒。归肺、心经。

【功能与主治】清热润肺，化痰止咳，散结消痈。用于肺热燥咳，干咳少痰，阴虚劳嗽，痰中带血，瘰疬，乳痈，肺痈。

【用法与用量】3 ～ 10g；研粉冲服，一次 1 ～ 2g。

【注意】不宜与川乌、制川乌、草乌、制草乌、附子同用。

【贮藏】置通风干燥处，防蛀。

第六章　川贝母化学成分研究

　　川贝母为我国传统名贵中药材之一，对其化学成分研究最早开始于 1988 年。近年来，随着对川贝母研究的逐渐深入，其化学成分和药理作用取得了很大进展，研究人员已从川贝母中分离并确定出具有镇咳、祛痰、平喘、镇静镇痛、抗炎、抗菌、抗氧化、抗肿瘤等作用的生物碱、有机酸及其酯、核苷、甾醇及其苷、多糖、挥发油、皂苷、萜、微量元素等多种类化学成分。不同基原的川贝母化学成分相近，某些成分的丰度有一定差异。

　　相关研究表明，川贝母化痰止咳的物质基础主要是生物碱类成分。川贝母中含有的生物碱主要是异甾体生物碱，包括贝母辛、西贝素、贝母素甲、贝母素乙等。川贝母中生物碱的含量相对较低，研究发现其总生物碱的含量在 0.05% ～ 0.10%，这在很大程度上制约了川贝母生物碱的进一步研究和工业开发，依靠直接提取分离从植物中获得生物碱的收率不高，对资源消耗极大。这对现在已经处于濒危边缘的川贝母植物资源亦是一个相当大的考验。由于川贝母所含生物碱结构非常复杂，结构又极其相似，利用化学合成的方法合成生物碱路线较长，成本较高，分离纯化困难，利用生物合成能够很好地解决这一问题。同时，对其中主要成分西贝素等进行结构修饰发现其药理作用与原结构相似，有的还可以增强药效。因此，对川贝母中生物碱类成分进行结构修饰，可以为川贝母的资源进一步开发提供依据。

　　中药质量标志物是指存在于中药材和中药产品中固有的或加工制备过程中形成的，与中药的功能属性密切相关的化学物质，作为反映中药安全性和有效性的标志性物质进行质量控制。近年来，随着中药分析手段的不断发展，越来越多的中药化学成分被阐明，中药质量标准及控制方法的相关研究取得了突破性进展。当前川贝母在质量标准建立方面尚有不足，其质量评价指标较单一，《中国药典》2020 年版规定川贝母干燥品中西贝母碱不得少于 0.050%，无法满足当前中药质量控制及评价要求。本章在川贝母化学成分及其合成研究的基础上，结合质量标志物（Q–Marker）概念，从川贝母的药用亲缘学及化学成分

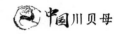

相似性和特有性、传统功效、传统药性、现代药效、化学成分可测性、不同配伍及不同加工方法等方面对其 Q-Marker 成分进行预测分析，为川贝母的质量控制和品质评价提供一定的参考。

第一节　川贝母的化学成分

　　贝母的化学研究工作可以分为三个阶段，第一阶段是 1988 年到 20 世纪 50 年代，Fragner 首次从皇冠贝母 *Fritillaria imperialis* L. 中分离得到西贝素（imperialine），这是记载最早的关于贝母属植物化学成分的研究。在这段较长的时期内，德国、日本和中国的化学工作者也陆续开展了这方面的研究工作，以贝母的有机胺类成分为对象，对许多种贝母进行了研究，但研究工作仅停留在实验式或功能团的测定，化学结构却一直难以确定。第二阶段是 20 世纪 50 年代中期至 60 年代末期。经过近 10 年的时间，贝母生物碱研究在化学结构上有了突破性进展。除前苏联、德国和日本的少数化学工作者有过一些研究外，我国的植物化学工作者和生药学工作者做出了巨大贡献。我国朱子清教授领导其研究小组对贝母植物碱进行了比较深入、系统的研究。他们克服了测试手段落后、设备条件差等重重困难，基于前人在单独使用锌粉蒸馏或硒脱氢未能将贝母素分子充分打开的失败经验，开创了把锌粉蒸馏和硒脱氢两种方法联合并用的新途径，终于在 1955 年首先确定了该类植物碱的基本骨架为变型甾体。1977 年加拿大化学家人工合成贝母素甲成功，进一步证明了朱子清等当年确定的基本骨架无误。第三阶段为 20 世纪 60 年代末至今，随着现代科学技术的发展，光谱研究法在化学结构研究中广泛应用，使贝母生物碱化学结构研究日趋快速、微量和准确。到目前为止，研究人员已从川贝母中分离并确定出生物碱、有机酸及其酯、核苷、甾醇及其苷、多糖、挥发油、皂苷、萜类及微量元素等多种化学成分。其化学成分在不同基原的川贝母中也存在一定的差异。

一、生物碱类

　　生物碱类成分是川贝母中的主要活性成分，目前已分离并确定结构的生物碱成分有 100 余种，按照甾核的骨架结构，甾体类生物碱可分为异甾体、甾体和其他类，其中异甾体生物碱占 75%，异甾体类生物碱根据杂环的结构类型分为瑟文型（cevaninegroup，A1）、藜芦胺型（veratraminegroup，A2）和介藜芦型（jervinegroup，A3），甾体类生物碱根据甾环的结构类型分为茄碱型（solanidinegroup，B1）和裂环茄碱型（secosolanidinegroup，B2），化学结构见图6-1。川贝母中甾体类生物碱名称见表6-1，化学结构见图6-2。

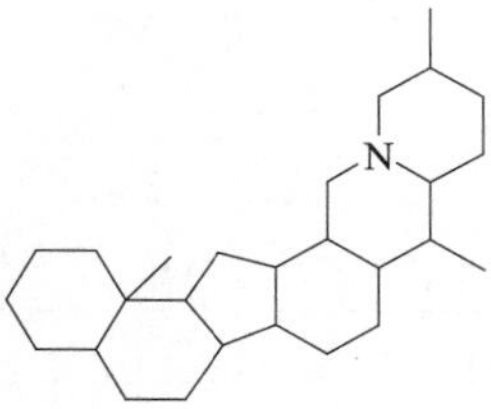

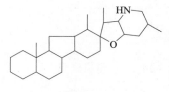

瑟文型（A1） 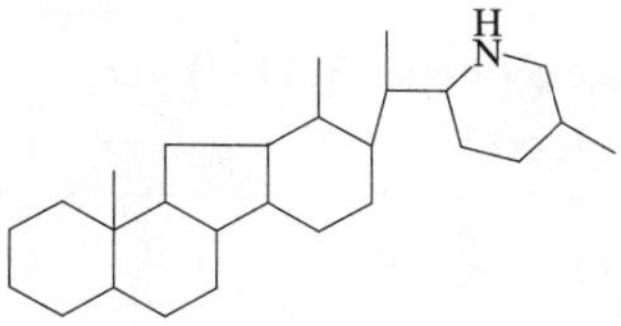　　　　　　藜芦胺型（A2）　　　　　　介藜芦型（A3）

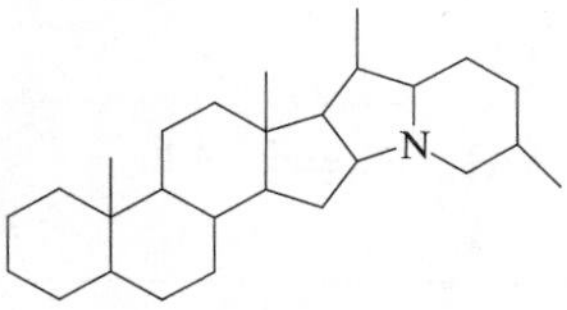

茄碱型（B1） 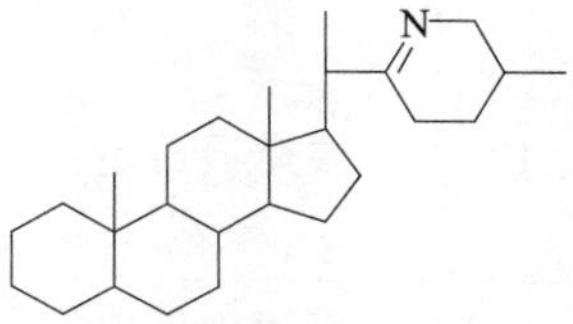　　　　　　　　　　　　裂环茄碱型（B2）

图 6-1　生物碱不同类型结构式

表 6-1　川贝母中主要生物碱类化合物

编号	化合物	英文	取代基	类型
1	贝母素甲	peimine	$R_1 = \alpha\text{-OH}$	A1
2	贝母素乙	peiminine	$R_1 = O$	A1
3	异浙贝甲素	isoverticine	$R_1 = \beta\text{-OH}$	A1
4	异浙贝甲素氮氧化物	isoverticine-β-N-oxide	$R_1 = \beta\text{-OH}$，$R_2 = \alpha\text{-H}$	A1
5	西贝素氮氧化物	imperialine-β-N-oxide	$R_1 = O$，$R_2 = \beta\text{-H}$	A1
6	西贝素	imperialine	–	A1
7	鄂贝定碱	ebeiedine	$R_1 = \beta\text{-OH}$	A1
8	去氢鄂贝定碱	ebeiedinone	$R_1 = O$	A1
9	棱砂贝母芬碱	delafrine	$R_1 = \beta\text{-OH}$	A1
10	棱砂贝母芬酮碱	delafrinone	$R_1 = O$	A1
11	西贝素-3-O-β-D-葡萄糖苷	imperialine-3-O-β-D-glucoside	$R_1 = O$，$R_2 = \beta\text{-OH}$	A1

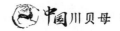

续表

编号	化合物	英文	取代基	类型
12	–	delavine–3–O–β–D–glucoside	$R_1 = \beta$–OH	A1
13	–	delavinone–3–O–β–D–glucoside	$R_1 = $ O	A1
14	蒲贝酮碱	puqiedinone	–	A1
15	贝母新碱	forticine	$R_1 = \beta$–OH, $R_2 = R_3 = \beta$–CH$_3$	A1
16	异贝母新碱	isoforticine	$R_1 = \alpha$–OH, $R_2 = R_3 = \beta$–CH$_3$	A1
17	展瓣贝母定	petilidine	$R_1 = \alpha$–OH, $R_2 = R_3 = \alpha$–CH$_3$	A1
18	异梭砂贝母碱	isodelavine	$R_1 = \alpha$–OH, $R_2 = \alpha$–H	A1
19	川贝酮碱	chuanbeinone	$R_1 = $ O, $R_2 = \beta$–H	A1
20	梭砂贝母碱	delavine	$R_1 = \beta$–OH	A1
21	梭砂贝母酮碱	delavinone	$R_1 = $ O	A1
22	伊贝母碱苷 A	yibeinoside A	$R_1 = \alpha$–H	A1
23	伊贝母碱苷 B	yibeinoside B	$R_1 = \beta$–H	A1
24	裕贝碱苷	yubeiside	–	A1
25	西贝嗪	imperiazine	$R_1 = \beta$–H	A1
26	浙贝酮	zhebeinone	$R_1 = \alpha$–H	A1
27	松贝甲素	songbeinine	$R_1 = \beta$–OH	A1
28	松贝乙素	songbeinone	$R_1 = $ O	A1
29	蒲贝酮碱 –3–O–β–D–吡喃葡萄糖苷	puqiedinone–3–β–D–glucopyranoside	–	A1
30	西贝母碱苷	sipeimine3–O–β–D–glucoside	–	A1
31	贝母辛	peimisine	–	A3

续表

编号	化合物	英文	取代基	类型
32	贝母辛 $O-\beta-D-$ 吡喃葡萄糖苷	peimisine-3-$O-\beta-D-$glucopyranoside	—	A3
33	松贝辛	songbeisine	—	A3
34	垂茄次碱	demissidine	$R_1 = \beta-OH$	B1
35	垂茄次碱苷	demissidine-3-$O-\beta-D-$glucopyranosyl（1→5）glucopyranoside	$R_1=\beta-O-Glc-O-Glc$	B1
36	茄碱 $-3-O-\alpha-L-$ 吡喃鼠李糖基 $-（1→2--\beta-D-$ 吡喃葡萄糖苷）	solanidine-3-$O-\alpha-L-$rhamnopyranosyl-（1→2--$\beta-D-$glucopyranoside	—	B1
37	川贝碱甲	cirrhosinine A	—	B2
38	川贝碱乙	cirrhosinine B	—	B2
39	蒲贝素 B	puqienine B	—	A2
40	梭砂贝母啶碱	delavidine	—	吡咯类
41	环-（脯氨酸-亮氨酸）	cyclo-（pro-leu）	—	哌啶类
42	咖啡碱	caffeine	—	喹啉类
43	2- 甲基 -2H- 苯并三唑	2-methyl-2H-benzotriazole	—	吲哚类

1-3   4-5   6

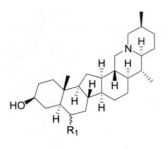

7–8

9–10

11–13

14

15–17

18–19

20–21

22–23

24

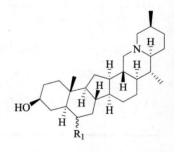

25–26

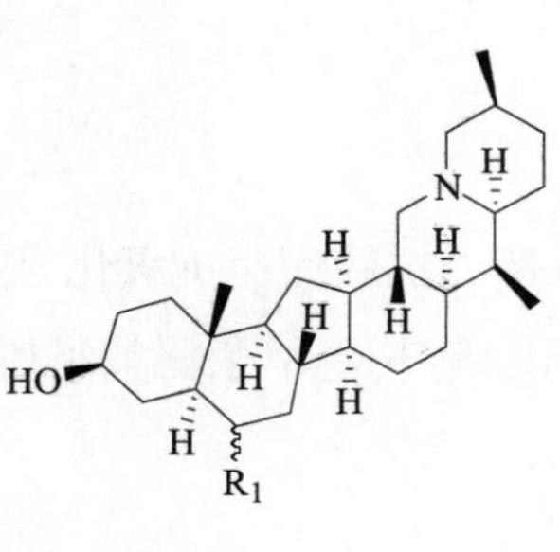

图 6-2　川贝母中生物碱成分结构式

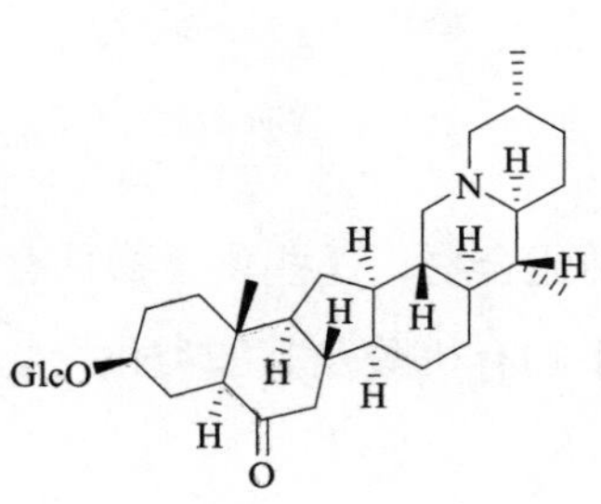

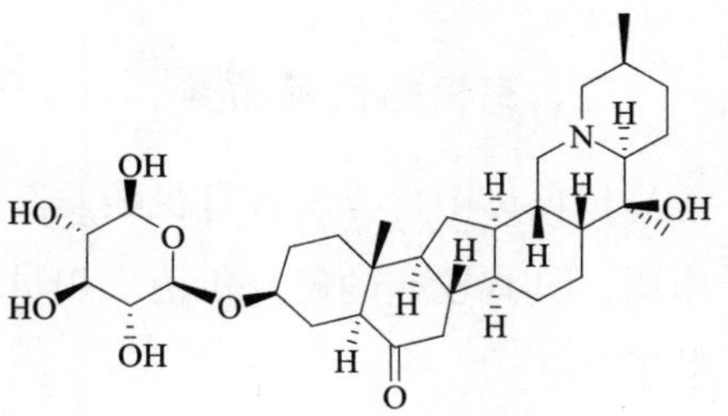

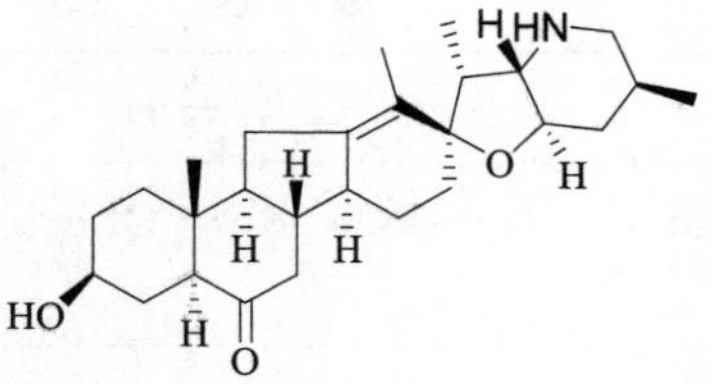

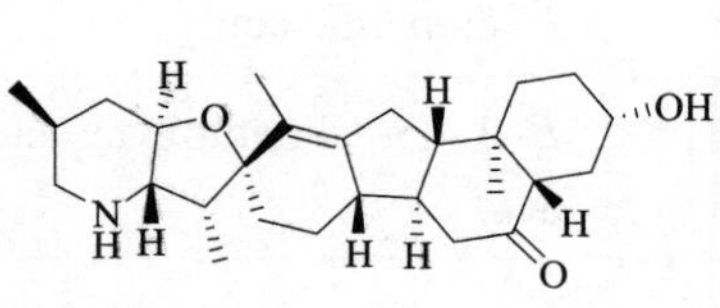

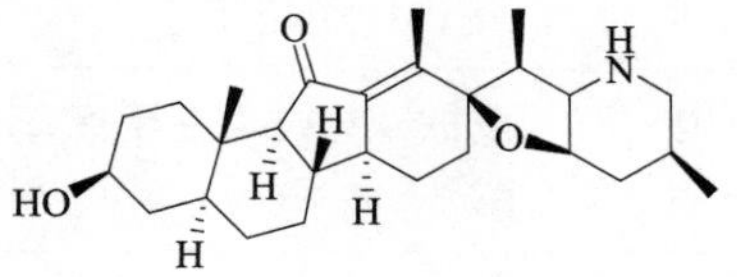

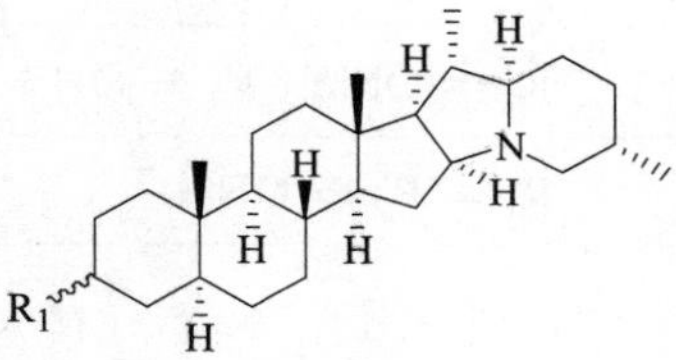

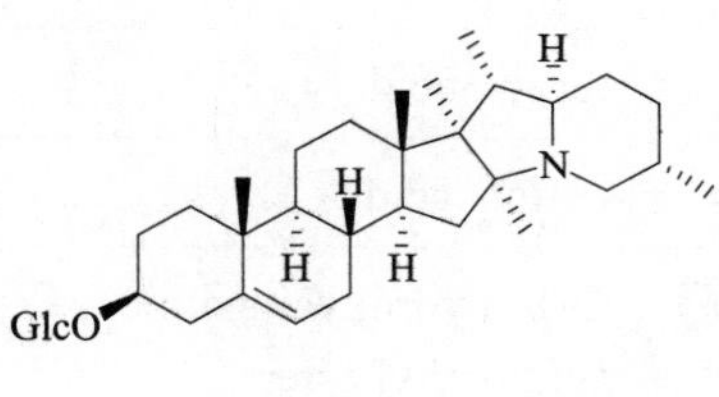

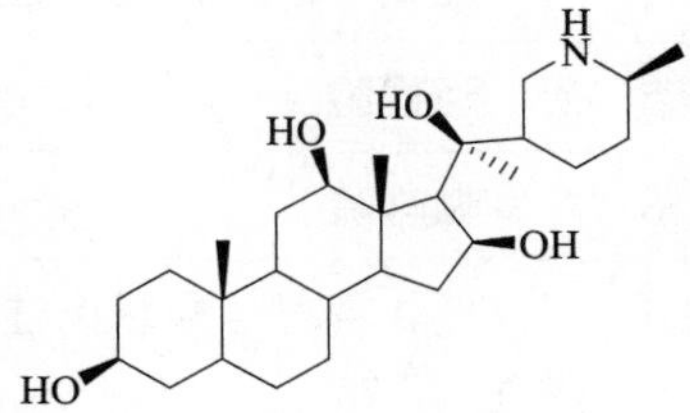

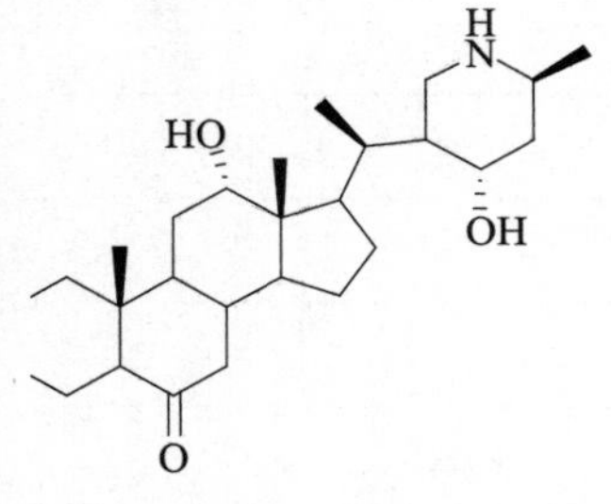

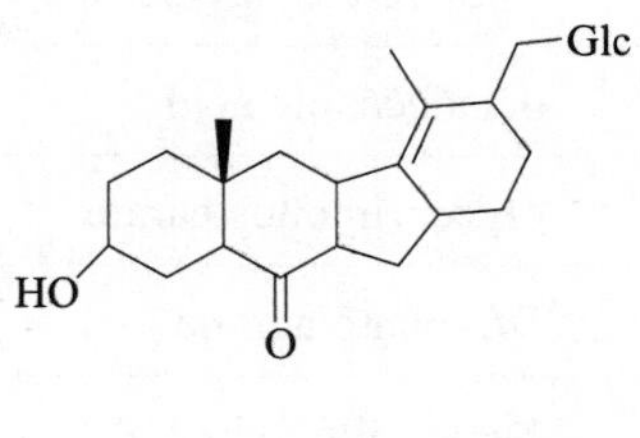

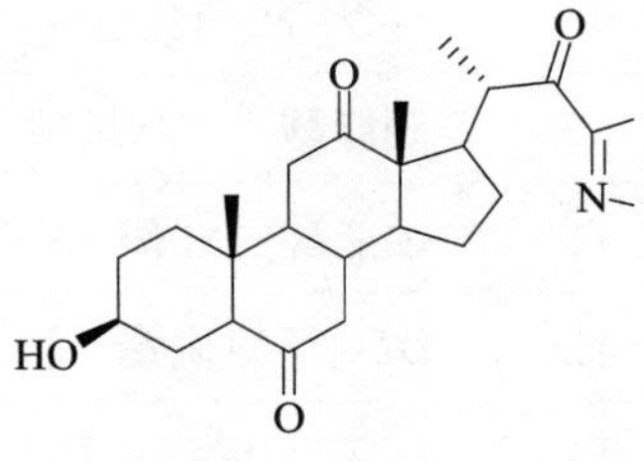

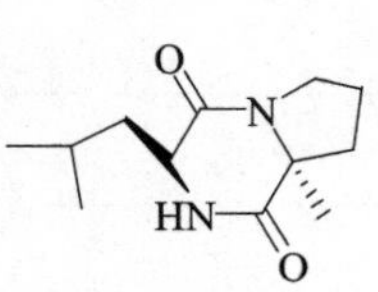

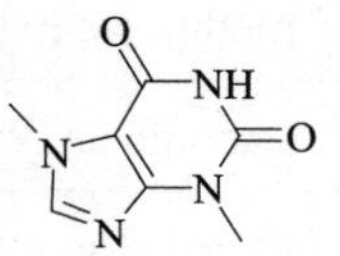

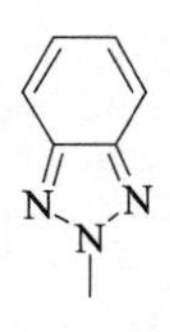

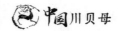

二、有机酸及其酯类

川贝母中含有多种有机酸及其酯类化合物，这些化合物具有抗菌、抗肿瘤、抗氧化等作用，具有较高的研究价值。川贝母中的有机酸及其酯类化合物名称见下表 6-2，结构式见图 6-3。

表 6-2　川贝母中的有机酸及其酯类化合物

编号	化合物	英文	取代基
1	反式 - 肉桂酸	*E*-cinnamic acid	$R_1 = R_2 = R_3 = H$
2	反式 -3,4,5- 三甲氧基肉桂酸	*E*-3,4,5-trimethoxycinnamic acid	$R_1 = R_2 = R_3 = OMe$
3	反式 - 对 - 甲氧基肉桂酸	*E*-*p*-methoxycinnamic acid	$R_2 = OMe$
4	反式 - 对 - 羟基肉桂酸	*E*-*p*-hydroxycinnamic acid	$R_2 = OH$
5	阿魏酸	ferulic acid	$R_1 = OMe$，$R_2 = OH$
6	咖啡酸	caffeic acid	$R_1 = R_2 = OH$
7	反式 - 对 - 羟基肉桂酸甲酯	*E*-*p*-hydroxycinnamic acidmethyl ester	–
8	单棕榈酸甘油酯	2-monopalmitin	–
9	1-*O*- 阿魏酰甘油	1-*O*-feruloylglycerol	–
10	硬脂酸 / 十八烷酸	octadecanoic acid	–
11	硬脂酸甘油酯	glycerylmonostearate	–
12	*DL*- 泛酰内酯	*DL*-pantolactone	–
13	1- 亚油酸甘油酯	1-monolinolein	–
14	亚麻酸	linolenic acid	–
15	硬脂酸甲酯	methyl stearate	–
16	衣康酸酐	Itaconic anhydride	–
17	邻苯二甲酸二异丁酯	phthalic acid，bis-iso-butyl ester	–

续表

编号	化合物	英文	取代基
18	2- 羟基 -1-（羟甲基）乙基十六烷酸酯	2-hydroxy-1-（hydroxymethyl）ethyl hexadecanoic acid ester	–
19	己二酸二辛酯	dioctyl adipate	–
20	油酸	oleic acid	–
21	对香豆酸	p-coumaric acid	–
22	豆蔻酸 / 十四烷酸	myristic acid	–
23	亚油酸	linoleic acid	–
24	丁酸	butyric acid	–
25	软脂酸 / 十六烷酸 / 棕榈酸	hexadecanoic acid	–

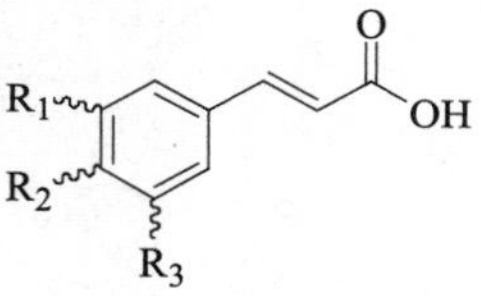

1-6 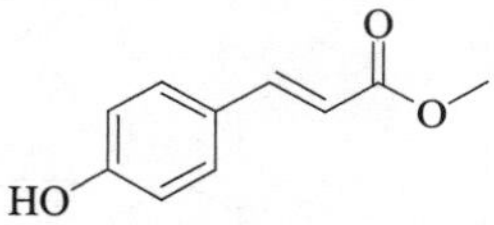　　　　　　　7 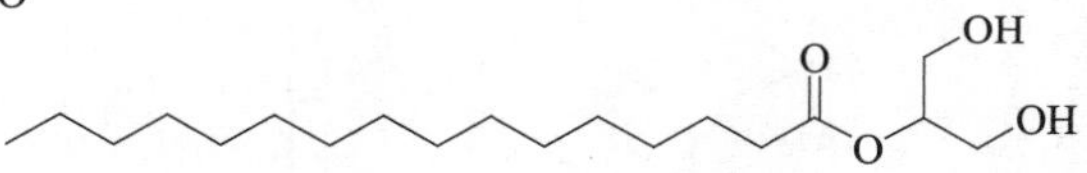　　　　　　　8

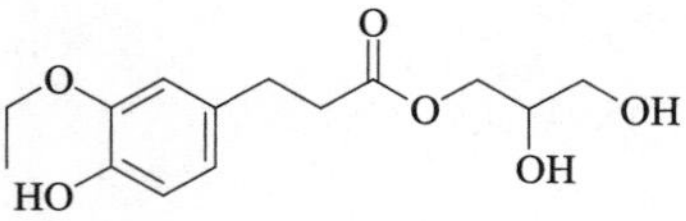

9 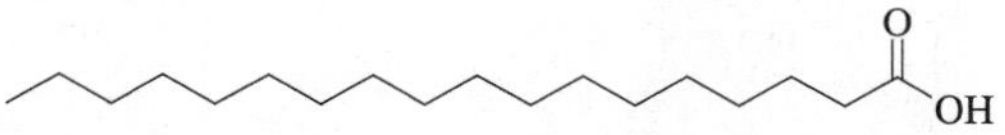　　　　　　　10

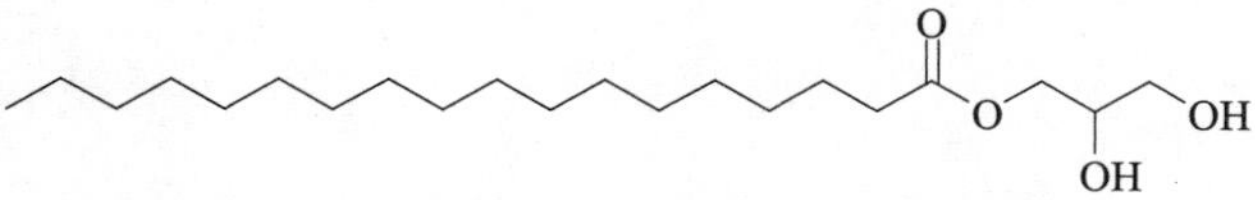

11 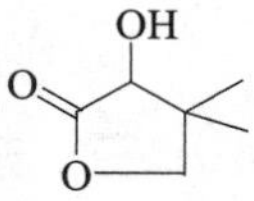　　　　　　　12

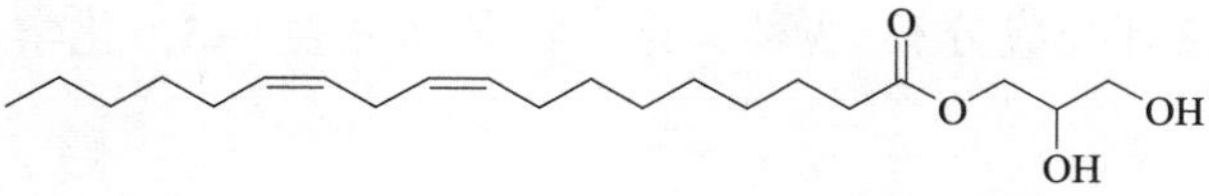

13 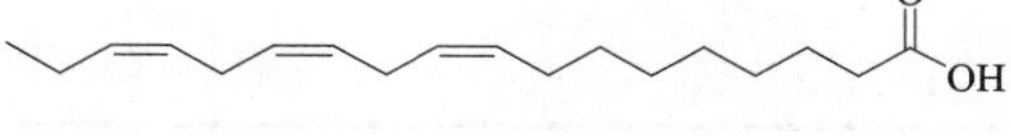　　　　　　　14

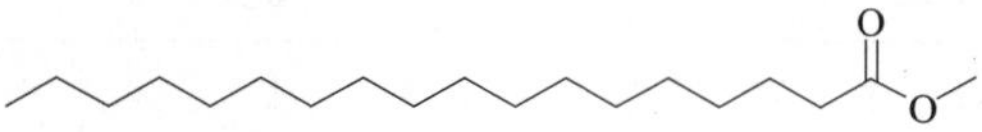

15

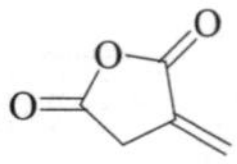

16

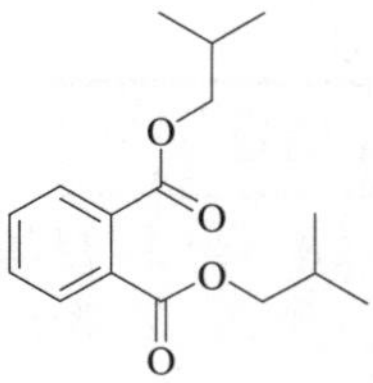

17

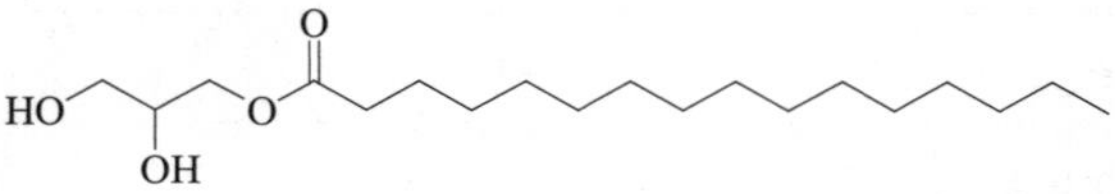

18

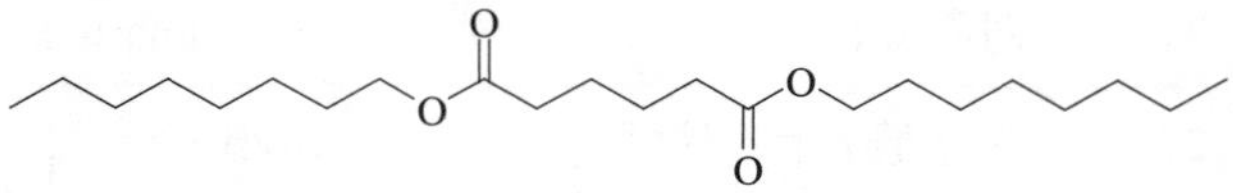

19

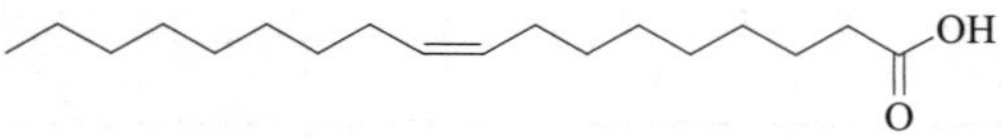

20

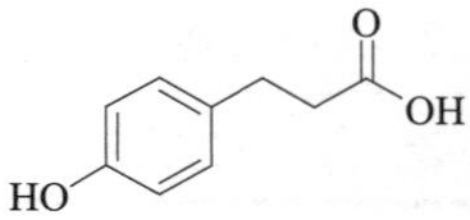

21

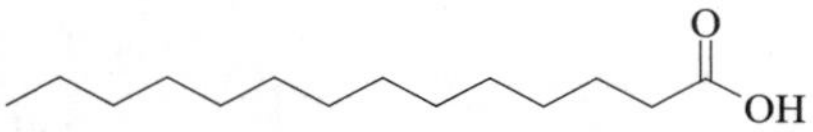

22

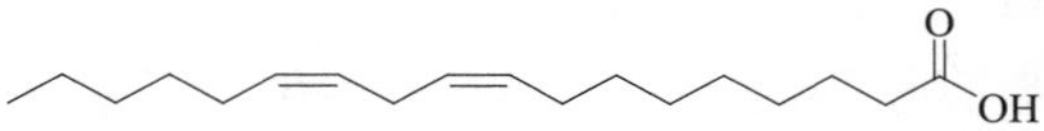

23

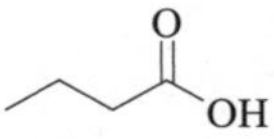

24

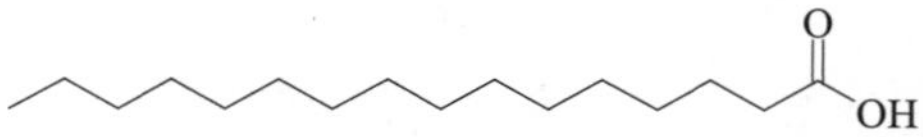

25

图 6–3 川贝母中有机酸及其酯类化合物结构式

三、核苷类

川贝母中的核苷类成分大多为水溶性成分，具有抗炎、抑制血小板凝集、降压、松弛平滑肌等作用。目前从川贝母中鉴定的核苷类成分有 13 种，化合物名称见表 6–3，化学结构见图 6–4。

表 6–3 川贝母中核苷类化合物

编号	化合物	英文	取代基
1	胞嘧啶	cytosine	–

续表

编号	化合物	英文	取代基
2	尿嘧啶	uracil	–
3	胸腺嘧啶	thymine	$R_1 = Me$
4	次黄嘌呤	hypoxanthine	$R_1 = OH$
5	腺嘌呤	adenine	$R_1 = NH_2$
6	鸟嘌呤	guanine	–
7	2'– 脱氧腺苷	2'–deoxyadenosine	–
8	胞苷	cytidine	–
9	鸟苷	guanosine	–
10	肌苷	inosine	$R_1 = OH$
11	腺苷	adenosine	$R_1 = NH_2$
12	胸苷	thymidine	–
13	尿苷	uridine	–

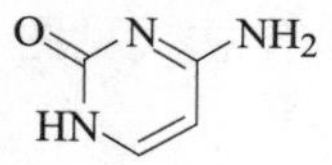

1

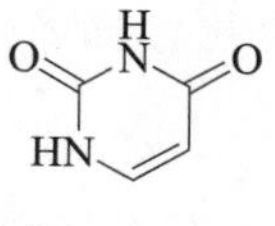

2

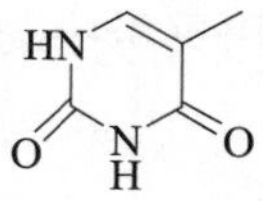

3

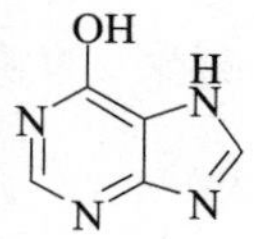

4

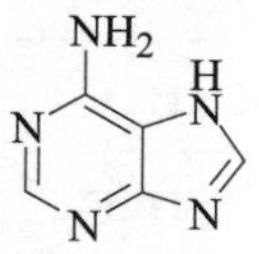

5

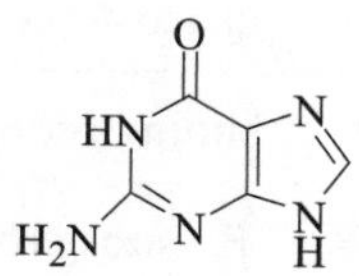

6

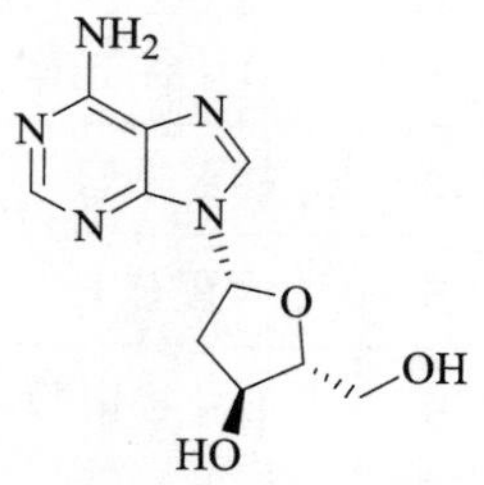

7

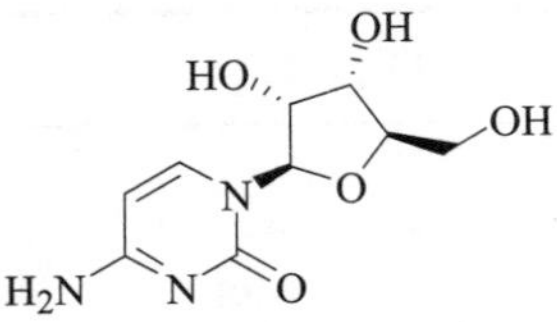

8

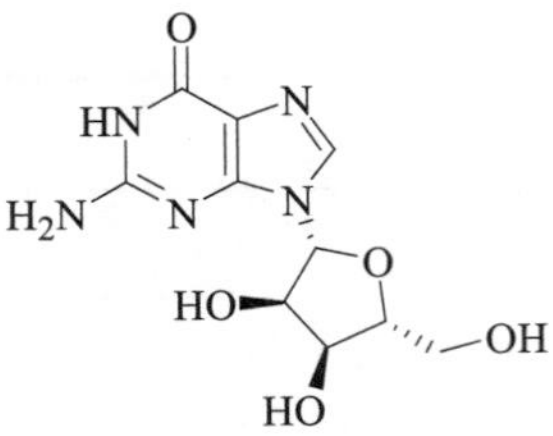

9

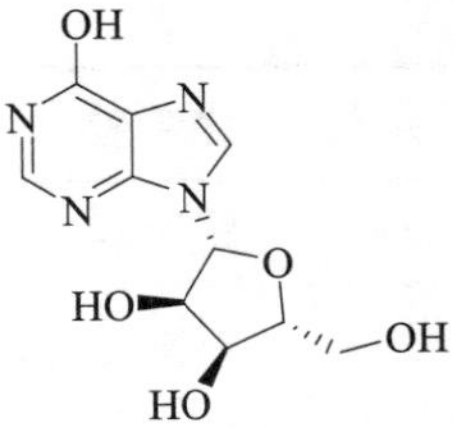

10

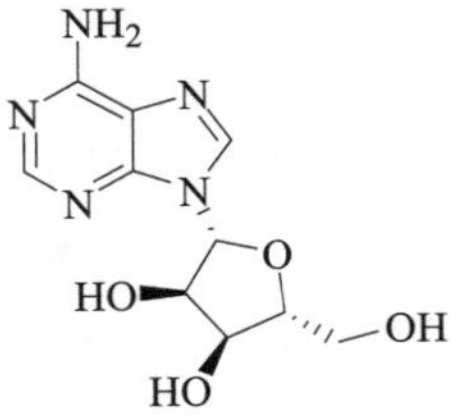

11

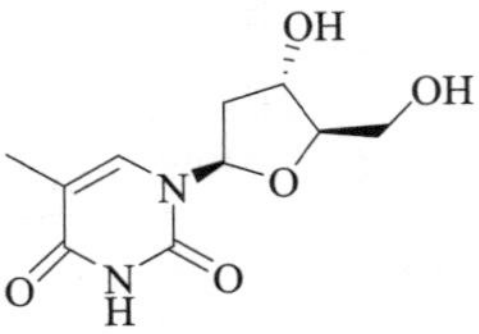

12

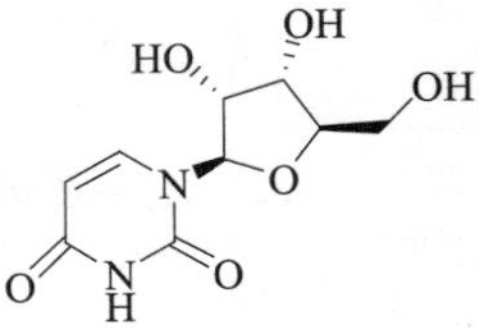

13

图 6-4　川贝母中核苷类成分结构式

四、甾醇及其苷类

甾醇类化合物具有广泛的活性，主要表现在抗癌、抗炎、抗流感病毒、促进血小板凝聚、免疫抑制等方面。川贝母中的甾醇及其苷类化合物名称见表 6-4，具体结构式见图 6-5。

表 6-4　川贝母中甾醇及其苷类化合物

编号	化合物	英文名	分子式
1	β-谷甾醇	β-sitosterol	$C_{29}H_{50}O$
2	胡萝卜苷	daucosterol	$C_{35}H_{60}O_6$
3	大蕉苷 I	sitoindoside I	$C_{51}H_{90}O_7$
4	β-谷甾醇-3-*O*-β-*D*-吡喃葡萄糖苷	β-sitosterol-3-*O*-β-*D*-glucoside	$C_{40}H_{72}O_2$
5	5α,8α-表二氧-（22E,24R）-麦角甾-6,22-二烯-3β-醇	5α,8α-epidioxy-（22E,24R）-ergosta-6,22-dien-3β-ol	$C_{31}H_{54}O_3$
6	菜油甾醇	campesterol	$C_{28}H_{48}O$
7	菜子甾醇	brassicasterol	$C_{28}H_{46}O$
8	谷甾烷醇	stigmastanol	$C_{29}H_{52}O$

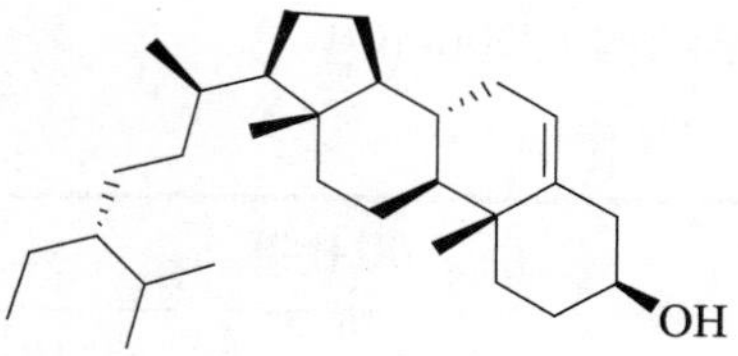

1

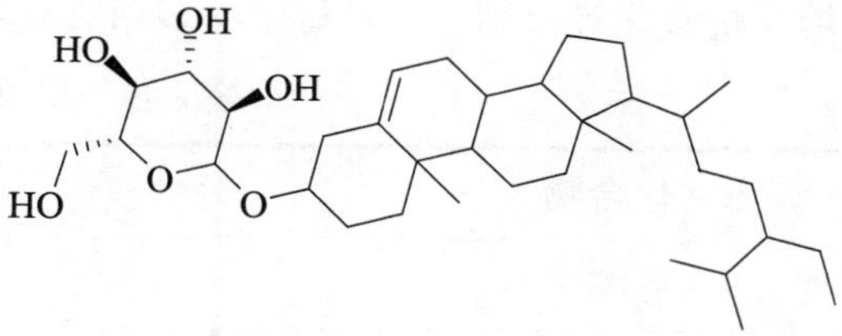

2

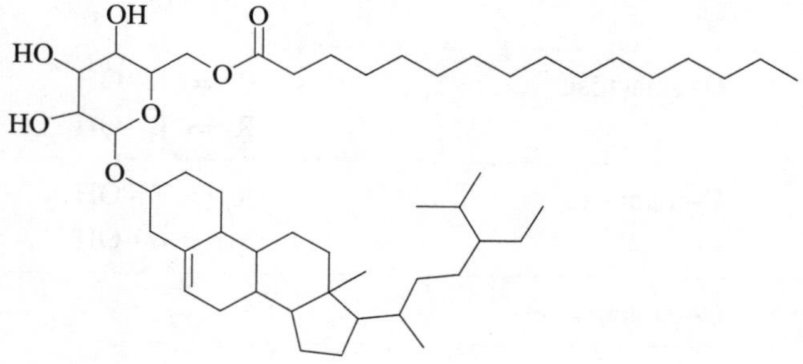

3

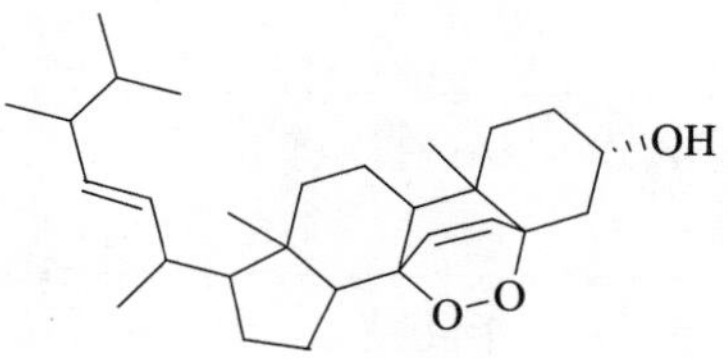

4

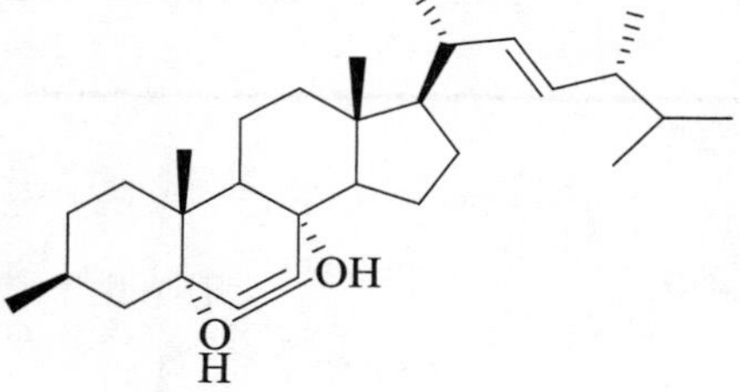

5

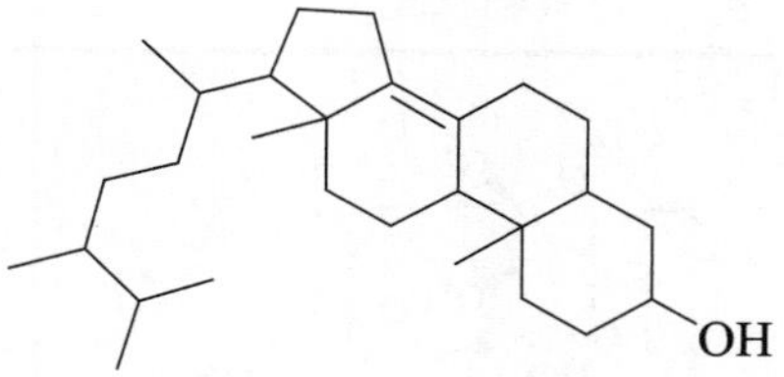

6

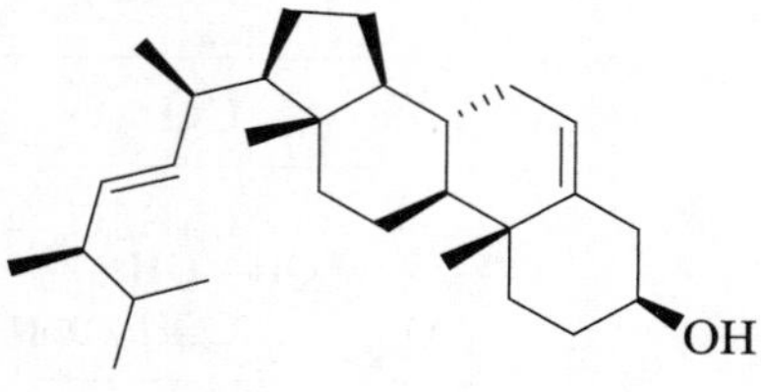

7

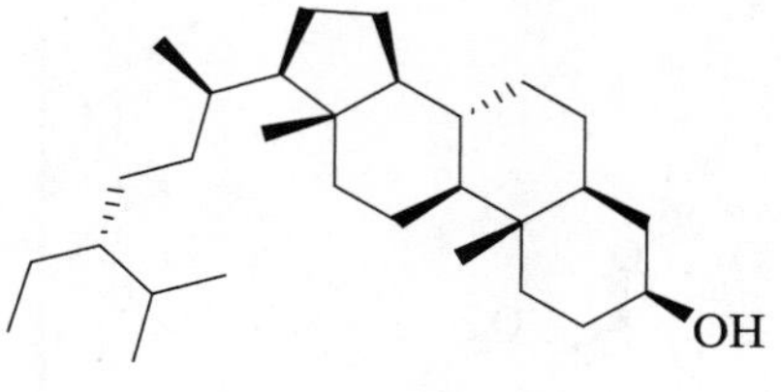

8

图 6–5　川贝母中甾醇及其苷类成分结构式

五、多糖类

多糖类成分是由单糖组成的一类天然高分子化合物，广泛存在于中药中，是中药中重要的活性成分之一。现代药理研究表明中药多糖具有抗肿瘤、增强免疫、调节肠道微环

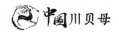

境、抗氧化等作用。川贝母中的多糖成分名称见表6-5，化学结构见图6-6。

表6-5 川贝母中的多糖类成分

编号	化合物	英文名	取代基
1	蔗糖	D–sucrose	–
2	β–D–吡喃葡萄糖基–（4→1）–β–D 吡喃半乳糖苷	β–D–glu–（4→1）–β-D-gal	–
3	D- 吡喃葡萄糖	D–galactose	R₁ = α –OH, R₂ = β –OH
4	D– 甘露糖	D–mannose	R₁ = β –OH, R₂ = α –OH
5	半乳糖	D–galactose	–
6	木糖	D–xylose	–
7	L– 鼠李糖 – 水合物	L–rhamnose monohydrate	–
8	葡萄糖	glucose	–

（化学结构图）

1   2   3–4

5   6

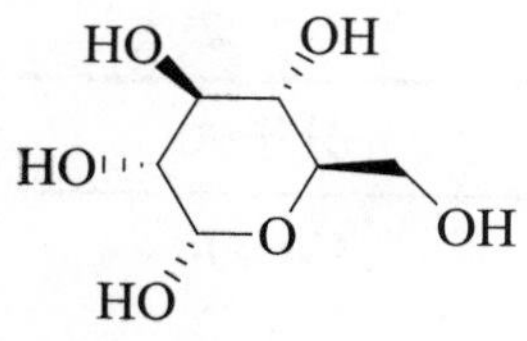

7

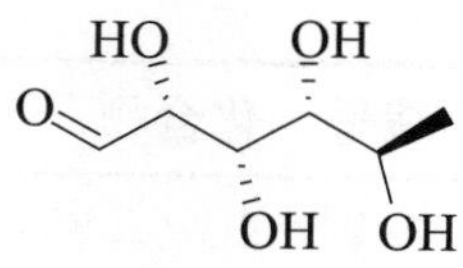

8

图 6-6　川贝母中多糖类成分结构式

六、挥发油类

挥发油是植物组织经水蒸气蒸馏得到的与水不相混溶的挥发性油状液体的总称。川贝母中挥发油的成分含量较低，但种类较多，常见的有 4,7- 二甲基苯并呋喃（4,7-dimethyl-benzofuran）、3- 甲基 -4- 苯基丁烯酮（3-methyl-4-phenylbut-3-en-2-one）、1- 苯基，2- 环戊烯 -1- 醇（2-cyclopenten-1-ol，1-phenyl-）、棕榈醇 / 十六醇（1-hexadecanol）、花生醇（1-eicosanol）、1- 十二烯（1-dodecene）、1- 十八烯（1-octadecene）、十六烷基 - 环氧乙烷（1,2-epoxyhexadecane）、9- 炔十八酸甲酯（stearolic acidmethyl ester）、1- 二十醇（1-eicosanol）等。

七、其他类

川贝母中除含有以上成分外，还分离得到一些其他的成分，见下表 6-6，化学结构式见图 6-7。此外还含有一些微量元素，如 Na、Mg、Al、Si、K、Ca、Cr、Mn 等。

表 6-6　川贝母中的其他成分

编号	化合物	英文名	分子式
1	苍术内酯Ⅲ	atractylenolide Ⅲ	$C_{15}H_{20}O_3$
2	香草醛	delta–undecalactone	$C_{11}H_{20}O_2$
3	对羟基苯甲醛	4-hydroxy benzaldehyde	$C_7H_6O_2$
4	7- 酮基谷甾醇	7-ketositosterol	$C_{29}H_{48}O_2$
5	5- 甲基 -2- 呋喃甲醇	（5-methyl-2-furyl）methanol	$C_6H_8O_2$
6	苯乙醛	phenylacetaldehyde	C_8H_8O

续表

编号	化合物	英文名	分子式
7	2,3- 二氢 -5- 羟基 -6 - 甲基 -4H- 吡喃 -4- 酮	2,3–dihydro–5–hydroxy– 6–methyl–4H–pyran–4–one	$C_6H_8O_3$
8	1,6- 己内酰胺	caprolactam	$C_6H_{11}NO$
9	2,4- 二叔丁基苯酚	2,4–di–tert–butylphenol	$C_{14}H_{22}O$
10	芥酸酰胺	cis–13–docosenoamide	$C_{22}H_{43}NO$
11	薯蓣皂苷元	diosgenin	$C_{27}H_{42}O_3$

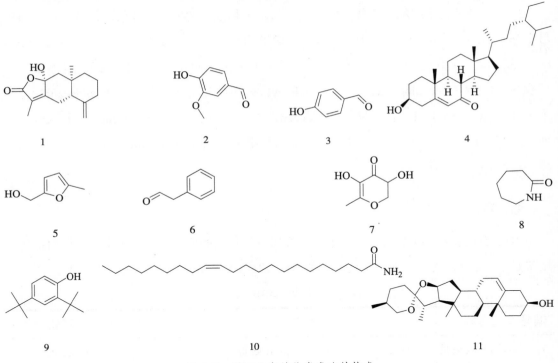

图 6-7 川贝母中其他类成分结构式

八、不同基原川贝母的化学成分研究

川贝母的化学成分十分复杂，分离与鉴定有效化学成分是研究川贝母药效学的基础和重要依据，不仅有利于探索发现哪一种或哪几种化学成分是代表川贝母功效的确切成分，还有利于制定川贝母的质量标准以更好地维护其川产道地药材的地位。随着川贝母品种的不同，生物碱和非生物碱的种类与含量均有较大差异。

1. 川贝母（卷叶贝母）*Fritillaria cirrhosa*

根据文献报道，川贝母中已经分离并确定结构的化合物主要有西贝碱、贝母辛、贝母素甲、贝母素乙、云贝酮、异梭砂贝母碱、垂茄次碱、5α-25α-solanidine-3β-ol、川贝碱、川贝酮碱、胸苷、腺苷、β-谷甾醇、E-肉桂酸、单棕榈酸甘油酯、胡萝卜苷、尿嘧啶、胸嘧啶、尿苷、胞苷、肌苷、鸟苷以及多种微量元素等。曹新伟从川贝母的鳞茎中分离并鉴定了 27 个化合物的结构，其中有 15 个生物碱类成分。在其分离鉴定出结果的化合物中，异梭砂贝母碱、isoforticine、川贝碱甲、川贝碱乙为首次从贝母属植物中分离得到。

2. 暗紫贝母 *Fritillaria unibracteata*

据文献报道，暗紫贝母中已经分离并确定结构的生物碱类化合物主要有西贝素、贝母素甲、贝母素乙、贝母辛、松贝辛、川贝酮、代拉文酮、松贝甲素、松贝乙素；非生物碱类化合物主要有蔗糖、硬脂酸、软脂酸、β-谷甾醇、胡萝卜苷、campesterol 谷甾醇，甲酸丁酯、乙酸丁酯、十四烷酸、十六烷酸、二十二烷以及 K、Na、Ca、Mg、Fe、Mn、Cr、Ni、Pb 和 Cd 等多种微量元素。

3. 甘肃贝母 *Fritillaria przewalskii*

甘肃贝母成分分析现在可见的文献报道较少，文献报道的甘肃贝母中主要成分有西贝母碱、贝母辛、贝母素甲、贝母素乙、岷贝碱甲、岷贝碱乙、垂茄次苷碱、梭砂贝母酮碱、代拉文酮及多种微量元素。

4. 梭砂贝母 *Fritillaria delavayi*

据文献报道，梭砂贝母中已经分离并确定结构的生物碱成分主要有梭砂贝母碱、梭砂贝母酮碱、川贝酮碱、梭砂贝母芬碱、梭砂贝母芬酮碱、西贝碱、川贝碱、去氢鄂贝定碱、鄂贝定碱、炉贝碱、新贝甲素、代拉文、贝母辛、琼贝酮、代拉文酮、代拉夫林、川贝酮、贝母素甲、贝母素乙；酚酸类成分有 E-3,4,5- 三甲氧基肉桂酸、E- 对 - 甲氧基肉桂酸、E- 肉桂酸、E- 羟基肉桂酸、E- 肉桂酸甲酯、阿魏酸、咖啡酸、1-O-feruloylglycerol、单棕榈酸甘油酯；甾醇及其苷类成分有 β-谷甾醇、胡萝卜苷；核苷类成分有尿嘧啶、胸嘧啶、腺苷、尿苷、鸟苷、胸苷等。曹新伟从梭砂贝母的鳞茎中共分离出 33 个化合物，其中有 12 个生物碱类成分，分别为川贝酮碱、梭砂贝母酮碱、梭砂贝母啶碱、去氢鄂贝定碱、贝母素乙、西贝素、异梭砂贝母碱、梭砂贝母碱、鄂贝定碱、异贝母素甲、贝母素甲、贝母辛、E-3,4,5- 三甲氧基肉桂酸、E- 对 - 甲氧基肉桂酸、E- 肉桂酸、异 - 对 - 羟基肉桂酸、E- 对 - 羟基肉桂酸甲酯、阿魏酸、咖啡酸、尿嘧啶、胸嘧啶、鸟苷、尿苷、胸苷、β-谷甾醇、胡萝卜苷、苍术内酯Ⅲ。

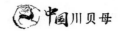

5. 太白贝母 *Fritillaria taipaiensis*

太白贝母中的化学成分主要为生物碱类和水溶性非生物碱类成分。其含有的生物碱成分与川贝母相近，目前还未发现太白贝母中特有的生物碱，通常认为太白贝母代表性生物碱为贝母辛、西贝母碱、贝母素甲、贝母素乙。段宝忠等采用 HPLC–ELSD 法测定太白贝母生物碱类成分发现，太白贝母中贝母辛含量较高，是总生物碱的主要组成成分，贝母素甲和贝母素乙含量均较低，而未检测到西贝母碱。

6. 瓦布贝母 *Fritillaria unibracteata* var.*Wabuensis*

由于资源或品种鉴定方面的问题，瓦布贝母成分分析现在可见的文献报道较少，目前从瓦布贝母中分离得到并且化学结构已知的成分主要有岷贝碱甲、岷贝碱乙、梭砂贝母酮碱、西贝素、贝母辛、川贝酮、代拉文酮、贝母素甲、贝母素乙、鄂贝乙素、异浙贝甲素、西贝素 –β– 氮氧化物、异浙贝甲素氮氧化物等以及多种微量元素。

对同一产地不同川贝母基原植物中生物碱提取物的定性和定量分析表明，不同商品名称的川贝母虽然成分上存在差异，但整体的化学成分组成相似，药效也相近，可作为同一药材使用。

第二节　川贝母的成分合成研究

川贝母中含有多种化学成分，其中生物碱类成分是其主要活性成分。甾体生物碱是天然甾体的含氮衍生物，是许多药用植物的主要活性成分，目前其生物合成途径已趋于完善，但全合成的相关报道较少。

一、活性成分的生物合成途径

植物次生代谢是指某些生物体以初生代谢产物为原料，在一系列酶的催化下，形成一些特殊的化学物质的过程，这些特殊的产物即为次生代谢产物。常见的次生代谢产物有生物碱、萜类、黄酮类、有机酸、木质素等，它们并非植物生长所必须，但对植物适应复杂的外界环境而使自身得以生存和发展方面具有极其重要的意义。次生代谢产物是植物与环境长期作用的结果。很多次生代谢产物具有一定的生理和药理活性。一直以来，人们从植物中获取大量的次生代谢产物来治疗各种疾病。川贝母中生物碱的生物合成途径为甲羟戊酸（MVA）途径，生物合成结构单元为异戊二烯。MVA途径是存在于所有高等真核生物及一些细菌中的次生代谢途径。即2个乙酰辅酶A（Acetyl–CoA）分子在乙酰辅酶A酰基转移酶（AATC）、羟甲基戊二酸单酰辅酶A（HMGS）、HMG–CoA还原酶（HMGR）、甲羟戊酸激酶（MVK）、磷酸甲羟戊酸激酶（PMK）、焦磷酸甲羟戊酸脱羧酶（MVD）等酶的作用下合成异戊烯焦磷酸（IPP）和二甲基丙烯基二磷酸–三铵盐（DMAPP），两者经法尼基焦磷酸合酶（FPS）、角烯鲨合成酶（SQS）、角烯鲨环氧酶（SE）、环阿乔醇合成酶（CAS）等酶的催化合成环阿乔醇，进而转化为川贝母生物碱类化合物贝母辛及贝母素甲。具体合成路线如图6–8。

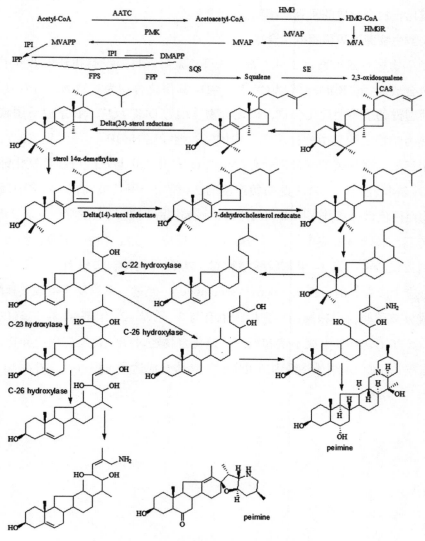

图6-8　贝母辛及贝母素甲合成路线

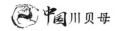

二、活性成分的全合成研究

早在 20 世纪 50 年代中期，我国学者朱子清等用硒脱氢降解等方法测定了贝母异甾体生物碱的骨架，阐述了贝母生物碱与藜芦生物碱的关系，也阐述了东西方贝母化学成分研究之间的联系；而在对异甾体生物碱骨架研究的基础上，很多学者陆续对瑟文型、介藜芦碱类生物碱和藜芦胺类生物碱进行了全合成的研究，但是反应产率都比较低，很难进一步推广。异甾体生物碱的母核是由苯环和一个含氮杂环骈合而成的，川贝母中的异甾体生物碱占比例最大的是瑟文型，也是止咳化痰作用的活性成分，其次为介藜芦碱。目前对异甾体类生物碱化合物全合成的研究产率偏低。

1. 瑟文型生物碱浙贝甲素的全合成

瑟文型生物碱有西贝素、浙贝甲素、浙贝乙素等。目前没有找到川贝母中西贝素等化合物的全合成途径。Kutney 等以 C- 去甲 -D- 高甾化合物为起始物，与 B_2H_6 反应再用 H_2O_2/OH 处理得到了外消旋化合物，该化合物继续与 DCC 反应，在室温下用碳酸钾处理定量得到热力学稳定的其中一种旋光异构体醛，继续用 $NaBH_4$ 还原，生成的产物与乙酸酐反应，用三氟乙酸和碳酸钾分别处理后用 CrO_3 氧化，再与乙酸酐和氢氧化钾处理得到 C- 去甲 -D- 高甾化合物。再用此初始产物与 2- 锂 -5- 甲基吡啶在 -40℃中反应，乙酰化反应产物经柱色谱分离并水解得到晶体醇，该晶体醇与 TsCl 在吡啶中反应 24h，得到的混合物先与三乙胺回流反应 1.5h，再与硼氢化钠反应生成混合物，该混合物直接用 H_2/Pt 还原，得到去氧浙贝乙素 3- 甲苯磺酸酯和 $C_{25}-$ 差向异构体，去氧浙贝乙素 3- 甲苯磺酸酯与萘钠反应生成去氧浙贝乙素（deoxoverticinone），经过一系列反应生成共轭酮混合物，混合物中成分被还原成饱和酮循环利用，也有与 2- 乙基 -2- 甲基 -1,3- 二氧戊烷和对甲苯磺酸反应（80℃，3h）生成不饱和缩酮，该化合物经过硼氢化反应生成异构体化合物，经过移除缩酮并还原 3- 酮最终得到浙贝甲素。具体合成途径见图 6-9、图 6-10。

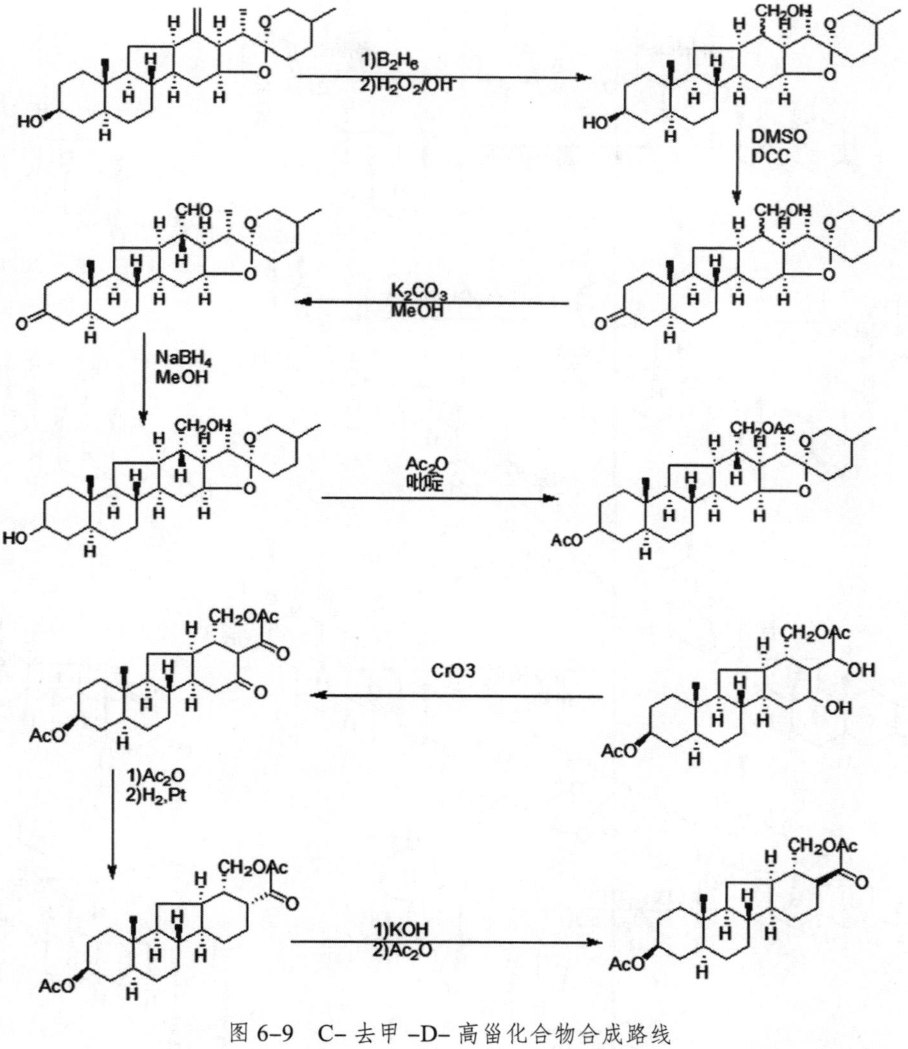

图 6-9　C- 去甲 -D- 高甾化合物合成路线

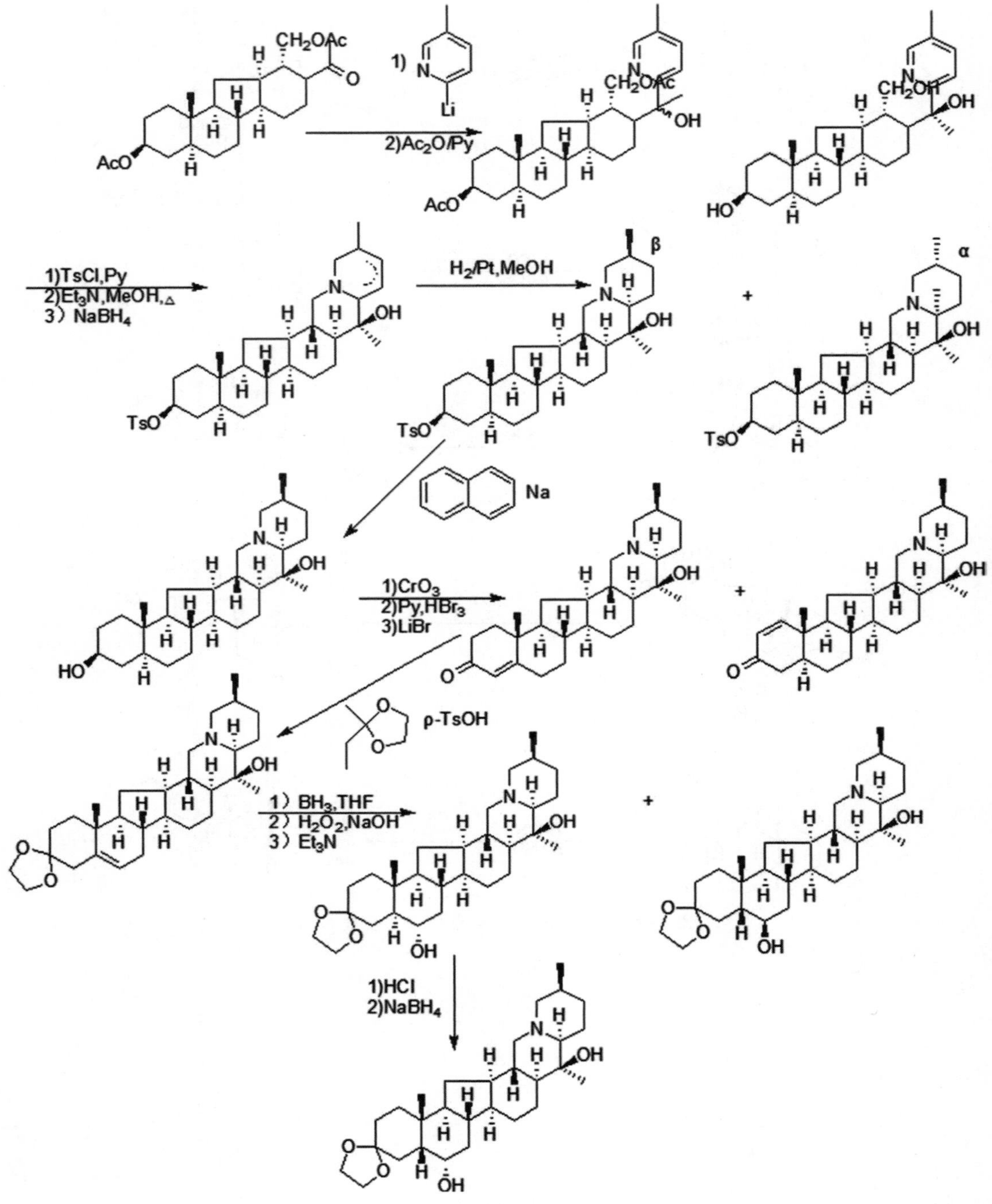

图 6-10　浙贝甲素合成路线

2. 介藜芦碱的全合成

介藜芦碱类生物碱的分布也较广泛，在川贝母中具有代表性的生物碱是贝母辛。介藜芦碱的合成始于 1967 年，仍以 C– 去甲 –D– 高甾化合物为起始物，其 3– 乙酸酯衍生物被还原、溴化生成溴化物，选取其中 20α–CH3、22β–H 构型产物并分离出来，占总产物的 35%，这种产物在乙胺中被锂还原，双键氢化生成 C_{13}–C_{17} 环氧化物，在碱性条件下形成氧桥，并脱水生成二乙酰 – 二氢 –11– 去氧介藜芦碱（diacetyl–dihydro–11–deoxojervine），该化合物经过氧化反应并再经过 7 步反应生成介藜芦碱。具体合成路线见图 6–11。

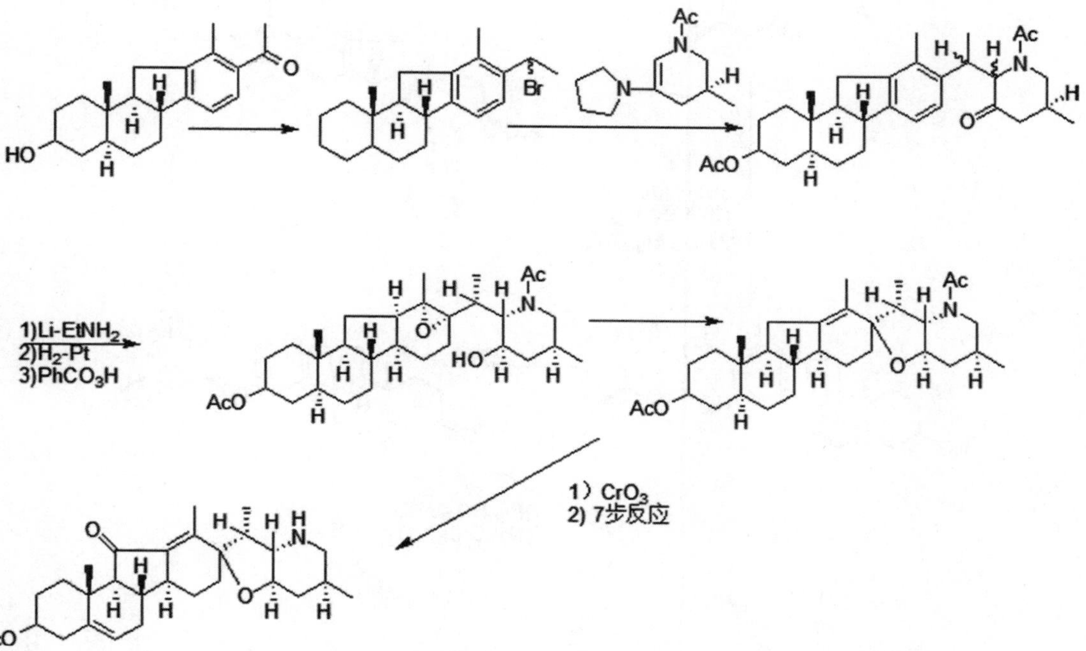

图 6–11　介藜芦碱合成路线

3. 藜芦胺的全合成

Johnson 等报道了藜芦胺的全合成，以 Hagemann's 酯 4– 乙氧甲酰 –3– 甲基 –2– 环己烷 –1– 酮为起始产物，经过一系列反应得到中间产物 17-acetyl-5α-etiojerva-12,14,16-trien-3β-ol，再经过一系列的反应得到藜芦胺。Masamune 等又研究了化合物 17-acetyl-5α-etiojerva-12,14,16-trien-3β-ol 转化成藜芦胺的过程。起始产物经过三步反应转化为两个差向异构体的溴化物，然后这两个差向异构体同吡咯烷烯胺和（S）–3 甲基 –1– 乙酰基 –5– 氧代哌啶 2 由（S）–3– 甲基哌啶经 5 步合成反应，得到了化合物 3-O,N-diacetyl-23-dehydro-22-epiveratramine，该化合物的 22 位很容易差向异构化变成和天然藜芦胺构型相似的化合物，化合物经过去氢、还原等处理，最后生成了藜芦胺。具体合成路线见图 6–12。

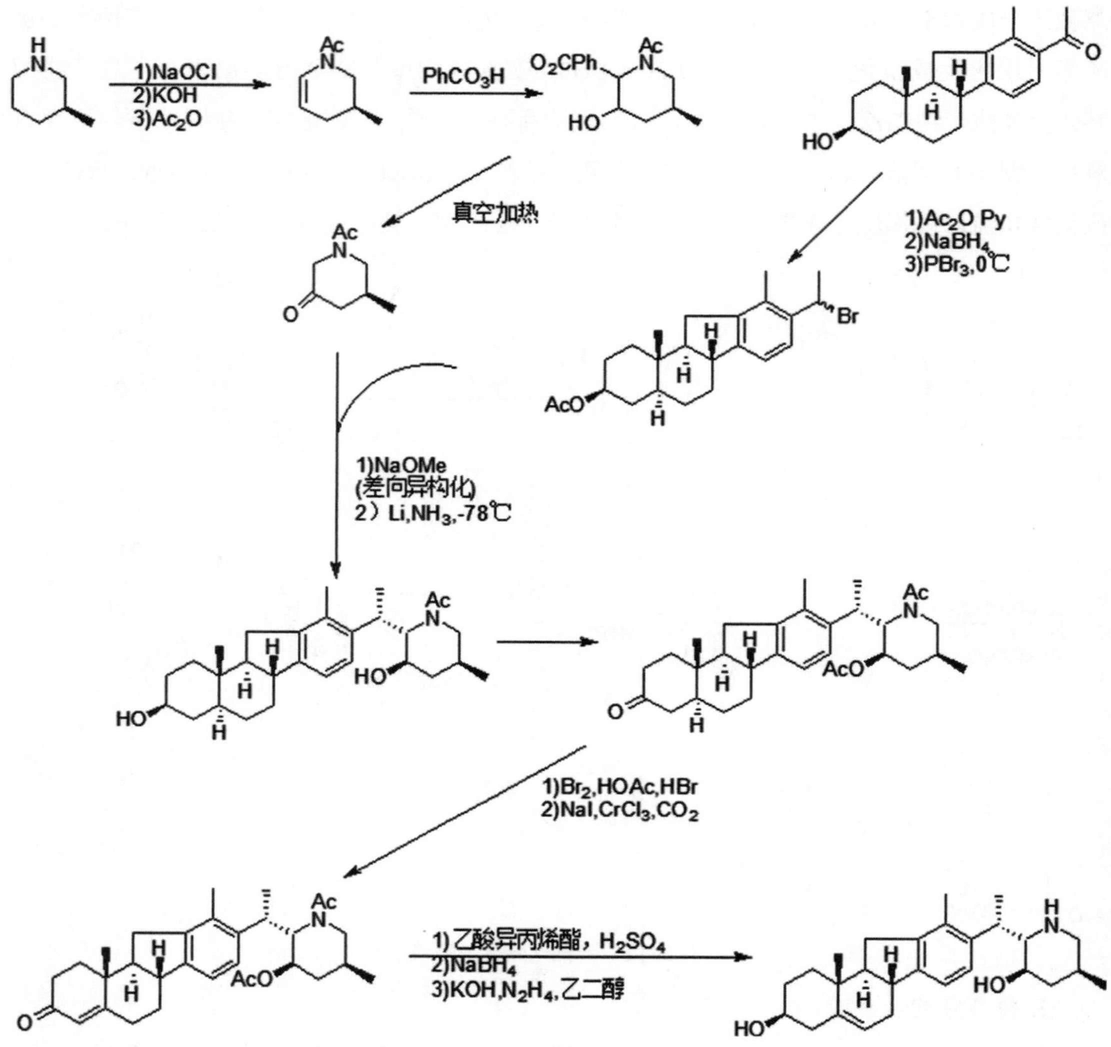

图 6-12 藜芦胺全合成路线

三、活性成分的结构修饰研究

结构修饰常采用化学方法，也可采用添加前体的生物合成和生物转化的方法，近年来还采用基因工程、细胞工程以及组合生物合成等生物学方法。根据需要和可能，对川贝母中的活性成分进行多样的结构修饰，主要采用化学方法，通过比较修饰前后药理作用的差异，来进一步研究它们的构效关系。

Mirzaeva 等对西贝素 3 号位的羟基进行酰化修饰，合成了丁酰西贝素、异戊酰西贝素、苯甲酰西贝素和呋喃甲酰西贝素，并通过与西贝素和阿托品的抗 M 胆碱作用的比较，发现丁酰西贝素和异戊酰西贝素的活性和阿托品相当，是西贝素的 3 倍；呋喃甲酰西贝素和苯甲酰西贝素的活性高于阿托品，是西贝素的 5 倍。而后，Mirzaeva 又研究了西贝素和其 3 个氯化衍生物抗 M 胆碱受体的活性，发现 α– 氯西贝素对中枢 $M_{2,4}$ 胆碱受体有很高的活性，但是 β– 氯西贝素对外周 $M_{2,4}$ 胆碱受体有很高的活性，二者的外消旋混合物有中枢选择性。由此可知西贝素是一个外周选择性的 M_2 受体。具体结构修饰途径见图 6–13。

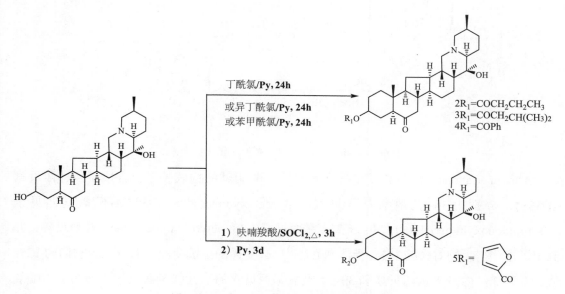

图 6–13　Mirzaeva 的西贝素衍生物结构修饰

Shakirova 等合成得到了 4 个西贝素的卤化衍生物，分别是 3α– 氯西贝素，3β– 氯西贝素，3α,6,6– 三氯西贝素和 3β– 溴西贝素，与典型的阻断 M 受体药物阿托品的药理活性进行比较，发现 4 个卤化衍生物仍保持对 M_2 胆碱受体的活性，在拮抗氨甲酰胆碱引起的心动缓慢的程度上，上述抗胆碱的活性由强到弱为 3α– 氯西贝素、3β– 氯西贝素、3α,6,6– 三氯西贝素、3β– 溴西贝素、阿托品。具体结构修饰途径见图 6–14。

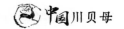

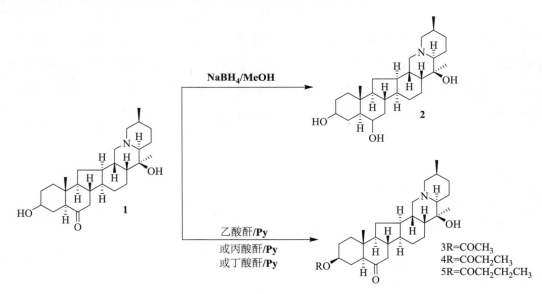

图 6-14　Shakirova 的西贝素衍生物结构修饰

Atta-ur-Rahmam 等为了研究西贝素的抗乙酰胆碱的构效关系，合成了 4 种西贝素衍生物，分别为 3β- 乙酰氧基西贝素（3β-acetoxyimperialine）、3β- 丙酰氧基西贝素（3β-propionoxyimperialine）、3β- 丁酰氧基西贝素（3β-butyroxyimperialine）和西贝醇，并测定了这些衍生物对大脑中 M_1 受体和心脏中 M_2 受体的拮抗活性，通过比较它们的 IC50 值，发现 3β- 丙酰氧基西贝素和 3β- 丁酰氧基西贝素的活性强于西贝素，而 3β- 乙酰氧基西贝素和西贝醇的活性弱于西贝素。具体结构修饰途径见图 6-15。

图 6-15　Atta-ur-Rahmam 的西贝素衍生物结构修饰

　　王珍珍等研究西贝素衍生物对舒张平滑肌的作用，合成了 4 种异甾体生物碱，分别是 3β- 戊酰西贝素，3β- 异丁酰西贝素，3β- 乙基西贝素和 3β- 丙基西贝素。首先以戊酸（异丁酸）为原料，与 SOCl₂ 反应，生成戊酰氯（异丁酰氯），然后和西贝素反应得到化合物，再用溴乙烷（溴丙烷）、40% 的氢氧化钾溶液和四丁基溴化铵与西贝素反应，通过在豚鼠离体气管模型上进行药理学实验，观察到西贝素及其衍生物对豚鼠离体气管条平滑肌有不同程度的舒张作用，与西贝素进行比较，除 3β- 丙基西贝素活性降低外，3β- 异丁酰西贝素和 β- 戊酰西贝素的活性与西贝素几乎相当，而 3β- 乙基西贝素对气管平滑肌舒张作用较西贝素略有增强，并认为虽然西贝素在心脏、胆囊等平滑肌表现为受体拮抗作用，但药理实验中西贝素对气管平滑肌的舒张作用并非通过受体途径，而可能通过其他途径如拮抗受体产生。具体结构修饰途径见图 6-16。

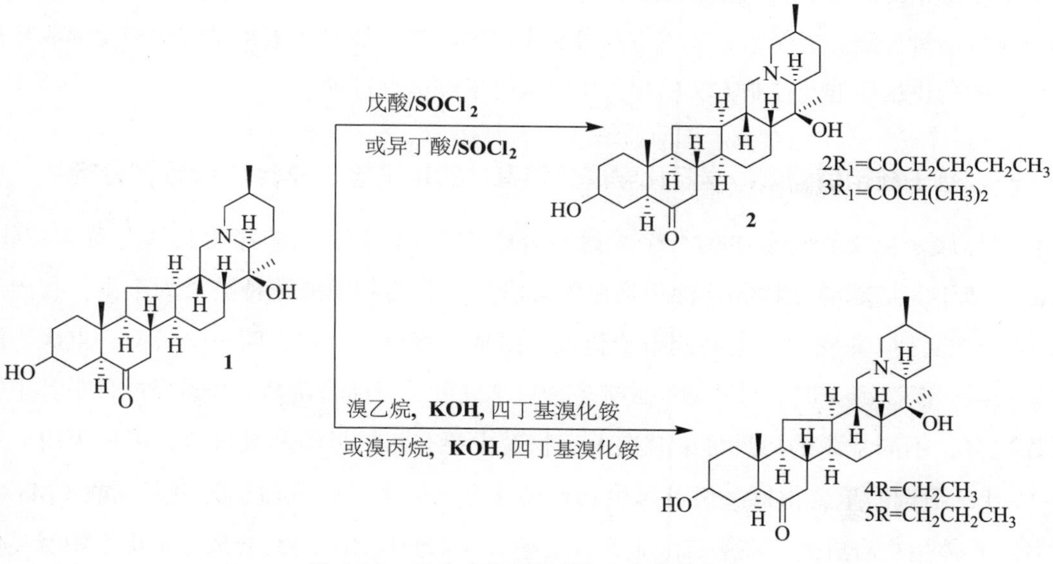

图 6-16　王珍珍的西贝素衍生物结构修饰

　　Echeagaray 等研究了西贝素衍生物 3α- 氯 – 西贝素等药物对 M 受体的拮抗作用，发现活性为 3α- 氯 – 西贝素＞ 4-DAMP ＞ AFDX-116 ＞加拉明＞派仑西平，前三个拮抗剂的 IC50（nM）值分别为 0.65、1.1、3.0。

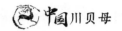中国川贝母

第三节　川贝母的质量标志物研究

由于中药材多来源、多产地等复杂情况，使中药产品的质量差异悬殊，特别是有效成分的量差异明显。川贝母在 2020 年版《中国药典》中共收录了 6 个基原，给其质量评价和标准的制定带来了一定的困难。目前，通过控制中药中一种或几种有效成分来评价中药质量的方法难以真正反映中药质量与疗效的关系。中药质量标志物是指存在于中药材和中药产品（中药饮片、中药煎剂、中药提取物、中成药制剂等）中固有的或加工制备过程中形成的，与中药的功能属性密切相关的化学物质，作为反映中药安全性和有效性的标志性物质进行质量控制。近年来，随着中药分析手段的不断发展，越来越多的中药化学成分被阐明，中药质量标准及控制方法的相关研究取得了突破性进展。

一、基于药用植物亲缘学及化学成分特有性的川贝母Q-Marker预测分析

贝母属是狭义百合科中的一个大属，全球约有 140 种，为多年生具鳞茎草本植物，广泛分布于北半球温带地区，特别是地中海沿岸、北美和中亚的种类最为丰富。我国产 80 种、52 变种、6 变型，主要分布于新疆、西藏、青海、甘肃、四川、云南、重庆、湖北、安徽、浙江等省市。川贝母中含有多种化学成分，目前公认其生物碱类成分是其主要活性成分，不同来源的川贝母中共有的生物碱主要有西贝母碱和贝母辛，可作为川贝母Q-Marker 筛选的重要指标。川贝母生物碱类化合物的生物合成途径为甲羟戊酸（MVA）途径。具体生物合成途径在第二节生物合成中有详细的描述，最终合成川贝母生物碱类化合物贝母辛及贝母素甲。此外，在百合科植物化学成分分析研究中，发现百合科植物大多含生物碱类成分。综上所述，对百合科贝母属植物亲缘学代谢路径进行分析，可将贝母素甲、贝母辛等生物碱类化合物作为川贝母的质量标志物。

二、基于传统功效的川贝母Q-Marker预测分析

传统功效是中医理论指导下中药有效性的总结与概括，是指导中医临床用药的主要理论依据。《神农本草经》将贝母列为中品，收载"贝母，味辛，平。主伤寒，烦热，淋沥，邪气，疝瘕，喉痹，乳难，金创，风痉。一名空草"。《名医别录》中记载贝母"主治腹中

结实，心下满，洗洗恶风寒，目眩、项直，咳嗽上气，烦热渴，出汗，安五脏，利骨髓"，说明川贝母具有清热润肺、化痰止咳、散结消痈的传统功效。现代药理研究表明，川贝母中分离得到的多种单体生物碱成分均具有止咳、祛痰、平喘的作用。如西贝母碱、贝母素甲、贝母素乙均可使卡巴胆碱引起气管条收缩的量效曲线右移，即具有一定平喘作用，西贝母碱和贝母辛均有明显的止咳祛痰作用；"散结消痈"主要体现在贝母素甲和贝母素乙等生物碱成分，具有抗肿瘤、抗血小板凝集的作用。由此可见，上述成分可以作为川贝母传统功效的主要药效物质基础，可作为川贝母 Q-Marker 筛选的重要指标成分。

三、基于传统药性的川贝母Q-Marker预测分析

中药药性理论不仅是中医药学理论的核心组成部分，更是指导中医临床配伍的重要依据。中药药性是对中药作用的基本性质和特征的高度概括，也应作为 Q-Marker 筛选的依据之一。《中国药典》2020 年版记载，"川贝母性苦、甘，微寒，归肺、心经"。现代药学认为，中药的五味属性是有其物质基础的。中药具甘味是与其所含有机成分和无机成分的种类和量有关。研究表明，甘味多来源于苷类、糖类、蛋白质、氨基酸、皂苷、甾醇、脂肪、维生素、无机盐、微量元素等成分，苦味主要是来源于生物碱、挥发油、苷类、醌类、黄酮类及苦味素及微量元素等成分，苦寒药的物质基础为生物碱和苷类。现代药理学研究表明，川贝母中生物碱、挥发油及苷类成分为苦味药"清热化痰、散结消痈"的主要物质基础，糖类、皂苷、甾醇等成分为甘味药"润肺止咳、散结消痈"的主要物质基础。因此，可将生物碱、挥发油、苷类、糖类、皂苷、甾醇等成分作为川贝母 Q-Marker 选择的参考依据。

四、基于现代药效研究的川贝母Q-Marker预测分析

现代药理学研究表明，川贝母中具有镇咳、祛痰、平喘、镇静、镇痛、抗炎、抗菌、抗氧化、抗肿瘤、降血压、降血糖等作用。川贝母的生物碱类成分是其绝大多数药理作用的物质基础，川贝母中的贝母素甲、贝母素乙、西贝素、西贝素氮氧化物、川贝酮碱、异浙贝甲素、异浙贝甲素氮氧化物等生物碱类成分能有效延长小鼠咳嗽潜伏期，减少小鼠咳嗽次数；贝母素乙可有效抑制 IL-1 诱导的小鼠关节软骨细胞炎症反应，改善小鼠骨关节炎，异甾体生物碱（贝母素甲、贝母素乙、西贝素、西贝素 -3-O-β-D- 葡萄糖苷、梭砂贝母碱、贝母辛）可通过减少活性氧的产生，升高谷胱甘肽水平，促进血红蛋白加氧酶的表达以达到保护膈肌和抗氧化作用；总皂苷是川贝母发挥祛痰作用的有效成分；鸟苷、胞

苷、胸苷、腺苷、尿苷、肌苷等核苷类成分具有抗炎、抑制血小板凝集、降压、松弛平滑肌等作用；多糖及挥发油类也具有一定的抗炎活性，此外，还可保护膈肌、抗氧化、增强免疫等。以上这些药理成分都可作为川贝母Q-Marker筛选的主要指标。

五、基于化学成分可测性的川贝母Q-Marker预测分析

中药化学成分的可测性是确定其Q-Marker筛选的重要依据。2020年版《中国药典》采用紫外-可见分光光度法测定川贝母中西贝母碱的含量，经过试验发现，采用此法测定的西贝母碱重复性结果较差，说明该法测定川贝母中的生物碱存在一定的不足。目前，越来越多的文献报道采用HPLC法来测定川贝母中生物碱和水溶性非生物碱类成分。车朋等利用UPLC-ELSD法同时测定了5种贝母类药材中贝母辛、西贝母碱苷、西贝母碱、贝母素乙、贝母素甲和湖贝甲素等6个生物碱成分的含量，为贝母类药材的质量控制提供了依据。Fan等采用UPLC法测定了贝母中甘露糖（Man）、葡萄糖（Glu）、半乳糖（Gal）、木糖（Xyl）和岩藻糖（Fuc）的含量。核苷和碱基具有多种生理生化活性，定量测定川贝母中的含量对其质量控制也很重要。潘峰等通过建立高效液相色谱-二极管阵列检测器联用技术（HPLC-DAD）同时测定了瓦布贝母鳞茎中6个核苷（鸟苷、胞苷、胸苷、腺苷、尿苷、肌苷）和4个碱基（胞嘧啶、尿嘧啶、胸腺嘧啶、腺嘌呤）的含量。综上所述，川贝母中生物碱、糖类、核苷及碱基等成分均可利用现代分析手段进行定量检测，这些成分与其药效作用密切相关，是其可能的主要药效物质基础，可作为川贝母Q-Marker筛选的重要对象。

六、基于不同配伍中表达组分的川贝母Q-Marker预测分析

中药配伍是中医临床用药的基本形式，对指导新药研发、提高临床疗效和安全用药具有重要意义。乌头（川乌、草乌、附子）反贝母（川贝母、浙贝母）是中药"十八反"之一，《中国药典》2020年版也规定川贝母、浙贝母不宜与川乌、制川乌、草乌、制草乌、附子同用。近年来，对于"半蒌贝蔹及攻乌"中的乌头能否与贝母配伍使用，国内学者持有不同的看法。研究表明，乌头与川贝母共煎后，乌头中的主要毒性成分双酯型二萜生物碱（乌头碱、中乌头碱、次乌头碱等）含量明显降低，究其原因为二者配伍促使双酯型二萜生物碱水解成单酯型生物碱（低毒性），且可继续水解成胺醇类生物碱（几乎无毒）。从毒性成分含量的变化来看，乌头与川贝母配伍并不"相反"，可尝试通过合理炮制减毒后将其配伍用于临床。李世哲发现在一定剂量下，乌头汤与川贝母配伍可促进生物机体外的

抗氧化活性，且对类风湿性关节炎有一定治疗作用。因此，应将川贝母抗氧化、抗炎有效成分作为其配方中质量标志物的重要选择。从大量的实验研究总结来看，乌头与贝母配伍的药效和毒性受配伍剂量、配伍比例、炮制品种、给药时间、煎煮方式等多方面的影响。初步认为乌头及其所属的炮制品与川贝母、浙贝母各剂量组（接近临床成人用量的 2～16 倍）配伍；生草乌与浙贝母、制川乌与川贝母 1∶1 比例配伍的合煎剂均为实验的禁忌条件；炙川乌与川贝母 3∶1 配伍、生川乌与浙贝母在 1∶（1～13）的区间内配伍的合煎剂为实验的可能适宜条件。此外，紫菀、贝母、款冬花配伍使用，对止咳平喘的功效能起到协同的作用；将黄芩与川贝母配伍，其对 LPS 诱导肺炎小鼠模型的抗炎作用优于单味药组；将川贝母与沙参、麦冬配伍，具有养阴润肺、化痰止咳功效，可治疗肺虚劳嗽、阴虚久咳有痰者；与知母配伍，具有清肺润燥、化痰止咳功效，治疗肺热肺燥咳嗽；与玄参、牡蛎配伍，具有化痰软坚功效，治疗痰火郁结之瘰疬；与蒲公英、鱼腥草配伍，具有清热解毒、消肿散结功效，治疗热毒痈结之疮痈、肺痈。因此，在不同方剂治疗疾病的过程中，应选择将其抗氧化、抗炎、养阴润肺、化痰软坚、清热解毒、消肿散结等有关的有效作用成分作为川贝母 Q-Marker 的筛选指标。

七、基于不同加工方法的川贝母Q-Marker预测分析

中药材采收后，为保证其用药安全，便于储藏和运输，提高临床疗效，需要对其进行必要的加工处理，在此过程中，加工方法的选择会影响中药中有效成分的含量。因此，对中药材进行适宜的加工处理是保障中药品质及临床疗效的关键性环节。目前，川贝母相关加工处理方法主要包括传统加工法、水洗法、熏硫法、蛤粉裹制法、白纸覆盖加工法、石灰水浸泡等，但主要还是以传统加工法为主，即净制后晒干或低温烘干。通过考察不同的加工方法（传统加工法、水洗法、熏硫法）对川贝母中总生物碱及总皂苷含量的影响，发现水洗法处理后川贝母总生物碱及总皂苷含量较高，且可以保持川贝母良好的外观性状，是川贝母加工处理的最佳方法。黄林芳等通过研究 7 种不同加工方法（传统加工法、水洗日晒法、水洗后 60℃烘箱烘 24h、水洗后先 45℃烘箱烘 8h 再于 60℃烘 16h、硫黄熏制、蛤粉裹制）对川贝母中贝母辛、贝母素甲、贝母素乙含量的影响，发现温度是影响生物碱的最重要因素，结合外观性状等评价方法，以水洗后 60℃烘箱烘 24h 为川贝母最佳加工方法。综上所述，生物碱类和皂苷类成分均可作为不同加工条件下川贝母 Q-Marker 筛选的指标成分。

第七章　川贝母药效毒理研究

川贝母具有清热润肺、化痰止咳、散结消痈的功效，临床主要用于治疗肺热燥咳、干咳少痰、阴虚劳嗽、痰中带血、瘰疬、乳痈、肺痈等病症。现代药理学研究表明，川贝母具有镇咳、祛痰、平喘、镇静镇痛、抗炎、抗肿瘤、保护膈肌、抗氧化、抗糖尿病、抗菌、降压等作用，在动物模型及细胞模型体内外实验进行药效学研究，以不同品种、不同提取物、不同用药方法及单体化合物为研究对象，研究川贝母的多种药理作用。药物代谢动力学研究与药效学同等重要，研究药物在体内吸收、分布、代谢、排泄过程的动态变化，确定药物的给药剂量和间隔时间以及安全有效浓度等。对川贝母的药代动力学研究多集中在生物碱类化合物，通过 HPLC、LC–MS/MS 等方法分析有效成分在血液、尿液或其他组织中的浓度，以及 Caco–2 细胞模型等研究生物利用度、肠道吸收以及排泄率等特性。为了确保临床用药安全性和提供实验依据，针对川贝母的毒理学研究至关重要。主要以给药动物 LD50 和给药后血液、肝肾功能及各脏器的异常变化研究川贝母口服毒性以及最大耐受剂量。目前，关于川贝母的急性毒性和慢性毒性实验研究较少，且未发现严重的机体组织异常变化，表明川贝母的口服毒性较低。但与川乌、制川乌、草乌、制草乌、附子同用会产生配伍毒性。

第一节　川贝母的药理作用研究

一、对呼吸系统的作用

川贝母为清热润肺、止咳化痰之要药，众多学者对其不同的提取部位和所含的单体成分进行了现代药理研究，表明其具有明确的镇咳、祛痰、平喘作用。研究常利用氨水引咳法、枸橼酸引咳法、酚红排泌法及整体动物引喘法建立止咳、化痰和平喘作用研究的实验模型。

1. 镇咳

贝母以甘味为主，性偏于润，主治肺热燥咳、虚劳咳嗽等。研究表明川贝母对电刺激神经干和尼可刹米的呼吸兴奋作用都没有明显影响，主要是通过抑制咳嗽中枢而非呼吸中枢发挥镇咳作用，因此对治疗慢性支气管炎并发肺气肿伴咳嗽者疗效优。

对不同品种贝母进行小鼠氨水引咳实验和酚红祛痰实验，发现其中 11 种贝母的总生物碱部分起到了良好的镇咳效果。利用氨水及二氧化硫分别诱发小鼠咳嗽模型，发现川贝母总生物碱能够显著延长小鼠咳嗽潜伏期、增加呼吸深度，且对雄性小鼠的作用强于雌性小鼠，这表明川贝母中起镇咳作用的主要成分是生物碱。川贝母生物碱中的贝母素甲、贝母素乙、西贝素、西贝素氮氧化物、川贝酮碱、异浙贝甲素、异浙贝甲素氮氧化物等生物碱类成分研究较多，能有效延长小鼠咳嗽潜伏期，减少小鼠咳嗽次数，且高剂量（4.5mg/kg）和中剂量（3.0mg/kg）下的西贝素、西贝素氮氧化物、异浙贝甲素、异浙贝甲素氮氧化物对小鼠咳嗽潜伏期延长、咳嗽次数减少效果显著；而在低剂量（1.5mg/kg）下，只有异浙贝甲素、异浙贝甲素氮氧化物可延长小鼠咳嗽潜伏期。川贝母生物碱镇咳作用的重要靶点可能是 MAPK1、Akt1 和 PPKCB。

药物不同的用药方法会影响药效，一般川贝母传统用药方法是粉末和水煎剂，成方制剂的提取方式多采用乙醇渗漉法。在小鼠氨水引咳实验中发现暗紫贝母粉末、暗紫贝母醇提取物表现出了显著的镇咳作用，而暗紫贝母水提物、暗紫贝母醇水混合物以及浙贝母醇水混合物未表现出镇咳作用。另外川贝母膨化制剂能明显或部分减少氨水引起的小鼠咳嗽次数，显示出一定的镇咳作用；同时也能增加小鼠的酚红排泌量，抑制小鼠的耳部肿胀和足部肿胀，发挥抗炎和祛痰作用，上述作用均优于川贝清肺糖浆及原料药。

有研究显示，青贝止咳效果优于松贝，抗炎效果稍次于松贝。但也有研究发现，松贝止咳效果优于青贝，抗炎效果次于青贝。造成研究结果不同的原因可能是研究对象不同、产地不同以及采集时间不同，且总生物碱含量在同一基原川贝母均有不同，不同品种的川贝母药效也存在差异。研究发现太白贝母（野生）生物碱对氨水致小鼠咳嗽镇咳效果（延长潜伏期、减少咳嗽次数）与松贝、青贝、炉贝的效果相当，但对二甲苯致小鼠耳肿胀抗炎效果不明显；而太白贝母（栽培）可延长咳嗽潜伏期，效果与松贝、青贝、炉贝的效果相当，但减少咳嗽次数和抗炎效果不明显。太白贝母粉末和醇提取物有明显止咳、祛痰和抗炎作用，其效果与川贝母无明显差异。太白贝母及暗紫贝母的镇咳作用无显著差异，但太白贝母减少咳嗽次数较优；相同剂量下，太白贝母的祛痰作用要明显优于暗紫贝母。暗紫贝母延长 EDT50（半数喷雾引咳时间）效果明显优于瓦布贝母和浙贝母；而栽培瓦布贝母的祛痰效果也与暗紫贝母无显著差异。暗紫贝母、梭砂贝母均能显著延长豚鼠的咳嗽潜伏期，增加小鼠排痰能力。比较不同基原川贝母镇咳、祛痰作用，尤以暗紫贝母功效最为突出。

2. 化痰

切断大鼠的迷走神经后，利用毛细管排痰观察大鼠的排痰量，结果显示用药后大鼠的排痰量增加，由此可以说明贝母属于非恶心性祛痰药。祛痰一般与平滑肌的松弛有关，川贝母提取物能修复动物损伤的支气管黏膜上皮细胞，增加黏膜内杯状细胞密度，增加气管腺体组织分泌量，降低气管黏膜血管的通透性及痰液浓度，从而排出痰液。

在贝母中能起到祛痰作用的是皂苷部分。对暗紫贝母的不同制剂进行研究发现，从大鼠毛细管排痰实验效果上来看，暗紫贝母粉末、暗紫贝母水提物、暗紫贝母醇提物、暗紫贝母醇水混合物按 $2.0g \cdot kg^{-1}$（生药量）给药后，具有明显的排痰作用，其中水提物作用最明显，醇提物与醇水混合物祛痰作用弱于粉末及水提物。镇咳及祛痰实验的结果提示，暗紫贝母发挥祛痰效应较其镇咳效应所需要的剂量要小，其镇咳作用可能由其祛痰作用或至少部分是由其祛痰作用继发。

采用重量法对川贝母不同基原的总皂苷含量进行比较，发现总皂苷含量川贝母＞梭砂贝母＞暗紫贝母＞瓦布贝母＞甘肃贝母＞太白贝母。研究不同基原川贝母对小鼠气管酚红排泌量的影响，发现镇咳、祛痰作用以暗紫贝母功效最为突出。松贝一直以来被认为是川贝母中最能代表川贝止咳、化痰功效的一类，而暗紫贝母是松贝的主流品种。利用大鼠毛细管排痰实验发现，暗紫贝母及栽培瓦布贝母微粉给药具有明显的排痰作用，但差异无统计学意义；对小鼠酚红排泌量瓦布贝母及暗紫贝母优于浙贝母，瓦布贝母与暗紫贝母作用相当。目前，关于川贝母中的总皂苷含量与祛痰效果的具体量效关系尚不明确，有待进一步研究。

3. 平喘

哮喘是支气管广泛性阻塞引起呼气性困难的肺部变态反应性疾病，是由支气管平滑肌收缩致使黏液分泌过多且黏液黏附于支气管壁造成的。

川贝母中总生物碱也是产生平喘作用的有效成分之一。贝母素甲、贝母素乙、西贝素、西贝素苷和蒲贝酮碱对离体豚鼠气管平滑肌 M 受体具有拮抗作用，并能使卡巴胆碱引起的气管条收缩的量效曲线右移，有效抑制气管收缩，说明贝母之所以起到平喘作用可能是因为对气管壁 M 受体产生作用既而使气管得到舒张。西贝碱、3β- 乙酰化西贝碱、新贝甲素 A 显示了很强的抗胆碱活性，西贝碱和新贝甲素 A 为选择性 M_2 胆碱受体阻断剂，3β- 乙酰化西贝碱则选择性阻断 M_3 胆碱受体；另外贝母辛通过作用于 M 受体、兴奋 β 受体和拮抗内钙释放，使得体内生成 NO 并释放，从而促进了气管平滑肌舒张，起到了平喘作用。

不同基原川贝母在防治小鼠复发哮喘总体效果和作用环节上各有特色，暗紫贝母和梭砂贝母在增加肺表面活性物质、维持肺表面张力与肺泡体积差异方面作用突出；暗紫贝母和太白贝母在扩增支气管宽度方面作用突出；暗紫贝母和甘肃贝母在减少炎性细胞浸润方面作用突出；暗紫贝母和太白贝母在减轻腺体增生及内膜增厚方面作用突出；暗紫贝母和瓦布贝母能够对整体动物引喘后延长哮喘潜伏期，总体而言，暗紫贝母效果最优，其平喘作用可能相对弱于其祛痰和镇咳作用。

川贝母通过降低哮喘模型小鼠中一氧化氮（NO）、肿瘤坏死因子 -α（TNF-α）、丙二醛（MDA）、白细胞介素 -1（IL-1）、白细胞介素 -6（IL-6）、白细胞介素 -8（IL-8）、核转录因子（NF-κB）、基质金属蛋白酶 -2（MMP-2），基质金属蛋白酶 -9（MMP-9），基质金属蛋白酶组织抑制剂 -1（TIMP-1）水平，升高超氧化物歧化酶（SOD）活力，抑制哮喘模型小鼠血管内皮生长因子（VEGF）、缺氧诱导因子 -1α（HIF-1α）、Notch2 蛋白的表达，减少哮喘小鼠支气管黏膜上皮细胞的脱落，减轻肺组织的炎性细胞浸润，降低哮喘小鼠的气道高反应，来发挥平喘作用。另外川贝母的水提物可通过抑制 Th2 细胞因子（IL-4、IL-5 和 IL-13）、IgE、组胺产生，减少嗜酸性粒细胞的积累，以及增加干扰素 -C 的产生发挥平喘作用。另外利用 OVA（卵蛋白）和氢氧化铝粉末制成的混悬液诱导激发小鼠哮喘发作得到哮喘模型，将哮喘模型小鼠解剖做成支气管平滑肌标本，发现 p-ERK、p-p38MAPK 活性均显著升高，肺组织中 p-ERK、p-p38MAPK 蛋白表达，以及 p-ERK、p-p38MAPKmRNA 表达均显著增强，表明川贝母治疗哮喘可能与抑制 ERK/MAPK 信号通路有关。

二、抗炎作用

通过角叉菜胶致大鼠足趾肿胀实验及对小鼠毛细血管通透性的影响观察几种川贝母的抗炎作用，川贝母、暗紫贝母、太白贝母和梭砂贝母均能减轻角叉菜胶所致大鼠足趾肿胀，降低小鼠毛细血管通透性，具有一定的抗炎作用，其中以暗紫贝母的作用最强。

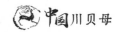

川贝母中生物碱类成分具有良好的抗炎作用，它主要是通过抑制炎症反应信号通路中丝裂原活化蛋白激酶 MAPKs 的磷酸化活性，下调炎症介质水平，降低核转录因子 NF-κB 的转录强度而发挥抗炎功效。贝母素甲、贝母素乙能抑制促炎因子的表达，进而保护急性呼吸窘迫综合征（ARDS）小鼠的肺脏，另外可以通过抑制 AKT/NF-κB 和激活 Nrf2/HO-1 两种途径，来抑制 IL-1β 在软骨细胞中诱导炎症的发生。KV1.3 钾离子通道在 T 细胞的活化中起关键作用，贝母素甲浓度越高对 KV1.3 离子通道的抑制作用越强，据此推断贝母素甲也可能通过抑制 KV1.3 离子通道进而抑制 T 细胞活化产生抗炎效果。

川贝母可减少卵蛋白致哮喘小鼠支气管黏膜上皮细胞的脱落，减轻肺组织的炎性细胞浸润，降低哮喘小鼠的气道高反应，降低哮喘组小鼠血清中炎性因子 IL-8、TNF-α、NF-κB 的含量及肺内炎症，且呈一定的量效关系，其机制可能与下调 Notch2 的蛋白表达有关。Notch2 是 Notch 信号通路的受体，参与肺组织的发育，并在 T 细胞的发育与分化过程中发挥重要作用。中、高剂量川贝母灌胃后处理 5 天可有效缓解 LPS 引起的小鼠急性肺损伤，其作用可能与下调肺组织中 NOD 样受体蛋白 3（NLRP3）、IL-1β 表达有关。通过静脉注射油酸法建立大鼠急性呼吸窘迫综合征 ARDS 模型，与模型组相比，川贝母高、低剂量组及地塞米松组大鼠左肺湿/干重比值（W/D）、丙二醛（MDA）、TNF-α、IL-1β、IL-6 含量显著降低，肺组织中超氧化物歧化酶（SOD）活性升高，其机制可能是阻止体内脂质过氧化过程。

三、镇痛镇静

贝母素乙和吗啡的镇痛效果基本相同，对炎性疼痛有很强的改善作用。在紫杉醇引起的中枢神经性疼痛模型实验中发现，去氢贝母碱具有反复给药仍能发挥镇痛作用的优势。Nav1.7 是痛觉动作电位产生的阈值通道和治疗疼痛的高效特异靶点，主要分布于外周感觉神经元和交感神经节神经元，通过放大低阈值或轻微刺激使背根神经节（DRG）产生兴奋以传递痛觉信号。贝母素甲能够阻断 Nav1.7 及其他钠离子通道以达到镇痛效果，而且优选地抑制 KV1.3 离子通道。通过观察贝母素甲和贝母素乙对小鼠中枢神经系统的作用，发现 2.0mg/kg 的剂量下，贝母素甲和贝母素乙能减少小鼠的自发活动及咖啡因引起的活动次数，延长小鼠睡眠时间，提高睡眠率，以达到镇静功效。

四、抗肿瘤

川贝母的生物碱成分在许多人类肿瘤细胞系中具有抗细胞增殖和凋亡的作用，并且可以逆转某些耐药细胞系（如乳腺癌、白血病、肺癌和胃癌细胞）的多药耐药性。它主要是通过调节血液黏度，加快血液流动，减少中性粒细胞脱落及血管生成，降低癌细胞转移率，抑制肿瘤细胞增殖，诱导细胞凋亡和细胞周期停滞，以及增强自噬通量而表现出抗肿瘤作用。

目前，肺癌作为最常见的癌症越来越受到关注。川贝母的总生物碱通过抑制肿瘤血管生成和诱导细胞凋亡显著抑制小鼠可移植 Lewis 肺癌（LLC）肿瘤的生长，其分子机制与 CD31 和 caspase-3 的下调有关。川贝母水提物也具有与总生物碱相似的抗肿瘤作用，对裸鼠移植模型 A549 肿瘤的生长具有抑制作用，这与信号转导和促进 STAT1、STAT4、IFNγ、IL-12、caspase-3、Bax 转录水平相关，以及减少 Bcl-2 产生。除总提取物外，一些单体化学成分，如川贝酮碱和西贝素等，对肺癌的治疗也具有巨大的治疗潜力。川贝酮碱显著降低 LLC 细胞的活力，阻断细胞 G0/G1 期分化，随后导致细胞凋亡增加。其潜在机制与抗凋亡蛋白 Bcl-2 的减少和促凋亡蛋白 Bax 和 caspase-3 的增强有关。西贝素通过下调 NF-κB 途径中的关键调节分子，包括 PI3K、Akt、p-Akt、NIK、IKK、IκBα 以及降低 Ki67（肿瘤的临床生物标志物）的表达，上调 caspase-3 的水平。在另一项研究中，贝母素乙可以在一定程度上抑制 A549 细胞中 MMP-9 及 MMP-2 蛋白的表达进而抑制 A549 细胞迁移，这与贝母素乙调控 PI3K/Akt/mTOR 通路活性有关。

贝母素乙可通过诱导细胞凋亡和自噬显著抑制小鼠可移植结肠癌 HCT-116 肿瘤的生长。分子机制与 LC3B 和 caspase-3 水平的增强有关。其抑制作用具体可能归因于 LC3B-Ⅱ/LC3B-I 比率的升高和上调 p-ULK1、p-AMPK 的磷酸化水平，以及抑制 p-mTOR、p-Akt、磷酸化和 p-PTEN 活性。此外，贝母素乙可以通过调节代谢物（如葡萄糖、谷氨酰胺、油酸和木脂酸）的产生来促进细胞凋亡和自噬；调节氟尿嘧啶代谢通路、细胞增殖和能量代谢有关的基因；上调 RPL31、RPL27A 的表达从而影响蛋白质的生物合成；影响 RP-MDM2-p53 通路，抑制人结肠癌 HCT116 细胞的增殖和分化，促进凋亡。

川贝母氯仿提取物、正己烷提取物、水提取物、石油醚提取物和总生物碱已被证明对肝癌细胞 HepG2 的生长具有抑制作用。贝母素乙以浓度依赖性方式对 HepG2 细胞产生生长抑制作用，通过外在和内在的凋亡途径触发 HepG2 中的细胞凋亡。

川贝母水提取物可以通过下调 TGF-β/Smad 信号通路显著抑制子宫内膜癌细胞的生长。此外通过影响细胞 S 期的分化和促进细胞凋亡，抑制卵巢和子宫内膜癌细胞的活力，通过激活凋亡途径，使得细胞周期停滞以及抑制 NF-κB 途径来阻止子宫内膜癌和卵巢癌的进展。贝母辛通过增加 G0/G1 期细胞停滞诱导细胞凋亡显著阻断人卵巢癌细胞的增殖。

胃癌的早期确诊率较低，中晚期胃癌患者常使用中药联合化疗，在临床上有明显的减毒增效、提高患者生活质量的作用。研究发现，贝母素甲不仅能明显抑制 PC 细胞的生长，且对正常前列腺细胞（RWPE-1）无明显影响，可以抑制 PC-3 细胞的侵袭和迁移，阻断上皮间质转化过程。这是因为贝母素甲提高了 Ca^{2+} 浓度，有利于 CaMKII 和 JNK 的磷酸化，进而抑制 PC-3 细胞的生长和侵袭，诱导其凋亡。

川贝母在治疗其他类型的癌症（如口腔癌和骨髓性白血病）方面也显示出有利的效果。贝母素甲可以通过诱导细胞周期停滞和凋亡来抑制永生化和恶性口腔角质形成细胞的增殖。分子机制与 Bcl-2 和 pRb 的下调以及 Bax、caspase-3、p53 和 p21 蛋白的上调有关。此外贝母素甲对人早幼粒细胞白血病 HL-60 细胞生长具有抑制作用。

五、保护膈肌

川贝母可通过保护机体内抗氧化酶活性，清除自由基，抑制体内的脂质过氧化反应，促进亚铁离子螯合等方式提高机体的抗氧化和抗膈肌疲劳能力。在香烟烟雾诱导的氧化应激反应中，贝母素甲、贝母素乙、西贝素、西贝素 -3-O-β-D- 葡萄糖苷、梭砂贝母碱、贝母辛可通过减少活性氧的产生，升高谷胱甘肽水平，促进血红蛋白加氧酶的表达以达到保护膈肌和抗氧化作用，其作用机制可能与 Nrf2 核转位、Nrf2 的表达上调有关，且贝母素甲、贝母素乙、西贝素 -3-O-β-D- 葡萄糖苷、梭砂贝母碱、贝母辛的抗氧化效果强于西贝素。

缺氧时高能磷酸生成减少，膈肌能量供应不足；同时缺氧可引起无氧酵解增强，酸性代谢产物增加，Ca^{2+} 不足或肌钙蛋白与 Ca^{2+} 的亲和力改变使膈肌的兴奋 - 收缩偶联发生障碍，导致膈肌疲劳。慢性缺氧大鼠膈肌最大收缩力、最大强直收缩和疲劳指数均较缺氧加贝母组显著缩短，表明贝母具有抗缺氧和抗膈肌疲劳作用。

六、抗氧化

多糖是贝母抗氧化的主要活性物质，不只是在川贝母中，平贝母和浙贝母均证明多糖具有明显的抗氧化活性。川贝母中水溶性杂多糖 FWPS1-1 具有弱的 DPPH 自由基清除能力，但对 ABTS 自由基清除活性高，具有良好的 Fe（Ⅱ）螯合能力和显著的 DNA 损伤保护活性。

氧化应激与肺间质纤维化的发病密切相关，这种氧化与抗氧化的失衡是肺间质纤维化患者组织损伤的根本原因之一。Nrf2 具有抗氧化、抗炎症反应和细胞保护作用，可调控抗氧化基因的表达，促进抗氧化物质的合成，以达到保护损伤细胞的作用。一般来说，Nrf2含量越高说明通过该途径的抗氧化作用越强。实验研究证明川贝母能够增加博来霉素诱导肺纤维化大鼠肺组织中 Nrf2 的含量。川贝母也能显著增加肺组织中 SOD 及 GSH 的含量，显著降低 MDA 的含量，发挥抗氧化作用。

药用植物内生真菌可产生大量结构新颖、活性独特，甚至与宿主植物相同或相似的次生代谢产物，这不仅成为寻找新型天然化合物的重要途径，而且对保护濒危的药用植物资源以及减少破坏药用植物多样性具有生态学意义。研究表明瓦布贝母内生真菌胞外多糖主成分 WBS020EPS1-2 和 Fusarium redolens6WBY3 可有效增强 ABTS 自由基清除能力和亚铁离子螯合能力。另外，暗紫贝母内生真菌 Fritillaria sp.A14 的酚酸类成分（儿茶素、咖啡酸、木樨草酸和阿魏酸）也具有明显的抗氧化活性。胞外多糖（EPSs）是一种高分子量的碳水化合物，具有广泛的生物生理活性，如抗氧化活性、免疫刺激活性、抗肿瘤活性、保肝活性和抗疲劳作用。利用乙醇沉淀、DEAE- 纤维素离子交换色谱和琼脂糖 G-150凝胶过滤色谱从真菌内生菌株中分离纯化了两种水溶性 EPS（A14EPS-1 和 A14EPS-2），生物活性测定结果表明，A14EPS-1 和 A14EPS-2 在体外均具有中等抗氧化活性，且A14EPS-2 对人肝癌 HepG2 细胞具有中等抗增殖作用。

七、抗糖尿病

DPP-4 抑制剂通过提高 GLP-1 的浓度来刺激胰岛素分泌，抑制胰高血糖素的分泌，改善 II 型糖尿病，且不存在低血糖风险。研究表明，贝母辛具有 DPP-4 抑制剂活性，在治疗糖尿病方面有显著疗效；且贝母素乙也可通过调控 β-TC6 胰腺细胞和 C2C12 骨骼肌细胞来达到体外的抗糖尿病作用。贝母素甲（0-100μg/mL，24h）通过增强 b-TC6 胰腺和C2C12 骨骼肌细胞的胰岛素水平和葡萄糖摄取能力来发挥降血糖作用。

八、抗菌

细菌生物被膜（BBF）是由细菌多糖基质、纤维蛋白、脂质蛋白等组成，将其自身包绕其中进而对细菌产生保护作用，对细菌耐药性有很大影响。川贝母对多耐药 BBF 形成有一定抑制作用。贝母碱、去氢贝母碱和鄂贝啶碱对革兰阳性的金黄色葡萄球菌和革兰阴性的卡他球菌具有抗菌活性，鄂贝啶碱对卡他球菌、金黄色葡萄球菌的活性高于贝母碱、去氢贝母碱。通过五点对峙试验，从川贝母基原植物内生真菌中筛选到对植物病原菌有良好拮抗作用的 5 株瓦布贝母内生真菌。菌株显示出良好的抑菌效果以及较宽的抑菌谱，其对辣椒灰霉病菌（Sclerotinia fuckeliana）、烟草根黑病菌（Thielaviopsis basicola），芒果炭疽病菌（Colletotrichumgloeosporioides）、水稻稻瘟病菌（Phyricularia grisea）等植物病原菌的拮抗指数均≥60%，1WBY2发酵原液对稻瘟病病情指数的控制效果可达66.69%。

九、对心血管系统影响

贝母的水提取物能保证大鼠血管组织中NO的生成和血浆中NO代谢产物的浓度，不改变NOS蛋白的表达，而使由L-NAME引起的大鼠收缩期高血压恢复正常。同时，还能明显改善由L-NAME引起的大鼠肾功能参数，包括排尿量、排钠量、肌酐清除率的变化，提示其降压作用可能部分是由增加血管组织中NO的生成和改善肾功能而产生的。贝母提取物也能抑制血管紧张素转换酶活性或直接在血管组织中释放NO/cGMP来起到降压作用。去氢贝母碱、贝母碱和贝母素在15～950μmol·L^{-1}浓度范围时对血管紧张素转换酶（ACE）活性的抑制呈剂量效应关系，提示其降压作用是抑制ACE活性而导致的。

十、其他作用

阿尔兹海默病（AD）的治疗依据是胆碱能假说和Tau功能障碍假说[①]，β淀粉样蛋白在AD患者大脑皮质和海马神经细胞内积累以及Tau蛋白的高度磷酸化是AD的主要原因。据报道，乙酰胆碱酯酶抑制剂可以抑制β淀粉样蛋白沉积和Tau高磷酸化。一些化学药物由于不良反应多导致应用受限，而天然药物多靶点抗AD吸引了大家的注意。贝母属植物5种生物碱N-脱甲基蒲贝酮碱、鄂贝啶碱、湖贝素甲苷、川贝酮A和伊贝碱苷对胆碱酯酶有较强的抑制作用。

化疗诱发的外周神经病（CINP）是一种使用化疗药物（如紫杉醇、顺铂、沙利度胺）治疗恶性肿瘤而导致的毒副反应，也是一种外周神经病，主要表现为出现疼痛、灼痛、刺痛等异常感觉以及运动功能减退。CINP及其相关并发症将导致减少化疗剂量，进而限制了恶性肿瘤的治疗效果，还会影响患者的生活质量。而贝母属植物中提取的贝母素乙则可以对紫杉醇治疗癌症引起的神经病理性疼痛有良好的抑制作用。

贝母素乙（0～5mg/kg，持续28天）显著减轻LPS诱导的帕金森病大鼠模型中的行

---

①Tau功能障碍假说：每个神经元都有由微管组成的细胞内支撑系统，称为细胞骨架，这些微管的作用如同轨道，引导营养物质和其他分子在细胞本体和轴突之间来回移动。而Tau蛋白质被磷酸化之后可以稳定微管，但在阿尔茨海默病患者中，Tau蛋白质发生突变而过度磷酸化，进而造成微管瓦解。释出的Tau蛋白质会聚集起来，产生神经纤维团块并且瓦解神经元的运输系统。变性后的Tau蛋白质将使转座子运作异常，导致神经元死亡。

为功能障碍并抑制多巴胺能神经元的丧失和小胶质细胞的活化。

第二节　川贝母的药代动力学研究

药代动力学主要研究中药特有复杂成分体内吸收、分布、代谢和排泄（ADME）动态变化规律及时－效和时－量关系。研究贝母的药代动力学对阐明其药效物质基础、作用机制、组方配伍机制、给药途径、给药方案，促进新药的研发使用等方面发挥着重要的作用。

中药药代动力学的评价方法主要有药物浓度法和生物效应法。药物浓度法是基于有效成分明确的药物，选择一个或几个药效明确、结构确定的有效成分为药代标志物，利用HPLC、LC–MS/MS等方法分析药物中有效成分在血液、尿液或其他组织中的浓度随时间变化过程，得出药动学参数，属于微观药代动力学研究方法。生物效应法是以药效为研究指标，从整体观点出发研究中药药动学特征，对成分复杂难以检测或有效成分不明确的药物进行的药代动力学研究，属于宏观药代动力学研究方法。常见的生物效应法有药理效应法（以量效关系、时效关系为基础研究药代动力学的方法），药物积累法（亦称LD50补量法或急性死亡率，药物积累法的测定指标是药物的毒性反应）。

川贝母的药代动力学研究主要集中在其生物碱类。西贝素具有较高的口服生物利用度，之前的一项研究表明，以1mg/kg、5mg/kg和10mg/kg的口服剂量给药的生物利用度分别为31.2%、53.6%和47.4%。为了进一步评估西贝素的肠道吸收特性，使用广泛研究的caco–2模型进行研究。caco–2细胞来源于人类结肠癌细胞系，在形态和功能上类似于肠上皮细胞，是较为成熟的生物等效性模型，广泛用于研究。用caco–2细胞体外检测西贝素的摄取和转运，采用大鼠原位肠道灌注模型表征西贝素的吸收，并使用LC–MS/MS进行量化。西贝素的碱性相对较弱（pKa=8.467±0.028），在caco–2细胞中随着培养基中pH值的增加其摄取增加，但不受温度的影响。原位肠道灌注研究表明，在十二指肠、空肠、回肠和结肠的4个肠段中，西贝素的吸收参数不同，其中结肠中的非离子形式的西贝素数量较多。表明西贝素的肠道吸收特性与其理化性质密切相关，被动膜扩散主要影响了西贝素的肠道吸收。贝母素甲在雄性大鼠的口服生物利用度远高于雌性大鼠，尽管如此，贝母素甲在雌性大鼠中的代谢比在雄性大鼠中更广泛，并且在大多数研究的组织中，贝母素甲具有良好的组织穿透性和亲和力。此外，研究贝母素甲在 caco–2 细胞中的肠道吸收发现，其转运是浓度依赖性的，并且随着 pH 的增加（6.0 ～ 7.4）而增加，P– 糖蛋白可能参与了贝母素甲的转运。

通过灌胃给药雄性和雌性大鼠不同剂量（0.26mg·kg^{-1}、1.3mg·kg^{-1}、6.5mg·kg^{-1}）的贝母辛，在给药后取血，用 LC–MS/MS 分析血浆代谢，并在给药 1.3mg·kg^{-1} 后 1、2、4、6、8 小时后取心、肝、脾、肺、肾、大脑、胃、肠、子宫、卵巢、睾丸、脂肪以及胆汁、尿液、粪便用 LC–MS/MS 分析代谢。贝母辛从大鼠血浆中缓慢分布和消除，并在 0.26 ～ 6.5mg·kg^{-1} 的剂量范围内显示出线性动力学。此外，贝母辛主要分布于脾、肝、肾、心和肺，雄性大鼠的药物血液和组织水平在口服给药后明显高于雌性大鼠。排泄研究表明，在雄性和雌性大鼠胆汁中几乎没有检测到贝母辛，雌性大鼠尿液和粪便中回收率约为 13.46% 和 15.05%，雄性大鼠尿液和粪便中回收率分别为 43.07% 和 7.49%，表明雄性大鼠的主要消除途径是尿液排泄。此外，在 1.3mg/kg 剂量下，贝母辛在粪便中的总累积排泄率有显著差异，尿中无显著差异。

药物的体内过程复杂，房室模型是药物代谢动力学的经典模型，房室模型将人体的组织器官按药物的分布速率假设成不同的房室，分布速率相近者视为同一室，进入机体的药物按分布速率分布于房室中。一室模型认为，药物进入机体后，迅速分布到各器官，达到平衡，其对数药物浓度 – 时间曲线为直线。对于二室模型，药物先随血流分布到血流速度大的器官，而后快速向周边室分布，同时缓慢消除。研究对小鼠腹腔注射贝母素乙的药代动力学，利用反相液相色谱法定量分析血浆样品，发现小鼠注射贝母素乙（1.5mg·kg^{-1}）的血药浓度 – 时间曲线符合一室开放模型，$t_{1/2}$ 为 0.84h，c_{max} 为 0.87μg·mL^{-1}，t_{max} 为 0.15h。研究对健康 SD 大鼠灌胃给予及静注贝母素甲、贝母素乙 2 种生物碱，HPLC–MS/MS 方法进行分析，结果表明两种给药方式分别呈二室及三室开放模型，且贝母素乙在体内分布比贝母素甲分布广，体内滞留时间长，但 2 种生物碱生物利用度低，分别为 2.94% 和 11.71%，其原因可能为在水中的溶解度低、吸收不完全或是胃肠道代谢酶和外排泵的底物等。

第三节 川贝母的毒理学评价研究

对于药物的毒性而言，归纳起来大致有以下两个方面：一是广义的毒性概念，在古代医药文献中常是药物的总称。亦有指药物的偏性，这种偏性就是"毒"。二是狭义的毒性概念，专指药物对人体的毒害性，那些含有有毒成份、药性峻猛、进入机体易致毒副反应甚至致人死亡的药物。中药由于品种多，成分复杂，毒性物质基础多样，大体上可以分为有机和无机两类毒性物质。有机物质主要指生物碱类、苷类、萜类、毒蛋白类及马兜铃酸、蒽醌类等，无机类主要指重金属类。中药毒理作用表现形式多样，反应可见于机体多个系统，主要包括心血管系统、神经系统、呼吸系统、消化系统、泌尿系统、血液系统和生殖系统。

贝母主要成分为生物碱，具有很强的生理活性，一般内服。为了确保临床用药的安全性，其毒理研究至关重要。小鼠腹腔注射贝母醇提取物的 LD_{50} 为 $13.71 \pm 1.24g \cdot kg^{-1}$，小鼠口服贝母总碱其 LD_{50} 为 $1025mg \cdot kg^{-1}$，均表明毒性很低。贝母总碱小鼠静脉的 LD_{50} 为 $84.2mg \cdot kg^{-1}$。小鼠用 $15mg \cdot kg^{-1}$ 做亚急性毒性试验，3 周后未见小鼠血液、肝肾功能及各脏器的异常变化。在急性毒性实验中，研究了栽培的瓦布贝母、浓密贝母与野生川松贝母 3 种贝母的口服毒性，发现小鼠灌胃给药的最大耐受量（MTD）均大于 $60g \cdot kg^{-1}$（生药量），是临床用量的 480 倍，小鼠 1 次灌胃 $60g \cdot kg^{-1}$ 后观察 7 天，全部存活，且无任何异常，说明这些川贝母的口服毒性都比较低。也有研究表明川贝母在小鼠体内的最大耐受剂量值为 $452.14g \cdot kg^{-1}$，在以最大耐受剂量施用川贝母提取物 14 天后，没有小鼠死亡。且在组织学检查中，只有肝脏表现出明显的病理变化。目前，关于川贝母的急性毒性和慢性毒性实验研究较少，且未发现严重的机体组织异常变化，表明川贝母的口服毒性较低。药典未记载贝母的相关毒性，但在配伍过程中忌与川乌、制川乌、草乌、制草乌、附子同用，主要因为贝母与乌头配伍后乌头的主要毒性成分双酯型生物碱会增加。有必要通过进一步研究找到贝母安全剂量范围，以供研究及临床使用参考。

第八章　川贝母的临床应用与不良反应

川贝母为我国传统的野生名贵中药材，应用历史悠久。其入药部分为鳞茎，具有清热润肺、化痰止咳之功效，能镇咳、祛痰、平喘，有"止咳圣药"之称，常用治疗肺部疾病，肺热燥咳、干咳少痰、阴虚劳嗽、咳痰带血等症。

川贝母含有生物碱、有机酸、酯、多糖、挥发油等多种化学成分。现代医学研究表明其具有镇咳、祛痰、平喘、镇静镇痛、抗炎抗菌、抗氧化、抗肿瘤等作用，在临床上应用广泛。同时，川贝母在国家卫生健康委员会公布的可用于保健食品的中药名单里，民间食疗、验方中也常常用到川贝母，主要用其化痰止咳功效。川贝母在现代临床上可用于治疗急性呼吸道感染、咳嗽、肺炎、支气管哮喘、糖尿病、慢性肺源性心脏病、肿瘤、溃疡、新冠肺炎、慢性阻塞性肺疾病等。川贝母具有多成分、多靶点协同增效的作用，对 ERK、p38mAPK、JNK/SAPK、STAT、NF-kB、MAPK 等多个信号通路都有影响。

《神农本草经》最早提出中药配伍相反理论，传统中医理论认为"半蒌贝蔹及攻乌"，乌头与川贝母配伍可引起单酯型生物碱的含量变化，产生"增毒减效"的反应，降低抗氧化活性，延迟镇痛起效时间，影响 P450 代谢乌头中的毒性物质，促进乌头中毒性成分苯甲酰新乌碱在肠中的吸收。

中药川贝母含多种生物碱，能扩张支气管平滑肌，减少气道分泌，故有良好的镇咳祛痰作用，主要用于风热咳嗽。寒喘引起的咳嗽不适用及有过敏体质的患者慎用。川贝母含贝母宁碱，属阿托品类，中毒表现为副交感神经抑制，交感神经兴奋，会出现头昏、口干咽燥、面颊潮红等副反应，故使用药物时需对症且适量。

第一节　川贝母的临床应用

川贝母为我国传统名贵药材，贝母始载于现存最早的药学专著《神农本草经》，以"贝母"为正名，又名"空草"。唐宋时期贝母基原扩大至百合科贝母属植物。明代贝母开始分化为"川贝母"，明代倪朱谟《本草汇言》中最早提出川贝母。明代李中梓《本草通玄》则对以独立药名出现的川贝母作了说明："川贝母，味苦，微寒。主烦热，心下满，润肺，消燥痰，散项下瘰疬，傅恶疮，收口生肌。"清代中后期对川贝母的功效有了更深入地认识，如《药性切用》认为"川贝母味甘微寒，凉心散郁，清肺而化热痰"。

川贝母是一味具有代表性的川产珍稀濒危药材，在四川、青海、西藏、云南、陕西、重庆等省自治区直辖市均有川贝母栽培基地。川贝母中含有包括生物碱、有机酸及其酯、核苷、甾醇及其苷、多糖、挥发油等多类化学成分，具有镇咳、祛痰、平喘、镇静、镇痛、抗炎、抗菌、抗氧化、抗肿瘤等作用，在临床上广泛应用。

一、急性呼吸道感染

急性病毒性上呼吸道感染为内科的常见疾病，秋冬季节为其高发季节，主要症状为发热、咳嗽、咳痰、流涕、鼻塞以及扁桃体肿大等，临床上将呼吸道感染急性期症状消失后出现的咳嗽仍然迁延不愈的症状称之为感染后咳嗽。卓大宏的《中药临床应用》中记载"对于急性呼吸道炎症的咳嗽（如急性上呼吸道感染），如有咽部肿痛，也可用川贝，配连翘、栀子、银花等清热药"。治疗外感痰热咳嗽，多用于咳嗽、气急、痰黄稠、发热等，类似于急性支气管炎，常配伍桑白皮、枇杷叶、桔梗、前胡、黄芩等。治疗百日咳，多配伍青黛、白果、黄芩等。

1. 含川贝母的复方

（1）疏风止嗽方：疏风止嗽方中麻黄、桔梗为君药，善开宣肺气、利咽化痰；桑叶、薄荷为臣药，善疏风清热、润肺止痒；佐以川贝母、瓜蒌、百部，三药合用，善润肺下气、止咳化痰；炙甘草为使，调和诸药。诸药合用，共奏宣肺利咽、止咳化痰、疏风清热之功效。

（2）咳安含片：由川贝母 112.5g、枇杷叶 750g、桔梗 112.5g、薄荷脑 0.85g 组成，主要功效为清热宣肺、化痰止咳。

（3）消炎散结通乳汤：由金银花 30g、连翘 30g、蒲公英 30g、紫花地丁 20g、柴胡 10g、黄芩 10g、牡丹皮 10g、赤芍 10g、王不留行 30g、路路通 10g、牡蛎 30g、川贝母 10g、白芷 10g、瓜蒌 10g 组成，方中金银花、连翘、蒲公英、紫花地丁、柴胡、黄芩、牡蛎、川贝母、白芷、瓜蒌发挥清热散结、消肿止痛之功效。

（4）小儿治哮灵：由地龙、麻黄、侧柏叶、射干、紫苏子、黄芩、北刘寄奴、白鲜皮、苦参、甘草、细辛、川贝母、橘红、僵蚕、冰片组成，能止哮、平喘、镇咳、化痰、强肺、脱敏。用于小儿哮、咳、喘等症，支气管哮喘，哮喘性支气管炎。

（5）蛇胆川贝液：主要由川贝母和蛇胆汁组成，其中川贝母性味苦、甘、凉，入肺经，有清热散结、润肺之功，用于辅佐抗生素类药物治疗小儿肺炎，总有效率达 85%。

（6）复方川贝精片：主要由川贝母、甘草、陈皮等中药熬成。治疗上呼吸道感染咳嗽有明显止咳祛痰作用，对上呼吸道感染后期吐痰不利者疗效较好。用于上呼吸道感染、慢性支气管炎，对于痰热咳嗽、咳痰黄稠者尤宜。

（7）小儿化毒散：以牛黄、大黄清热解毒为君。黄连、川贝母清热散结解毒，珍珠可以清热解毒、生肌敛疮，雄黄燥湿祛痰杀虫，天花粉排脓，共为臣药。赤芍凉血活血，乳香、没药活血止痛，冰片清热止痛，内清外透，共为佐药。甘草清热解毒，调和诸药，而为佐使药。诸药合用，共奏清热解毒、活血杀虫之功，对于上呼吸道感染治疗尤为适宜。

（8）陈氏清肺方：以桑白皮、黄芩为君，其中桑白皮泄肺热而无伤于肺，清肺止咳不伤正气。黄芩善清上焦之火，尤善清肺，两药相伍达清泄肺金之功。紫苏子、杏仁为臣，其中紫苏子有润肺止咳、下气平喘之功，杏仁擅宣通肺气，具有宣肺止咳平喘之功。二者均能化痰止咳，故为臣药。以川贝母、桔梗、蝉蜕、木蝴蝶、辛夷为佐，其中川贝母具开郁散结、清热化痰之功。桔梗功善开提肺气，为肺经之专药。方中诸药寒温合用，宣降同施，共奏清热止咳、疏风利咽之效，使肺金得清，肺气得肃，痒止气顺而咳嗽自愈。

（9）甘露消毒丹：出自清代叶天士《医效秘传》，由飞滑石（十五两）、淡芩（十两）、茵陈（十一两）、藿香（四两）、连翘（四两）、石菖蒲（六两）、白豆蔻（四两）、薄荷（四两）、木通（五两）、射干（四两）、川贝母（五两）组成。用于流行性感冒。

（10）加味麻杏石甘汤：由麻黄 6g、苦杏仁 15g、生石膏 24g、生甘草 6g、川贝母 9g、金荞麦 20g、枇杷叶 15g 组成。方中麻黄清热宣肺平喘，杏仁、生石膏可止咳平喘，生甘草、川贝母可止咳化痰，金荞麦、枇杷叶有抗炎、止咳化痰、增强免疫力的作用。

（11）玉屏风散：由生黄芪 10g、白及 10g、板蓝根 10g、防风 8g、法半夏 8g、茯苓

8g、炙紫菀8g、百部8g、苏子8g、川贝母8g、五味子6g、陈皮6g、细辛3g、生甘草5g组成。上呼吸道感染缓解期治疗以扶正为主，肃清余邪为辅，用药：生黄芪10g、白及10g、法半夏8g、茯苓8g、苏子8g、川贝母8g、五味子6g、防风6g、生甘草5g。有医师应用柴胡桂枝汤联合玉屏风散治疗反复上呼吸道感染有效率80%，疗效确切。

2. 川贝母抑菌的药理作用

川贝母醇提物对金黄色葡萄球菌和大肠杆菌有明显抑制作用。贝母单体生物碱中贝母碱、去氢贝母碱和鄂贝定碱的抑菌实验表明，贝母碱对卡他球菌、金黄色葡萄球菌、大肠杆菌、克雷伯肺炎杆菌有抑制作用，去氢贝母碱和鄂贝定碱对卡他球菌、金黄色葡萄球菌有抗菌活性，且鄂贝定碱对这两种菌的抗菌活性高于贝母碱和去氢贝母碱。去氢贝母碱和鄂贝定碱对革兰阴性的大肠杆菌和克雷伯肺炎杆菌无抗菌活性。

二、咳嗽

川贝母性寒味苦，为中医临床常用止咳药物，具有清热润肺、化痰止咳的功效，用于肺热燥咳、干咳少痰、阴虚劳嗽、咳痰带血等症，尤宜于内伤久咳、燥痰、热痰之证，常用于肺虚劳咳、阴虚久咳有痰者。《中华本草》载"川贝母清热润肺，化痰止咳，散结消肿"。《中药大辞典》载"川贝母主治肺虚久咳，虚劳咳嗽，燥热咳嗽，肺痈、瘰疬、痈肿、乳痈"。

《中药临床应用》载"纳少痰多，舒郁化痰，川贝最妙"。可化痰解郁，主要用于治疗慢性咳嗽，表现有虚劳烦热，或咳嗽痰多、或痰中带血，胸脘满闷、食欲减退者，现多用于肺结核、慢性气管炎等咳嗽，一般配枇杷叶、桑叶、麦冬、玉竹等，方如清燥救肺汤加减。有咳血者配生地、熟地、百合；气逆较明显者配厚朴；热痰较盛者配蛇胆汁，方如蛇胆川贝液。常与沙参、杏仁、桑白皮、前胡等清肺润肺止咳化痰药同用于阴虚咳嗽，痰黄稠或痰少不易咳出、胸闷等症，类似于急慢性支气管炎。咳嗽日久，痰中带血，胸闷或痛，类似于肺结核及支气管扩张之咯血等，常配伍白及、阿胶、夏枯草、麦冬、沙参、百部等润肺止血药。

1. 单味药方

（1）川贝母性凉而甘，兼润肺，多用于肺阴不足、咳嗽少痰者。鳞茎入药，3～10g，水煎服。研粉冲服，每次1～1.5g。

（2）治成人慢性咳嗽或肺劳咳嗽，喉干或喉痒，痰不多，不发热：可用川贝母6g，酌加冰糖，共研细粉，分4次吞服，吞服时可放在口内慢慢咽下。

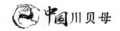

2. 配伍应用

《本草汇言》曰："润肺消痰，止嗽定喘，则虚劳火结之证，贝母专司首剂。故配知母，可以清气滋阴；配芩、连，可以清痰降火；配参、芪，可以行补不聚；配归、芍，可以调气和营。又配连翘，可以解郁毒，治项下瘰核；配二陈、代半夏用，可以清肺消痰、和中降火者也。以上修用，必以川者为妙。"

（1）配伍姜半夏：川贝母甘凉，润肺止咳；姜半夏辛温，燥湿化痰。二药伍用，一润一燥，则燥痰乃除，顿咳乃止。治疗燥痰停聚所致顿嗽、咳嗽连声、痰出方减者。

（2）配伍蛇胆汁：川贝母苦凉化痰止咳，蛇胆汁苦寒清热解毒。二药相合则有清热化痰止咳作用，治疗肺热咳嗽痰多之症。

（3）配伍杏仁：川贝母润肺化痰，清热散结；杏仁降气止咳，润肠通便。二药配伍，一润一降，各有所长，共奏清热止咳、化痰散结之功。治疗肺虚久咳无痰或痰黏、痰核、瘿瘤。

（4）配伍枇杷叶：川贝母润肺化痰，散结消痈；枇杷叶化痰止咳，降逆止呕。二药相合则有清热润肺、止咳化痰的功效，应用于呼吸道疾病的治疗，适合痰热咳嗽者。

（5）配伍瓜蒌：瓜蒌味甘微苦，性寒，归肺、胃、大肠经，有清热化痰之功，可用于治疗热邪伤肺、咳吐黄痰、质黏难咳等症；川贝母味苦甘，性寒，归肺、心经，有清热化痰、润肺止咳之功，用于治疗燥痰、热痰、咳痰不爽、涩而难出等症。二者配伍，一清一润，皆发挥开散之性，相须为用能增加其清热化痰散结之功，使肺阴得润而燥痰可除，清肃有权则咳喘可止。在用量上，常用瓜蒌 20g，川贝母 10g。

（6）配伍黄芩：清代《四圣心源》书中记载的黄芩贝母汤用于治疗肺热引起的鼻孔发热生疮，二者配伍多用于肺热咳嗽，临床上也将其应用于肺炎等呼吸系统疾病，其配伍比例以 1:1 居多。现代研究表明黄芩川贝母配伍比例在 3:0～2:3 时，黄芩苷、黄芩素、汉黄芩苷、汉黄芩素，4 种化学成分的总含量变化较小；当配伍比例达到 1:3 时，其总含量下降了 23.7%，影响较大。因此黄芩川贝母在配伍应用中，其配伍比例控制在 3:1～2:3 为宜。

（7）配伍知母：川贝母苦甘而凉，气味俱清，走上焦、入心肺，能润肺散结（散心胸郁结之气），化痰止嗽；知母苦寒，气味俱厚，上行入肺，中行归胃，下行走肾，专攻滋阴降火，消痰止嗽，润燥滑肠。二药伍用，并走上焦，均有清肺热、润肺燥之功，临床常相须为用，治疗肺热、肺燥咳嗽。

（8）配伍桔梗、桑白皮等：桔梗性平，味苦、辛，归肺经，具有宣肺化痰、利咽、排脓之功；桑白皮性甘、寒，归肺经，具有泻肺平喘、利水消肿之功；川贝母味苦、甘，性寒，归肺、心经，具有清热化痰、润肺止咳之功。常配伍使用，用以清热润肺。

（9）配伍甜杏仁、沙参、麦冬等：甜杏仁性平，味甘，入肺、大肠二经，具有滋润肺燥、润肠通便之功；沙参性微寒，归肺、胃二经，具有养阴清热、润肺化痰、益胃生津之功；麦冬性微寒，味甘，具有养阴生津、润肺清心之功。常配伍使用，用以化痰止咳，治疗肺虚久咳，痰少咽燥。

（10）配伍桔梗、冬瓜子、丹参等：桔梗性平，味苦、辛，归肺经，具有宣肺化痰、利咽、排脓之功；冬瓜子味甘，性凉，归脾、小肠经，具有润肺化痰、消痈、利水之功；丹参性微寒，味苦，归心、肝经，具有祛瘀止痛、活血通经、清心除烦之功。常配伍使用，用以散结消痈。

3. 含川贝母中药成方制剂

（1）川贝末胶囊：由川贝母制成的中药制剂，具有清热润肺、化痰止咳的功效，用于肺热燥咳、干咳少痰、阴虚劳咳、咳痰带血等。

（2）麻黄止嗽胶囊：由麻黄、橘红、桔梗、川贝母、五味子、茯苓、细辛、青礞石、甘草组成。方中麻黄辅以橘红、细辛发汗解表、散寒止嗽，辅以五味子敛肺止咳，防咳甚伤肺；桔梗配伍川贝母、茯苓、青礞石、甘草宣肺化痰、止咳平喘，使风寒散，痰浊祛，咳喘止。该方散中有收，温而不燥，共奏解表散寒、宣肺化痰、止咳平喘之效。在基础治疗后，麻黄止嗽胶囊治疗急性上呼吸道感染疗效确切，且未发现明显不良反应，用药安全。

（3）蛇胆川贝液：由蛇胆汁、川贝母、苦杏仁水、蜂蜜、薄荷脑等组成，具有清肺化热、祛痰止咳的功效，适用于热性咳嗽，痰黏色黄、难以咳出，也用于慢性咽炎。用法用量：口服，1支/次（1mL），2～3次/天。注意事项：虚寒性咳嗽不宜应用，对寒证、虚证者忌用。

（4）牛黄蛇胆川贝液：由人工牛黄、蛇胆汁、川贝母等中药组成。具清热润肺、化痰止咳的功效，适用于外感咳嗽，上呼吸道感染，尤其适用于治疗热痰咳嗽，燥热咳嗽。经临床观察治疗上呼吸道感染总有效率为95.42%，显效率为78.43%。本品有较好的镇咳祛痰作用，临床试验证明牛黄蛇胆川贝液有缓解咳嗽症状、促进肺部炎症吸收及祛痰的功效。

（5）咳安含片：由川贝母、枇杷叶、桔梗、薄荷脑组成，主要功能为清热宣肺、化痰止咳。

（6）桔贝止咳祛痰片：由桔梗、川贝母、远志等组成。具有显著的清肺、止咳、祛痰功效，可用于因痰热阻肺引起的咳嗽、痰多、咳痰不爽、胸满气短、咽干喉痒、咽痛暗哑等（症状类似西医急慢性支气管炎）。

（7）复方川贝合剂：由川贝母 60g、炙桑皮 120g、百部 120g、连翘 120g、炒杏仁 90g、桔梗 90g、炒葶苈子 90g、炒莱菔子 90g、清半夏 90g、黄芩 90g、枳壳 90g、蝉衣 90g 组成。具有明显的止咳、祛痰作用。

（8）二母丸：由川贝母、知母、大黄、黄芩、前胡、天花粉、桔梗、杏仁、桑白皮等组成，可清热化痰、润肺止咳。适用于肺热咳嗽、痰涎壅盛、口鼻生疮、咽喉肿痛、大便秘结、小便赤黄等。

（9）二母宁嗽丸：由川贝母、知母、石膏、炒栀子、黄芩、蜜桑白皮、茯苓、炒瓜蒌子、陈皮、麸炒枳实、炙甘草、五味子等组成，可清肺润燥、化痰止咳。适用于燥热蕴肺所致的咳嗽、痰黄而黏不易咳出、胸闷气促、久咳不止、声哑喉痛等。

（10）二冬二母汤：由麦冬 20g、天冬 18g、川贝母 10g、知母 18g、沙参 20g、冬桑叶 25g 组成，具有化痰止咳、润肺养阴、壮水生津的功效，为治疗干咳无痰的良方。服药时，应以甘润之冰糖为引。10 岁以下用药量减去 1/3，5 岁以下减去一半。

4. 食疗方

（1）梨蜜川贝膏：来自《太平圣惠方》。该膏组方：川贝母 120g、大白梨 4 个、白蜜 250g、白糖 250g。制作方法：贝母去心，研为极细末；梨去皮，切块，加水 500mL，在铜器内煮烂，绞取汁；梨汁、蜂蜜、白糖一同入锅，熬成稠厚状，再加入川贝末，搅匀即可。服法：2 次 / 天，每次 1～2 匙，早、晚用白开水冲服。适用范围：阴虚肺燥、久咳不愈、咽干燥渴者；对慢性支气管炎、肺脓肿后期、支气管扩张引起的咳嗽痰少、舌红少苔者，可作调养之用。

（2）川贝母煮橘子：取川贝母 15g，橘子（中等大小去皮）2 个；先用水浸泡半小时，武火煮沸再以文火煮 20min，加冰糖适量，饮汤，食橘瓣；每日 1 剂分 3 次服，每次需再添煮 2 个橘子；饮汤约 200mL，连用 3 日，儿童酌减。

（3）川贝酿雪梨：川贝母 12g、雪梨 6 个、糯米 100g、冬瓜条 100g、冰糖 180g、白矾适量。具有润肺消痰、降火除热的功效，适用于肺劳咳嗽、干咳、咳血等症。制作工艺：将糯米淘洗干净，蒸成米饭，冬瓜条切成黄豆大颗粒，川贝母打碎，白矾溶化成水溶液；将雪梨去皮，在蒂把处切下一块为盖，用小刀挖去梨核，然后将梨放沸水中烫一下以防变色，捞出放入冷水中冲凉，再捞出放碗中。将糯米饭、冬瓜粒、冰糖屑（部分）拌匀装入梨中。将川贝母碎粒分成 6 等份，分别装入雪梨中，盖好蒂把，放入碗中，置蒸笼内于沸水蒸约 50min，至梨软烂后即成；锅内加水 300mL，武火加热至沸后放入剩余冰糖溶化，待梨出笼时逐个浇在雪梨上。用法：每次食用雪梨 1 个，早晚各食用 1 次。

（4）川贝炖苹果梨：苹果 2 个、水梨 3 个、川贝母 5 个。做法：苹果与水梨削皮后，加水适量打成果汁约 150mL；川贝母 9g，用水约 500mL，水煎浓汁约 50mL；三汁混合加白糖 20g 冲服。适用病症有肺燥咳嗽，干咳无痰，慢性支气管炎而痰黄黏稠、鼻干燥者。

（5）贝母粥：贝母 10g、大米 100g、白糖适量。将贝母择净，放入锅中，加清水适量，浸泡 5 ～ 10min 后，水煎取汁，加大米煮粥，待熟时调入白糖，再煮一二沸服食；或将贝母研粉，每次取药末 1 ～ 3g，调入粥中服食，每日 1 ～ 2 剂。可化痰止咳、清热散结。适用于肺虚咳嗽、外感风热咳嗽、肺燥咳嗽，或痰火郁结、咳痰黄稠等。

（6）川贝蒸雪梨：梨去心，装入川贝、冰糖，蒸熟，治疗热咳，慢性支气管炎。

（7）川贝杏仁汁：将川贝 6g、杏仁 3g 加水同煮（忌用铁锅），先武火烧沸，放入冰糖，用文火熬 30min 即成。治疗小儿咳嗽痰鸣。

5. 民间验方

（1）贝母（去心）一两半，甘草（炙）三分，杏仁（汤浸去皮尖炒）一两半，以上三味捣罗为末，炼蜜丸如弹子大，含化咽津，治肺热咳嗽多痰，咽喉中干。

（2）贝母（去心）三分，款冬花、麻黄（去根节）、杏仁（汤浸去皮）各一两，甘草（炙）一份，上五味粗捣碎，每服三钱，水一盏，生姜三片，煎至七分，去渣温服，治伤风暴得咳嗽。

（3）贝母去心（麸炒）半两，甘草（炙）三钱。上两味捣罗为散，如是二三岁小儿每一钱，水七分，煎至四分去渣，入牛黄末少许，食后温服，用于治疗小儿咳嗽喘闷。

（4）川贝母五钱，郁金、葶苈子、桑白皮、白前、马兜铃各五分，共轧为极细末，备用。一至三岁，每次二分；四至七岁，每次五分；八至十岁，每次七分，均一日三次，温水调冲，如果小儿喝不下去可酌加白糖或蜜糖，治疗百日咳。

6. 川贝母镇咳的药理作用

川贝母主要是通过抑制咳嗽中枢而非呼吸中枢镇咳，对治疗慢性支气管炎并发肺气肿咳嗽者疗效优。川贝母中的贝母素甲、贝母素乙、西贝素、西贝素氮氧化物、川贝酮碱、异浙贝甲素、异浙贝甲素氮氧化物等生物碱类成分能有效延长小鼠咳嗽潜伏期，减少小鼠咳嗽次数。西贝素、西贝素氮氧化物、异浙贝甲素、异浙贝甲素氮氧化物在 4.5mg/kg 和

3.0mg/kg 给药剂量下，小鼠咳嗽潜伏期延长，咳嗽次数减少；异浙贝甲素、异浙贝甲素氮氧化物 1.5mg/kg 给药剂量下，可延长小鼠咳嗽潜伏期。贝母总生物碱对小鼠氨水引咳有显著的镇咳作用。贝母的镇咳机制与电刺激神经干无影响，也不对抗尼可刹米的呼吸兴奋作用，因此认为贝母抑制咳嗽中枢而不抑制呼吸中枢，这对治疗慢性支气管炎并发肺气肿咳嗽者更为有利。

三、肺炎

小儿肺炎是儿科多发病中的高危病，也是 5 岁以下儿童死亡的重要原因。主要临床表现为咳喘、发热、肺部听诊闻及干湿性啰音。川贝母对小儿肺炎效果较好，有研究对当代名中医儿童肺炎医案进行整理统计分析，发现名老中医对于儿童肺炎辨证、选方用药等方面存在共性认识。研究筛选了 1960 年～1989 年的 106 例儿童肺炎医案，医案中证型出现的频数从高到低依次为痰热闭肺证、风热闭肺证、肺脾气虚证、风寒闭肺证、邪陷厥阴证、心阳虚衰证、毒热闭肺证、阴虚肺热证；症状出现频次前 4 位为咳嗽、发热、喘促、痰鸣；医案中常用药物（前 20 位）为甘草、杏仁、麻黄、石膏、黄芩、川贝母、连翘、金银花、麦冬、半夏、陈皮、枇杷叶、薄荷、桔梗、牛黄、苏子、芦根、葶苈子、党参、茯苓。

痰热闭肺证共 24 例医案，共使用 71 味药，183 味次，使用频次前 10 位的中药为甘草、杏仁、麻黄、生石膏、川贝母、枇杷叶、葶苈子、半夏、大枣、瓜蒌。

阴虚肺热证共 6 例医案，共使用中药 52 味药，53 味次，使用频次前 10 位的中药为川贝母、麦冬、天花粉、北沙参、鳖甲、丹皮、党参、款冬花、茯苓、黄连。此证型的儿童肺炎应使用麦冬、沙参、鳖甲等滋阴润肺、止咳益气，并注意使用凉血化瘀之品。

邪陷厥阴证共 9 例医案，共使用中药 50 味药，85 味次，使用频次前 10 位的中药为牛黄、麦冬、连翘、菖蒲、川贝母、党参、钩藤、羚羊角、生地黄、生石膏。此证型的儿童肺炎应使用麦冬、菖蒲、钩藤等平肝潜阳药，用药原则遵循大补元气、清热育阴潜阳收敛。

1. 川贝母治疗肺炎的临床应用

（1）小儿咳喘丹：由川贝母 15g、生石膏 9g、硼砂 3g 组成，共研细末。5 ～ 7 岁 0.75 ～ 1g/ 次，2 ～ 5 岁 0.5 ～ 0.75g/ 次，1 ～ 2 岁 0.3 ～ 0.5g/ 次，每日 3 次，温开水送服。具有清热化痰、止咳平喘作用，可用于治疗支气管肺炎。

（2）蛇胆川贝散：由川贝母、蛇胆汁组成，共为细末。每次 0.3 ～ 0.6g，每日 2 ～ 3

次。具有清热润肺、止咳除痰之功用，主治肺热咳嗽，咳痰量多，色黄白黏，不易咳出者，对急、慢性支气管炎，肺炎初期，支气管扩张均可应用。

（3）麻杏咳喘饮：由麻黄、杏仁、生石膏、甘草、前胡、川贝母、桔梗、金银花、枳壳、槟榔、地龙组成，水煎浓缩制成口服液（三门峡市医院院内制剂）。麻杏咳喘饮是在麻杏石甘汤的基础上加味组成，其中麻黄配杏仁、石膏可清热宣肺、止咳定喘；前胡合川贝母、金银花可清肺化痰；桔梗宣肺祛痰；枳壳理气化痰；地龙通络止痉引药直达病所；甘草安胃和中，调和诸药；考虑小儿患病多夹食滞，故加槟榔以消积行滞。全方具有清热宣肺、止咳化痰、消积平喘之功。应用麻杏咳喘饮治疗小儿肺炎，可以缩短病程，提高治愈率。

（4）加味桑杏汤：由桑叶 3～10g、鱼腥草 9g、百部 6g、麦门冬 6～12g、黄芩 6～9g、芦根 6～9g、杏仁 6～9g、川贝母 6～9g、陈皮 6～9g、沙参 6～9g 组成。随症加减：风热重者加连翘、菊花；痰多者加枇杷叶、瓜蒌；痰中带血者加白茅根、仙鹤草。方中黄芩、鱼腥草清热解毒，具有抗病原微生物、抗炎、解除支气管平滑肌痉挛作用；桑叶清肺热、润肺燥；杏仁、川贝母、百部止咳化痰；麦门冬、沙参、芦根益气养阴，生津润燥；陈皮理气化痰。诸药合用，共奏清热宣肺、润燥止咳之功。配合西药红霉素，中西医结合治疗在减轻咳嗽、肺部啰音方面，明显优于单纯西药治疗。

（5）养阴清肺汤：由玄参 20g、生地 15g、地龙 15g、蝉蜕 15g、麦冬 12g、川贝母 10g、白芍 10g、丹皮 10g、桔梗 10g、百部 10g、荆芥 10g、薄荷 10g、杏仁 10g、甘草 10g、炙麻黄 6g 组成。痰稠难出者加鲜竹沥 20g、芦根 20g，痰黄者加金银花 10g、连翘 10g。方中麻黄、杏仁、荆芥等药清肺而不过于寒凉、宣肺而不温燥，治疗咳喘疾病有很好的疗效；地龙可祛风，现代药理研究证实地龙有抗组织胺的作用，能松弛支气管平滑肌，降低气道高反应性；蝉衣对神经节有阻断作用，可缓解支气管高敏状态。诸药合用共奏解痉、止咳化痰之功，从而减轻气管黏膜屏障的损伤，减少炎性分泌物的产生。

（6）清肺灵：由川贝母、鱼腥草、黄芩、桑白皮、杏仁、百部等组成，方中鱼腥草、黄芩等清热解毒，杏仁、百部、川贝母宣肺止咳化痰，治疗肺部感染、肺脓肿。

2. 川贝母抗炎的药理作用

川贝母中生物碱类成分具有良好的抗炎作用，主要是通过抑制炎症反应信号通路中 MAPKs 的磷酸化活性，下调炎症介质水平，降低核转录因子 NF-κB 转录强度而发挥抗炎功效。贝母素乙可有效抑制 IL-1 诱导的小鼠关节软骨细胞炎症反应，改善小鼠骨关节炎。通过研究松贝、青贝、炉贝、太白贝母（野生、栽培）对二甲苯所致小鼠耳肿胀的影响，发现青贝的抗炎效果最优，炉贝次之，松贝再次之，太白贝母栽培品与野生品抗炎效果不明显；而太白贝母粉末及醇提取物能有效抑制小鼠的耳部肿胀，降低其肿胀率，抗炎效果明显。川贝母中 5 种异甾体生物碱可降低一氧化氮（NO）、肿瘤坏死因子 α（TNF-α）和白细胞介素 –6（IL-6）的生成，抑制 TNF-α 和 IL-6mRNA 的表达。同时，能显著抑制丝裂原活化蛋白激酶（MAPK）信号通路的磷酸化，包括细胞外信号调节激酶（ERK1/2）、p38mAPK 和 JNK/SAPK 蛋白激酶。

四、支气管哮喘

支气管哮喘简称哮喘，是一种以慢性气道炎症为特征的异质性疾病。哮喘归属于中医学哮病的范畴，中医对这一病名首载于《黄帝内经》，许多后世医家在此基础上，将本病一般统称为"哮喘""哮证"等范畴。哮喘的病因病机总属邪实与本虚，可分为发作期和缓解期，发作期以邪实为主，其主要病理因素为痰，宿痰袭肺，壅塞气道，肺管狭窄，通畅不利，发为哮喘。

1. 川贝母治疗支气管哮喘临床应用

（1）瓜蒌、川贝母药对：《本草纲目》载其"润肺燥，降火……涤痰结"，瓜蒌味甘微苦，性寒，归肺、胃、大肠经，有清热化痰之功，可用于治疗热邪伤肺，咳吐黄痰、质黏难咳等症，具有清热化痰的作用。现代药理研究表明，瓜蒌中的活性成分半胱氨酸可以通过分解痰液中黏蛋白，稀释气道中痰液促进其向外排出；天门冬氨酸可以通过影响机体免疫功能，减少体内炎性物质的分泌。川贝母味苦甘，性寒，归肺、心经，有清热化痰、润肺止咳之功，用于治疗燥痰、热痰、咳痰不爽，涩而难出等症。现代药理研究表明，川贝母可以抑制哮喘小鼠支气管平滑肌的病理结构改变，降低其炎症评分，其机制可能与抑制 ERK/MAPK 信号通路的传导有关。二者配伍，一清一润，皆发挥开散之性，相须为用能增加其清热化痰散结之功，使肺阴得润而燥痰可除，清肃有权则咳喘可止。在用量上，常用瓜蒌 20g，川贝母 10g。

（2）桃红参蛤贝杏散：由桃仁 10g、藏红花 10g、人参 10g、蛤蚧（去头足，炙黄）10g、川贝母 10g、杏仁 10g 组成，共为极细末。本方兼顾肺脾肾三脏，以杏仁、川贝母开宣肺气，化痰定喘；人参益中气，补五脏之不足；蛤蚧补肺温肾，平喘止嗽，以扶正祛邪；更加桃仁、红花活血行瘀，流畅气血。用于慢性支气管炎、支气管哮喘（或伴肺气肿）的缓解期。缓解期多属肺脾肾虚损兼痰、瘀之证，促进新陈代谢，疗效卓然。

2. 民间验方

（1）紫龙粉（紫河车粉 30g，地龙粉 30g，全虫粉 8g，天竺黄粉 12g，川贝母粉 10g）每服 15g，日 3 次，温开水调服。地龙、全虫能脱敏解痉平喘，配合天竺黄、川贝母化痰止咳，祛其顽喘之根，紫河车养血补精温肾，重用强其先天之本。诸药相伍共奏补脾肾益肺气，平喘治本。主治肺脾肾气虚，痰邪内伏，本虚标实的哮喘。此方标本兼顾，缓急同治，对平喘培本有良好作用。

（2）巴豆霜、朱砂、川贝，用于治疗小儿痰热喘咳（巴豆霜口服用量：初生儿 1 ～ 6个月为 5mg，6 个月 ～ 1 岁为 10mg，1 ～ 3 岁为 15mg，4 ～ 6 岁为 20mg），亦可用于治疗小儿惊风。

3. 食疗方

贝母鸭蛋炖食：川贝母 5g（捣细末）、百合 30g、桑叶 30g、鸭蛋 2 个。用法：将桑叶加水 1000mL，煎汁约 500mL，滤过。滤液加川贝母粉、百合拌匀，隔水蒸熟百合后，将鸭蛋打破放入，加适量调料，稍微煮沸即可食用。1 次 / 天，连续食用 7 天，不可间断，该方可预防哮喘。

4. 川贝母平喘的药理作用

哮喘是由于过敏原或其他非过敏因素引起的气管和支气管对各种刺激的反应性增高而导致广泛、可逆的气道狭窄。川贝母具有明显的平喘功效，其平喘机制一般认为与其松弛支气管平滑肌，减轻气管、支气管痉挛，改善通气状况有关。此外，川贝母醇提物能明显提高小鼠常压耐缺氧能力，即能降低组织对氧的需要量，这对哮喘患者也是有利的。川贝母可以通过降低苯二醛（MDA），白细胞介素 –1、白细胞介素 –6、白细胞介素 –8（IL-1、IL-6、IL-8）、缺氧诱导因子 –1α（HIF-1α）的表达，来发挥平喘的作用。川贝母发挥平喘作用的通道可能与 EPK/MAPK 等通路有关。贝母辛（0.046mmol/L、0.092mmol/L）使乙酰胆碱（Ach）诱发的大鼠、豚鼠气管平滑肌的 EC50 增大，提示贝母辛非竞争性拮抗气管平滑肌 M 受体从而抑制 Ach 引起的平滑肌收缩。川贝母中生物碱西贝碱、3β- 乙酰化西贝碱、新贝甲素 A 显示了很强的抗胆碱活性，其抑制率分别为 99.12％、102.24％、83.16％，其中，西贝碱和新贝甲素 A 为选择性 M_2 胆碱受体阻断剂，3β- 乙酰化西贝碱则选择性阻断 M_3 胆碱受体。

五、糖尿病

金代刘完素《三消论》认为："今消渴者，脾胃极虚，益宜温补。"归经以入肺、脾、心、肝为主，如黄芩、川贝母、浙贝母、麦冬、桔梗、甘草、紫菀等皆为入肺经要药。入肺经药物具"辛散通达、疏通宣泄之力"，能疏通气机，使周身气机通降。肺经药物四性以寒性为最，五味以苦、甘味最多，辛味次之。川贝母：味苦、辛、平，主入肺、心经。明代杜文燮《药鉴》中言其："气寒，味苦辛。辛能散郁，苦能降火，故凡心中不和而生诸疾者，皆当用之。"宋代陈承《本草别说》谓其"能散心胸郁结之气"，清代汪昂《本草备要》曰其"散结泄热，润肺清火"，清代黄宫绣《本草求真》谓其"清肺心痰热"，于心胸郁热之证尤为适宜。对上消之糖尿病，肺受燥热所伤，肺燥伤阴，故给予川贝母清热化痰，同时兼顾润肺止咳。

1. 川贝母治疗糖尿病临床应用

九华膏方中滑石粉清热解毒、利尿通淋，川贝母清热化痰、润肺止咳、散结消肿，硼砂清热解毒、化痰止咳，冰片清热消痰、解毒防腐，龙骨镇静安神、平肝潜阳、收敛固涩，银朱益气明目、通血脉，凡士林保湿及阻断细菌与皮肤的接触。诸药合用，共奏清热解毒、化腐生肌及消肿止痛功效。九华膏治疗糖尿病足有较好疗效，能降低炎症因子水平，且安全性较高。

2. 川贝母降糖的药理作用

贝母辛是一种甾体生物碱，是川贝母中的主要生物活性成分。二肽激肽酶—4（DPP-4）抑制剂于2006年被引入治疗2型糖尿病，贝母辛具有DPP-4抑制剂活性，它主要是通过提高内源性胰高血糖素样肽-1（GLP-1）的浓度来刺激胰岛素分泌，抑制胰高血糖素的分泌，改善2型糖尿病，且不存在低血糖风险，在治疗糖尿病方面有显著疗效；且另一生物碱贝母素乙也可通过调控β-TC6胰腺细胞和C2C12骨骼肌细胞显示体外抗糖尿病作用。

六、慢性肺源性心脏病

慢性肺源性心脏病病因以慢性支气管炎所致阻塞性肺气肿为最多见。长期咳嗽、咳痰、气急、发绀、右心衰竭是主要表现，常因呼吸道感染而加重。

1. 川贝母治疗慢性肺源性心脏病的临床应用

（1）金咳息胶囊：由蛤蚧（去头足鳞）、生晒参、黄芪、川贝母、五味子、桑白皮（蜜制）、苦杏仁（炒）、玄参、当归、白芍、茯苓、甘草组成。功能补肺纳气、止咳平喘、理肺化痰。适用于肺脾肾俱虚、肾不纳气所致之久咳虚喘、动则益甚。

（2）院内制剂：由金银花30g、连翘15g、鱼腥草30g、黄芩10g、当归15g、丹参

15g、赤芍 10g、川贝母 10g、杏仁 10g、枇杷叶 12g、桔梗 10g、甘草 6g 组成，治疗心悸气短、不能平卧、尿少浮肿、肝大等症状的慢性肺源性心脏病。

（3）化痰逐瘀汤：由葶苈子 30g、益母草 30g、党参 30g、冬瓜仁 30g、丹参 15g、炙款冬花 15g、炙紫菀 15g、芦苇根 15g、麦门冬 10g、五味子 10g、川芎 10g、川贝母 10g、桃仁 10g、炙麻黄 6g、生三七粉 6g 组成，可用于治疗慢性肺源性心脏病发作期。方中葶苈子化痰逐瘀为主药，现代药理研究证实其有强心作用；三七有活血化瘀、益气补血之功，能较快缓解缺血缺氧情况；丹参、桃仁、益母草活血化瘀；冬瓜仁、紫菀、款冬花、川贝母止咳润肺化痰；炙麻黄止咳平喘；生脉散补气养阴；芦苇根清热生津。全方共奏化痰逐瘀之功。

2. 川贝母保护膈肌和抗氧化的药理作用

川贝母可有效缩短慢性缺氧大鼠的膈肌最大收缩力、最大强直收缩和疲劳指数，川贝母的这些作用可能主要与其保护抗氧化酶的活性、清除氧自由基、抑制体内的脂质过氧化反应、提高机体的抗氧化能力有关。川贝母可通过保护机体内抗氧化酶活性，清除自由基，抑制体内的脂质过氧化反应，促进亚铁离子螯合等方式提高机体的抗氧化和抗膈肌疲劳能力。川贝母中的异甾体生物碱（贝母素甲、贝母素乙、西贝素、西贝素 –3–O–β–D– 葡萄糖苷、梭砂贝母碱、贝母辛）可通过减少活性氧的产生，升高谷胱甘肽水平，促进血红蛋白加氧酶的表达以达到保护膈肌和抗氧化作用，其作用机制可能与 Nrf2 核转位、Nrf2 的表达上调有关，且贝母素甲、贝母素乙、西贝素 –3–O–β–D– 葡萄糖苷、梭砂贝母碱、贝母辛的抗氧化效果强于西贝素。瓦布贝母内生真菌胞外多糖主成分 WBS020EPS1–2 和 Fusarium redolens6WBY3 可有效增强 ABTS 自由基清除能力和亚铁离子螯合能力。另外，暗紫贝母内生真菌 Fritillaria sp.A14 的酚酸类成分（儿茶素、咖啡酸、木樨草酸和阿魏酸）也具有明显的抗氧化活性。贝母非生物碱类成分主要有核苷类和酚酸类化合物等。核苷类成分有扩张冠状动脉、镇静中枢神经、松弛平滑肌、抑制血小板聚集等药理活性，酸酚类成分有解热、抗炎、镇痛、活血化瘀等生物活性。

去氢贝母碱、贝母碱和贝母素在 15 ～ 950μmol/L 浓度时对血管紧张素转换酶（ACE）活性的抑制呈剂量效应关系，IC50 分别为 165.0μmol/L、312.8μmol/L 和 526.5μmol/L，提示其降压作用部分是其抑制 ACE 活性而导致的。平贝母乙酸乙酯和丁醇提取物抑制 ACE 活性的 IC50 分别为 292μg/mL、320μg/mL，其己烷、丁醇和水提物能增加大鼠未受损血管组织中一氧化氮（NO）和环磷酸鸟苷（cGMP）的生成，提示平贝母提取物降压作用可能是通过抑制 ACE 和增加血管组织中 NO 和 cGMP 的释放而产生。贝母的水提取物能保证大鼠血管组织中 NO 的生成和血浆中 NO 代谢产物的浓度，不改变 NOS 蛋白的表达，而使由 L-NAME 引起的大鼠收缩期高血压恢复正常。同时，还能明显改善由 L-NAME 引起的大鼠肾功能参数，包括排尿量、排钠量、肌酐清除率的变化，提示其降压作用可能部分是由增加血管组织中 NO 的生成和改善肾功能而产生的。

七、肿瘤

中医学认为肺癌是由于正气亏虚、邪毒留滞、饮食劳倦、情志内伤等原因引起，当然体质因素也不能忽视。首先，正气虚损导致邪毒内生，使肺气闭塞，失于宣降，以致津液不行，化痰成饮；其次，痰邪内生使肺气更加虚损，一方面气虚导致宗气生成不足，无力推动血行；另一方面邪滞使血行不畅，或血离经脉，造成血瘀。因痰致瘀，痰瘀互结既是肺癌发病机制中的重要环节，又是导致正气内虚，邪毒胶结成块，促使癌瘤扩散和发展的致病因素，从而导致肺、脾、肾三脏功能失司，水饮内生，滞于胸胁，上迫于肺。

1. 川贝母抗肿瘤临床应用

《本草汇言》对川贝母和土贝母的功效进行了归纳与比较：贝母，开郁、下气、化痰之药也，润肤息痰、止咳定喘、则虚寒火结之征……以上修用，必以川者为妙。然川者味淡性优。川贝性微寒，味甘苦；具有清热化痰、润肺止咳、散结消肿的功效，是化痰类中药里化痰功效较典型的代表，也是临床上常用的中药，同时还是四川名贵道地药材之一。它驱邪不伤正，味甘能补肺，性微寒缓和，适合于治疗各种证型的肺癌，特别适合于肺癌晚期正气亏虚，气阴两虚，热毒炽盛的治疗。正如《本草纲目拾遗》曰："川贝味甘而补肺矣。"

（1）贝羚胶囊：由川贝母、羚羊角、麝香、猪去氧胆酸、沉香、人工竺黄等组成，临床可用于治疗肺癌咳痰患者。将肺癌患者按 2 : 1 的比例随机分为两组，贝羚组在放化疗期间口服贝羚胶囊，痰咳净组在放化疗期间口服痰咳净。结果贝羚胶囊组总有效率优于痰咳净组，贝羚胶囊能明显减轻肺癌患者发热、咳嗽、咳痰、胸闷、气急、咳血等症状，说明贝羚胶囊能增强肺癌放化疗期间的疗效。

（2）宁肺片：由川贝母、牛黄、蟾酥、知母、胆南星、半枝莲、山慈菇、栀子、丹皮、鳖甲、人参、白术等组成，临床治疗肺癌咳血有效率达 91%，止咳化痰有效率达 80% 以上。

2. 川贝母抗肿瘤的药理作用

现代药理研究表明川贝母主要具有镇咳、祛痰、平喘、降压、抗菌、消炎、增加心血管活性、抗溃疡、抗血小板聚集、抗肿瘤等方面的作用。川贝母的氯仿提取物、正己烷提取物、石油醚提取物和水提物，均对 HepG2 的生长具有抑制作用。川贝母提取物能显著降低细胞周期蛋白 D1、细胞周期蛋白 D3、基质金属蛋白酶 9（MMP-9）的表达，增强 p27 和 caspase-3 的表达，抑制子宫内膜癌和卵巢癌的进展。贝母素乙（0 ～ 6μg/mL）作用 24h，对 HepG2 细胞具有明显的浓度依赖性生长抑制作用，细胞增值阻滞在 G2/M 期。去氢贝母碱能抑制人骨髓白血病细胞株 HL-60、NB4、U937 的增殖，IC50 为 7.5pmol/L、15.2pmol/L 和 17.4pmol/L，均未引起细胞凋亡。但去氢贝母碱无抑制 3 种肿瘤细胞株增殖的作用，提示去氢贝母碱分子中的酮基是抑制细胞增殖活性的关键基团，HL-60 细胞株对去氢贝母碱最敏感，经过去氢贝母碱分子处理的 HL-60 细胞其成熟期的细胞形态特征为后髓细胞和伴有粒细胞分化的嗜中性粒细胞。贝母素乙能够阻止人结肠癌 HCT-116 细胞的生长，增加 HCT-116 细胞自噬蛋白 LC3B-I 及 LC3B-II 表达程度。贝母素乙对 HCT-116 细胞的 57 个代谢物，包括葡萄糖、谷氨酰胺及脂类代谢物，并且对 P13K/Akt/mTOR 及氧化应激代谢通路的激活具有一定影响。此外，贝母素乙增加 Bax、PARP 和 caspase-3/8/9 的表达，抑制 Bcl-2 和 Chk2 的水平。贝母辛（15μg/mL）通过增加 G0/G1 期细胞阻滞，诱导人卵巢癌细胞凋亡。

八、溃疡

消化性溃疡属中医学胃脘痛范畴。主要由于饮食失节、过劳受寒等因素使脾胃运化受纳功能失调，气血运行不畅、经脉不利、气滞血瘀而形成。

1. 川贝母抗溃疡临床应用

（1）溃愈散：由党参 70g、炒白术 70g、白及 80g、三七 50g、砂仁 50g、木香 50g、延胡索 50g、甘松 50g、川贝母 80g、海螵蛸 80g、大黄 30g、蒲公英 30g、黄连 30g、金银花 30g、白花蛇舌草 30g 等组成。方中党参、炒白术补脾益胃；砂仁、木香、甘松疏肝行气止痛；三七、白及、延胡索、大黄活血化瘀、泻下通腑；川贝母、海螵蛸收敛生肌、制酸止痛；蒲公英、金银花、黄连、白花蛇舌草清热解毒。诸药合用标本兼治，补泻共施，通涩并用，肝、脾、胃同治而收溃疡愈合之功。

（2）乌贝散：由乌贼骨 250g、川贝母 50g、沉香 25g、白及 60g、三七粉 60g、延胡索 60g、黄芪 150g、甘草 20g 等组成。药物制备及服用方法：共研末，早晚冲服，每次 6g，每日 3 次，4 周为 1 疗程。临床 110 例消化道症状均有不同程度好转。2 个疗程后复查胃镜：有 85 例治愈，治愈率达 70.8%；26 例显效，总有效率 91.6%。现代研究表明，由川贝母、海螵蛸组成的乌贝散能有效中和及抑制胃酸分泌并有止痛、止血、收敛和修复溃疡面的功能。

（3）复方西瓜霜：由西瓜霜、黄连、川贝母、黄柏等组成，具有消炎、解毒、清火、止痛、止血等功效，主治咽喉疾患，兼治一般创伤出血、牙痛、烫伤等症，治疗口腔溃疡，收到显著疗效。

2. 川贝母抗溃疡的药理作用

本品含多种生物碱，如川贝母碱、西贝母碱、青贝碱、炉贝碱、松贝碱等。其中，贝母总碱有抗溃疡作用。贝母总碱对大鼠结扎幽门性溃疡、消化性溃疡及应激性溃疡都有一定的抑制作用，其抗溃疡作用机制之一可能是抑制了胃蛋白酶活性。

九、新冠肺炎

武汉市第三医院对所有确诊为新型冠状病毒肺炎（COVID-19）患者的中药饮片治疗处方进行统计处方用药规律分析，该研究共纳入 875 名确诊患者的治疗处方，共涉及中药 233 味，得出高频次药物 20 味，以化痰止咳平喘药、利水渗湿药、补虚药为主。利用关联规则分析和复杂网络分析得出茵陈、白豆蔻、木通、滑石、川贝母的关联度很大，可治疗 COVID-19 感染后发热、咳嗽、咳痰、口渴、胸闷、腹胀等症状。川贝母对呼吸系统疾病的治疗机制表现出多成分、多靶点、多信号通路的特点。特别是其在干预"细胞因子风暴"、STAT、NF-kB、MAPK 信号通路以及 ACE 参与的肾素 – 血管紧张素系统（RAS）方面具有治疗潜力。在 SARS-CoV-2 感染的"细胞因子风暴"中，存在强烈的炎症反应。川贝母能够抑制 IL-1β、IL-8、IFN-γ、TNF-α、IL-6、IL-13、NO、PGE2、COX-2 以及 iNOS 的表达从而减轻炎症反应；川贝母能抑制 ACE 活性并呈剂量正相关性。因此，川贝母可作为治疗新冠肺炎的潜在有效中药。

十、慢性阻塞性肺疾病

以川贝母为基础的中药配方川北痹滴丸（50 ～ 200mg/kg），临床运用 35 天可通过减少白细胞数量来阻断慢性阻塞性肺疾病的进展。现代研究发现，贝母素乙可通过降低磷酸化蛋白激酶 p-AKT 和磷酸化的糖原合成酶激酶 3β（p-gsk3β）的表达，增加磷酸化的磷酸化肌球蛋白光链 2（pMLC2）的表达来预防慢性阻塞性肺疾病的加重。

第二节　川贝母的不良反应

一、川贝母的配伍禁忌研究

最早提出中药配伍相反理论的《神农本草经》中就有记载"乌头反半夏、瓜蒌、贝母、白蔹、白及"，南朝陶弘景进一步总结，逐渐发展和完善。传统中医理论"十八反"中所记载的"半蒌贝蔹及攻乌"，就提到了贝母与乌头相反。中药发挥药效的物质基础大多数仍要通过药物代谢酶代谢，或对药物代谢酶产生抑制或诱导，从而影响其他药物的代谢或产生药物相互作用，对药物的有效性和安全性产生影响。十八反也是基于药物间相互作用而导致毒性增强，因而药物代谢酶活性的变化可能是使某些十八反药物有毒化学成分代谢发生变化或产生毒性代谢产物从而导致毒性增强的重要原因。

1. 川贝母与川乌配伍，对川乌毒性成分的影响

乌头为毛茛科植物乌头（*Aconitum carmichaelii* Debx.）的干燥母根，为常用中药，辛、苦，热，有大毒，归心、肝、肾、脾经。其主要功能为祛风除湿、温经止痛，用于风寒湿痹、关节疼痛，心腹冷痛，寒疝作痛及麻醉止痛，附子为其子根的加工品。川乌主要活性成分为生物碱，其中乌头碱（Aconitine）、中乌头碱（Meaconitine）和次乌头碱（Hypaconitine）等双酯型生物碱为剧毒双酯型生物碱，是乌头类药物的主要药效成分，亦是其主要毒性成分。制川乌是生川乌经蒸煮等方法处理的炮制品。研究表明乌头中活性成分乌头碱经长时间煎煮后，可水解为苯甲酰乌头胺，而苯甲酰乌头胺的毒性是乌头碱的1/2000。继续煎煮则进一步水解为乌头原碱，乌头原碱的毒性更弱。所以制川乌其毒性远低于生川乌。乌头汤与川贝母共煎后引起的单酯型生物碱的含量变化是由加入川贝母后导致单酯型生物碱的溶出变化引起的，而不是由双酯型生物碱在煎煮过程中水解程度的变化引起的。

2. 川贝母与川乌配伍不同比例对毒性的影响

生川乌与川贝母配伍，LD50 为 31.089g/kg，中毒表现多在给药的 15min 内出现，主要表现为恶心，呕吐，张口呼吸，走动不安，运动麻痹（以后肢为主），步态不稳，对刺激反应不敏感，口吐白沫、流涎，剧烈腹泻，排泄物为暗绿色，动物死前多出现数次跳

跃，继之肢体抽搐、震颤、瞳孔散大、遗尿，死于呼吸衰竭，死后有的动物有两眼外凸表现。

川乌与川贝母配伍，双酯型生物碱含量变化较弱甚至逐渐减少，对抗氧化活性有一定的抑制作用。李世哲等采用FRAP法与DPPH清除法研究川贝母对乌头汤总抗氧化活性和清除自由基能力的影响，其中设置了乌头汤中制川乌与川贝母1:1、1:2、2:1三个配比组，实验结果显示，制川乌与川贝母的3种配伍比例共煎的总抗氧化活性随着比例的增加而增加，但均低于制川乌单煎，比例1:1与2:1活性相近，但是明显低于川乌单煎（ $P < 0.01$ ），比例1:2的活性又明显低于比例1:1与2:1；制川乌与川贝母配伍共煎液对DPPH的清除率也明显低于制川乌单煎液，而且3种配伍比例的清除率能力大小关系为2:1>1:1>1:2。即制川乌与川贝母配伍会明显降低其氧化活性，且川贝母加入量越多降低越明显。制川乌与川贝母1:1、1:2、1:5、2:1比例配伍均为实验的禁忌条件，其中制川乌与川贝母在1:1比例配伍时增毒减效最为显著。谭淑芳采用均匀设计法研究制川乌与川贝母反药组合不同比例变化对小鼠镇痛、祛痰、镇咳作用的影响，发现制川乌与川贝母1:1配伍的合煎液对小鼠的镇痛作用达到最低；制川乌与川贝母1:5配伍时，对小鼠的祛痰作用达到最低；当制川乌与川贝母比例在1:5～10:1时拮抗作用最强，降低川贝母镇咳的作用。即制川乌与川贝母在一定比例下配伍使用具有降低药效的作用。

3. 川贝母与川乌配伍对药物代谢酶的影响

细胞色素P450作为药物代谢主要酶类，在药物相互作用中扮演重要角色，是催化药物氧化的主要酶系，其活性的高低直接影响到药物的药理作用强弱。乌头碱的代谢酶亚型主要是CYP3A和CYP1A2，对乌头碱的代谢过程是一个逐渐降低毒性的解毒过程。而贝母、乌头合用后抑制大鼠肝脏CYP450的活性，减慢乌头碱的代谢，使其在体内的停留时间延长或相对血药浓度增加，从而毒性增加。乌头与川贝母两药配伍给药后14天P450酶含量与其相应单药组比较显著降低；乌头与川贝母两药配伍给药后7天P450酶含量显著低于川贝母单药组（ $P < 0.05$ ）；给药后14天P450酶含量与相应单药组及正常对照组比较显著降低（ $P < 0.001$ ）。即反药通过抑制P450酶的活性导致其毒性增加。

4. 川贝母与川乌配伍对乌头类中药药理活性的影响

（1）附子配伍川贝母后，单酯型、醇胺型生物碱均发生显著变化，其抗心律失常活性有降低趋势，抗心律失常药效可能下降。附子增加心肌收缩力的作用减弱，附子引起的机体对戊巴比妥钠导致的心力衰竭的代偿作用可被川贝母减弱。即附子配伍川贝母可以影响附子的药理活性，附子与川贝母属相反配伍。

（2）川乌与川贝母的三种配伍比例共煎液的总抗氧化活性均随着浓度的增加而增加，川贝母比例2∶1与比例1∶1的总抗氧化活性FRAP值相近，但是明显低于制川乌单煎，而比例1∶2的活性又明显低于另外两种比例，说明制川乌与川贝母配伍会对总抗氧化活性产生抑制作用，并且随着川贝母剂量的增加抑制作用越明显。

（3）乌头汤与不同比例川贝母配伍对DPPH的清除能力的影响：对DPPH的清除能力均会随着浓度的增加而增加，然而仅有制川乌∶川贝母比例2∶1时对清除能力的促进作用最为明显，与乌头汤的清除能力具有显著性差异（$P<0.01$），其他两种比例虽然也具有一定促进作用，但是没有比例2∶1那么明显，这说明乌头汤中加入川贝母可以促进其对DPPH的清除能力，然而随着川贝母剂量的增加，这种促进作用减弱。

（4）乌头汤、川贝母不同比例配伍（W川乌/W反药2∶1、1∶1、1∶2）对类风湿性关节炎模型大鼠的治疗作用以及其体内抗氧化活性指标测试的研究表明：乌头汤及其与川贝母配伍后对类风湿性关节炎有一定的治疗作用，这种治疗作用亦与体内抗氧化作用有一定的关系，然而乌头汤与川贝母配伍后的体内抗氧化作用均低于乌头汤，证明了乌头汤与反药配伍会降低乌头汤对类风湿性关节炎的抗氧化治疗作用，再次从体内抗氧化角度验证了"中药十八反"中乌头反半夏与贝母。

（5）制川乌在含生药4g/kg剂量下，15min时镇痛效果最佳，川贝母与制川乌配伍后可使制川乌的镇痛起效时间延后；降低乌头的镇痛作用或延迟起效时间可能是"半蒌贝蔹及攻乌"反药组合相反的具体表现之一。

5. 川贝母与川乌配伍对贝母药理活性的影响

有的研究者则从药效学的角度入手，发现制川乌与川贝母配伍能增强制川乌的镇痛作用，降低川贝母的祛痰镇咳作用。乌头与川贝母配伍时，也可产生麻痹中枢神经的作用，出现头晕、视物模糊，并且使川贝母中含有的贝母碱成分产生抑制呼吸的毒副反应。

6. 川贝母与川乌配伍对肠通透性的影响

采用大鼠单向肠灌流（SPIP）模型，研究川贝母与乌头外煎煮及体内吸收的相互作用。结果表明，乌头与川贝母配伍时，乌头中毒性成分苯甲酰新乌头碱的肠通透性较高，而在离体煎煮过程中毒性成分差异不显著。p-糖蛋白（P-gp）的底物是乌头中的苯甲酰新乌头碱，川贝母能抑制P-gp的功能和表达，其生物碱贝母碱、贝母辛碱和西贝碱是抑制P-gp活性的有效成分。

7. 川贝母与川乌配伍的特殊运用

有研究表明川乌中苯甲酰乌头胺和乌头原碱的药效作用不及乌头碱。因此在特定病情下，生川乌也被用来治疗危重病症或慢性疑难病症，并且疗效突出。《太平惠民和剂局方》中有金露丸，以川贝母、乌头入药，治疗癥瘕、反胃。《疡医大全》中有药方消痰汤，以附子、川贝母、半夏、甘草、海藻、昆布入药，治疗瘿瘤。药方化痞膏中有川乌、浙贝、半夏、甘草、海藻、大戟、芫花，用于治疗癥瘕痞块。历史上应用含二者配伍组方，没有发现明显不良反应，反之对癥瘕、痞块等恶疾有很好的临床疗效，这也是不争的事实。张建等将贝母与附子配伍应用于治疗以小关节红肿疼痛为主的痹证患者，共观察22例，其中类风湿因子转阴19例，疗效达到86.4%，并且患者没发现有毒副反应。附子与川贝母配伍，对消化，呼吸及循环系统等多种病证而属阳虚、寒凝、痰湿、血瘀的疗效满意。

乌头、川贝母反药组合辨证加减也可治疗肺胀。形成肺胀的病理因素主要有水邪停聚、痰瘀凝滞、气机阻滞、肺肾气虚。肺胀在临床上有虚实之分，虚证则包括肺肾两虚和脾肾阳虚等。而该反药组合在临床上治疗肺胀时多与补气药同用，在治疗肺胀虚证方面有较好的疗效。

二、不良反应

中药川贝母属化痰止咳平喘类药物。现代研究发现，该药含多种生物碱，能扩张支气管平滑肌，减少气道分泌，故有良好的镇咳祛痰作用。临床应用中应注意其引起的过敏反应。

川贝母为百合科植物川贝母的鳞茎，味甘苦、性凉，入肺经，具有清热化痰、润肺散结的功效，主要用于风热咳嗽。比如，由于发热引起的咳嗽比较适合用川贝母，而中老年人由于冬季寒喘引起的咳嗽就不适用。

有过敏体质的人慎用，如川贝清肺糖浆，除对肺热咳嗽有效，还对风热感冒有效。但感冒引起的咳嗽及腹泻者不适用。再如蛇胆川贝液是以蛇胆汁、川贝母为主要原料，辅以杏仁、蜂蜜等配制而成的口服液，具有祛风镇咳、除痰散结之功能，适用于风热咳嗽咳痰不止、痰盛气促、心胸郁结、咳痰不爽等病证。少数患者在服用本品后可出现过敏反应，主要表现为全身性荨麻疹样药疹、弥漫性红斑型药疹、水肿性紫癜型药疹等。一旦出现上述过敏症状，必须停服该药，并立即予以抗过敏治疗，遇有过敏体质者最好不要选用本品。

川贝母中贝母宁碱，属节后抗胆碱药物，能阻断乙酰胆碱作用。其中毒表现为副交感神经抑制，交感神经兴奋，先出现头昏、口干咽燥、面颊潮红，后步态不稳，口齿不清，继而出现意识障碍，伴精神运动性兴奋、言语动作增多、躁动不安、皮肤潮红、瞳孔散大、呼吸急促等症状。

第九章　川贝母的深加工开发应用研究

川贝母具有清热润肺、化痰止咳、散结消痈的功效。临床上用于肺热燥咳、干咳少痰、阴虚劳嗽、痰中带血、瘰疬、乳痈、肺痈。主要含生物碱、皂苷、核苷、萜类、甾体及脂肪酸等化学及营养成分，具有祛痰、镇咳、平喘、解痉、抗炎、抗菌、兴奋子宫、抗溃疡、抗血小板聚集、降血压、抗肿瘤、升高血糖、扩瞳等保健作用。

第一节　川贝母的食疗应用

川贝母在疾病治疗或日常食疗中扮演着日益重要的角色，与人民健康密切相关。被《卫生部关于进一步规范保健食品原料管理的通知》列入"可用于保健食品的物品名单"中，作为食疗中药，在民间常用于制作具有一定保健功能的药膳食用，如川贝雪梨猪肺汤、川贝母粥、川贝杏仁鸭等，常用于肺热燥咳、干咳等病症。

玉竹贝母茶

【组成】玉竹 15g，川贝母 10g，冰糖 15g。

【制法】将玉竹、川贝母洗净、切碎，放入砂锅中，加水适量，煎煮 30 分钟，去渣取汁，加入冰糖调味，即得。

【保健功能】养阴润肺，化痰止咳。

【临床应用】常用于肺阴亏虚型咳嗽等。

【用法】每日 1 剂，代茶频饮。

二母茶

【组成】知母 12g，川贝母 10g。

【制法】将上二味研为粗末，放入杯中，以沸水加盖冲泡 30 分钟，即得。

【保健功能】清肺泻火，化痰止咳。

【临床应用】常用于痰热蕴肺型咳嗽等。

【用法】每日 1 剂，代茶频饮。

川贝母粥

【组成】川贝母 15g，粳米 100g，白糖 30g。

【制法】将川贝母洗净去杂，烘干后研为细末；粳米洗净浸透，备用。取瓦煲一个，加入适量水烧开，放入粳米、川贝母粉煲 1.5 小时，熟时加入白糖调味，即可。

【保健功能】清热化痰，润肺止咳。

【临床应用】常用于肺阴亏虚型咳嗽等，还可用于胃癌、食道癌等辅助治疗。

【用法】每日 1 剂，分 2 次服食。

川贝杏仁鸭

【组成】川贝母（松贝）10g，甜杏仁 30g，鸭 1 只，姜 10g，葱 10g，精盐 3g，料酒 20g，味精 2g，清汤适量。

【制法】将鸭宰杀后去毛、内脏、爪，洗净焯水；川贝母、杏仁（去皮）洗净；姜洗净拍破；葱洗净打结。将川贝母、杏仁放入鸭腹内，放入蒸碗内，加入清汤、姜、葱、料酒、精盐，入笼蒸至鸭肉熟烂，去姜、葱，调味，即可。

【保健功能】润肺止咳。

【临床应用】常用于肺阴亏虚型咳嗽、哮喘等。

【用法】佐餐食用。

川贝雪梨猪肺汤

【组成】川贝母 15g，雪梨 2 个，猪肺 40g，冰糖适量。

【制法】先将川贝母洗净，雪梨去皮，切成 1 厘米的方块；猪肺洗净，挤去泡沫，切成长 2 厘米、宽 1 厘米的块。再将川贝母、猪肺、雪梨共放入砂锅内，加入适量冰糖及水，置大火上烧沸，用小火炖 3 小时，即可。

【保健功能】润肺，化痰，止咳。

【临床应用】常用于肺阴亏虚型咳嗽等。

【用法】每日 2 次，7 天为 1 疗程，喝汤食肺。

蛤蚧瘦肉煲

【组成】蛤蚧 2 个，川贝母 10g，猪瘦肉 100g，精盐、姜片各适量。

【制法】将蛤蚧洗净，温水浸泡约 5 小时，入沸水氽烫后捞出切块；川贝母洗净。将蛤蚧块放入锅内煲 20 分钟后，放入瘦肉块、川贝母和姜片煲约 1 小时至熟，加精盐调味，即可。

【保健功能】补肺益肾，定喘助阳。

【临床应用】常用于肺肾亏虚型慢性支气管炎、肺气肿、肺结核、哮喘等。

【用法】佐餐食用。

贝母鸭蛋炖食

【组成】川贝母 5g，百合 70g，桑叶 30g，鸭蛋 2 个。

【制法】将桑叶加水 1000mL，煎汁约 500mL，滤过。滤液加川贝母粉、百合拌匀，隔水蒸熟百合后，将鸭蛋打破放入，加适量调料，稍微煮沸即可食用。

【保健功能】养阴润肺，化痰止咳。

【临床应用】常用于预防哮喘等。

【用法】每日 1 剂，连续食用 7 天，不可间断。

川贝酿雪梨

【组成】川贝母 12g，雪梨 6 个，糯米 100g，冬瓜条 100g，冰糖 180g，白矾适量。

【制法】将糯米淘洗干净，蒸成米饭，冬瓜条切成黄豆大颗粒，川贝母打碎，白矾溶化成水溶液；将雪梨去皮，在蒂把处切下一块为盖，用小刀挖去梨核，然后将梨放沸水中烫一下以防变色，捞出放入冷水中冲凉，再捞出放碗中。将糯米饭、冬瓜粒、冰糖屑（部分）拌匀装入梨中。将川贝母碎粒分成 6 等份，分别装入雪梨中，盖好蒂把，放入碗中，置蒸笼内于沸水蒸约 50 分钟，至梨软烂后即成；锅内加水 300mL，武火加热至沸后放入剩余冰糖溶化，待梨出笼时逐个浇在雪梨上。

【保健功能】润肺消痰，降火除热。

【临床应用】常用于痰热蕴肺型肺痨咳嗽、干咳、咳血等。

【用法】每次食用雪梨一个，早晚各食用 1 次。

润肺膏

【组成】南沙参 50g，麦冬 50g，天冬 50g，花粉 50g，枇杷叶（去毛）50g，苦杏仁 50g，核桃仁 50g，川贝母 120g，橘饼 250g，白蜜 6000g，冰糖 50g。

【制法】川贝母研细末备用。余药水煎 3 次，每次 2 小时，去渣，合并煎液，熬炼浓缩，至稠黏时兑入川贝粉和溶好滤过熬去水分的冰糖，另加白蜜微炼成膏，待冷，装瓶备用。

【保健功能】养阴润肺，止咳化痰。

【临床应用】常用于肺阴亏虚型肺结核、慢性支气管炎、肺气肿、肺癌等。

【用法】每日 2 次，每次 15g，白开水冲服。

宁嗽膏

【组成】天冬 240g，款冬 150g，苦杏仁 120g，白茯苓 120g，川贝母（粉）120g，百部 120g，百合 120g，阿胶 120g，紫菀 90g，蜂蜜 500g，饴糖 240g。

【制法】阿胶研碎，黄酒浸泡一宿。余药锉碎，加水煎熬，取汁，加入饴糖、炼蜜，再熬，加阿胶、川贝母，和匀，熔化收膏，待冷，装瓶备用。

【保健功能】润肺止咳。

【临床应用】常用于肺阴亏虚型支气管炎、支气管扩张、肺结核、肺癌等。

【用法】每日 2 次，每次 30g，白开水冲服。

桔饼膏

【组成】桔饼 120g，南沙参 250g，麦冬 250g，天冬 250g，天花粉 250g，枇杷叶（去毛）250g，甜杏仁 250g，核桃 250g，川贝母粉 60g，冰糖 240g，白蜜 3000g。

【制法】将前 8 味药加水煎煮 3 次，去渣，合并煎液，浓缩，加入川贝母粉、冰糖、白蜜，煎透收膏，装瓶备用。

【保健功能】养阴润肺，止咳化痰。

【临床应用】常用于肺阴亏虚型慢性支气管炎、肺气肿等。

【用法】每日 2 次，每次 15g，白开水冲服。

川贝雪梨膏

【组成】秋梨 5000g，川贝母 50g，百合 50g，麦冬 100g，款冬花 25g，冰糖 100g。

【制法】秋梨压榨取汁，梨渣加水煎煮 2 小时后滤汁，与原梨汁合并，静置后取上清液，浓缩成清膏。余 4 味药以清水适量煎煮，随时续水。每 3 小时取汁 1 次，反复 3 ～ 4 次，压榨去渣，合并药汁过滤，兑入梨汁，置锅内熬炼至滴于吸潮纸不渗为度。冰糖水溶过滤，加热炼至挑起垂成片状挂旗时取出入前膏中，混匀，浓缩，即得。

【保健功能】润肺止咳，生津利咽。

【临床应用】常用于肺阴亏虚型慢性支气管炎、肺结核、肺炎等。

【用法】每日 2 次，每次 15g，温开水化服。

心脾双补膏

【组成】西洋参 15g，麦冬 30g，生地黄 30g，炒白术 30g，茯神 30g，龙眼肉 30g，炒酸枣仁 30g，柏子仁 30g，北五味子 30g，丹参 30g，玄参 30g，制香附 15g，甘草 8g，黄连 3g，川贝母 3g，桔梗 3g，远志 3g，朱砂 3g。

【制法】先取西洋参水煎 2 次，第 1 次 4 小时，第 2 次 2 小时，滤过，合并滤液，得西洋参的煎液备用。其余药物共研碎，水煎 3 次，至味尽，去渣，合并滤液，浓缩，加入参汁，小火熬膏，瓷瓶收贮。

【保健功能】健脾养血，宁心安神。

【临床应用】常用于心脾两虚型失眠、健忘、月经不调等。

【用法】每日 2 次，每次 30g。

北沙参膏

【组成】北沙参 300g，麦冬 300g，知母 300g，川贝母 300g，熟地黄 300g，鳖甲 300g，地骨皮 300g，蜂蜜 500g。

【制法】以上诸药同入砂锅，加水适量，先浸泡 2 小时，煎煮 40 分钟，取汁，药渣加水适量，再煎煮 30 分钟，过滤，合并两次药汁，浓缩药液，调入蜂蜜制成膏。

【保健功能】滋阴补肾，润肺化痰。

【临床应用】常用于肺肾阴虚型支气管炎、肺结核、肺气肿等。

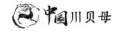

【用法】每日 2 次，每次 1 匙，温开水冲服。

养阴清肺膏

【组成】生地黄 100g，玄参 80g，麦冬 60g，丹皮 40g，白芍 40g，川贝母 40g，薄荷 25g，甘草 20g，蜂蜜 300g。

【制法】上药浸泡后，以清水煎煮，煎 4～6 小时滤过取汁。如此 3～4 次，取渣榨汁，与煎汁合并。先武火后文火熬炼浓缩。汁浓时搅拌防焦。炼成稠膏，加入蜂蜜熬至滴水成珠为度。滤过除沫，待冷，装瓶备用。

【保健功能】养阴润燥，清肺利咽。

【临床应用】常用于肺阴亏虚型慢性咽炎、慢性支气管炎等。

【用法】每日 2 次，每次 10～20g，温开水化服。

第二节　川贝母的中成药开发应用

川贝母为驰名中外的药材，有着悠久的应用历史，为润肺止咳的要药，疗效显著。目前，国内以川贝母为原料生产的中成药达 238 种，如川贝雪梨膏、复方川贝精片、川贝枇杷糖浆、蛇胆川贝枇杷膏、蛇胆川贝露、川贝枇杷露、三号蛇胆川贝片、牛黄蛇胆川贝散、牛黄蛇胆川贝液、蜜炼川贝枇杷膏等，这些制剂服用方便，广受患者青睐。

一、川贝母制剂概况

（一）川贝母制剂对不同系统疾病的治疗

通过检索"药智数据库"的中成药处方数据库发现，根据中医中药治疗疾病分类，将 238 种中成药分为 10 类，其中可治疗呼吸系统疾病共有 195 种，占 81.93%；消化道及代谢系统疾病 33 种；神经系统疾病 17 种；肌肉－骨骼系统疾病 4 种；心血管系统疾病 1 种及其他类。

1. 呼吸系统疾病

牛黄蛇胆川贝液

【处方】人工牛黄 1.6g，川贝母 48.4g，蛇胆汁 8.1g，薄荷脑 0.04g。

【功能主治】清热、化痰、止咳。用于热痰、燥痰咳嗽，症见咳嗽、痰黄或干咳、咳痰不爽。

【用法用量】口服。一次 10mL，一日 3 次；小儿酌减或遵医嘱。

【注意】脑出血急性期患者忌服。

养阴清肺口服液

【处方】地黄 100g，麦冬 60g，玄参 80g，川贝母 40g，白芍 40g，丹皮 40g，薄荷 25g，甘草 20g。

【功能主治】养阴润肺，清肺利咽。用于阴虚肺燥，咽喉干痛，干咳少痰，或痰中带血。

【用法用量】口服。一次 10mL，一日 2～3 次。

【注意】本品有平缓的降压作用，低血压者慎用；孕妇忌服。

贝羚胶囊

【处方】川贝母 20g，羚羊角 10g，猪去氧胆酸 100g，人工麝香 4g，沉香 10g，人工天竺黄 30g，煅青礞石 10g，硼砂 10g。

【功能主治】清热化痰，止咳平喘。用于痰热阻肺，气喘咳嗽；小儿肺炎、喘息性支气管炎及成人慢性支气管炎见上述证候者。

【用法用量】口服，一次 0.6g，一日 3 次；小儿一次 0.15～0.6g，周岁以内酌减，一日 2 次。

【注意】大便溏稀者不宜使用。

清音丸

【处方】诃子肉 300g，川贝母 600g，百药煎 600g，乌梅肉 300g，葛根 600g，茯苓 300g，甘草 600g，天花粉 300g。

【功能主治】清热利咽，生津润燥。用于肺热津亏，咽喉不利，口舌干燥，声哑失音。

【用法用量】口服，温开水送服或嚼化。水蜜丸一次 2g，大蜜丸一次 1 丸，一日 2 次。

【注意】忌食辛辣食物。

葶贝胶囊

【处方】葶苈子 47.5g，蜜麻黄 9.6g，川贝母 28.5g，苦杏仁 38.1g，瓜蒌皮 28.5g，石膏 57g，黄芩 38.1g，鱼腥草 47.5g，旋覆花 19g，代赭石 19g，白果 9.6g，蛤蚧 47.5g，桔梗 19.6g，甘草 19g。

【功能主治】清肺化痰，止咳平喘。用于痰热壅肺所致的咳嗽、咳痰、喘息、胸闷、苔黄或黄腻；慢性支气管炎急性发作见上述证候者。

【用法用量】饭后服用。每次 4 粒，一日 3 次；7 天为一疗程或遵医嘱。

虫草川贝止咳膏

【处方】冬虫夏草 200g，蛤蚧（去头，足，鳞片）150g，川贝母 200g，人参 150g，款冬花（制）150g，桔梗 130g，苦杏仁（炒）150g，砂仁 150g，陈皮 100g，紫菀（制）150g，甘草 150g，木香 150g，百合 150g，百部（制）100g，茯苓 150g，前胡 150g，水半夏（制）150g，梨膏 1600g，蔗糖 3870g。

【功能主治】润肺止咳，化痰定喘。用于咳嗽痰多，久咳气喘及急慢性气管炎、哮喘等呼吸道疾患。

【用法用量】口服，一次 8g，一日 2 次；开水化服或含服；严重患者加服 5g；或遵医嘱。

【注意】忌食生冷食物。

复方川贝母片

【处方】川贝母 120g，麻黄 132g，远志（制）170g，桔梗 300g，甘草 240g，五味子 170g，法半夏 160g，陈皮 300g，紫菀 40g，浮海石 40g，罂粟壳 160g。

【功能主治】止咳，化痰，平喘。用于咳嗽，痰喘。

【用法用量】口服，一次 3～6 片，一日 3 次，小儿酌减。

【注意】高血压、心脏病患者忌服。

川贝半夏液

【处方】川贝母 6g，半夏（制）15g，梨清膏 900g。

【功能主治】润肺止咳。用于阴虚、燥咳等症。

【用法用量】口服，一次 10～20mL，一日 3～4 次；小儿酌减或遵医嘱。

【注意】忌食辛辣、油腻食物。

珠贝定喘丸

【处方】珍珠 0.67g，川贝母 40g，琥珀 6.67g，人工牛黄 1g，细辛 27g，葶苈子 133g，肉桂油 0.2mL，陈皮 27g，紫苏油 0.15mL，麻黄 100g，五味子 13g，猪胆粉 3g，人参 1.67g，氨茶碱 8g，盐酸异丙嗪 1g。

【功能主治】理气化痰，镇咳平喘，补气温肾。用于治疗支气管哮喘、慢性支气管炎等久病喘咳，痰涎壅盛等症。

【用法用量】含服或用温开水送服，一次 6 丸，3～4 岁儿童一次 1 丸，5～6 岁一次 2 丸，7～8 岁一次 3 丸，9～10 岁一次 4 丸，11～12 岁一次 5 丸，一日 3 次；或遵医嘱。

【注意】孕妇及妇女月经期慎用。

肺安片

【处方】知母 160g，橘红 40g，桔梗 20g，川贝母 20g，阿胶 20g，款冬花 16g，葶苈子 12g，姜半夏 12g，苦杏仁 16g，甘草膏 10g，麻黄 160g，旋覆花 40g，马兜铃 40g。

【功能主治】润肺定喘，止嗽化痰。用于阴虚久嗽，喘息不宁，痰壅气闷，夜卧不安。

【用法用量】口服，一次 3～5 片，一日 3 次。

【注意】尚不明确。

2. 消化道及代谢系统疾病

小儿化毒散

【处方】人工牛黄 8g，珍珠 16g，雄黄 40g，大黄 80g，黄连 40g，甘草 30g，天花粉 80g，川贝母 40g，赤芍 80g，乳香 40g，没药 40g，冰片 10g。

【功能主治】清热解毒，活血消肿。用于热毒内蕴、毒邪未尽所致的口疮肿痛、疮疡溃烂、烦躁口渴、大便秘结。

【用法用量】口服。一次 0.6g，一日 1～2 次；3 岁以内小儿酌减。外用，敷于患处。

【注意】主治心脾积热之口疮。若阴虚火旺、虚火上炎的口疮不宜应用；肺胃阴虚火旺慢性喉痹者不宜应用；脾胃虚弱、体质弱者慎服。饮食宜清淡，忌用辛辣、油腻之品。

参茸保胎丸

【处方】党参 66g，龙眼肉 20g，菟丝子 33g，香附 41g，茯苓 58g，山药 50g，艾叶 41g，白术 50g，黄芩 66g，熟地黄 41g，白芍 41g，阿胶 41g，炙甘草 28g，当归 50g，桑寄生 41g，川芎 41g，羌活 20g，续断 41g，鹿茸 20g，杜仲 58g，川贝母 20g，砂仁 33g，化橘红 41g。

【功能主治】滋养肝肾，补血安胎。用于肝肾不足，营血亏虚，身体虚弱，腰膝酸痛，少腹坠胀，妊娠下血，胎动不安。

【用法用量】口服。一次 15g，一日 2 次。

【注意】孕妇禁服；宜低盐饮食。

清降片

【处方】蚕沙 21g，大黄 21g，青黛 10g，玄参 21g，皂角子 21g，赤芍 21g，板蓝根 21g，麦冬 21g，连翘 21g，丹皮 14g，地黄 21g，甘草 7g，白茅根 21g，金银花 21g，薄荷脑 0.052g，川贝母 3g。

【功能主治】清热解毒，利咽止痛。用于肺胃蕴热所致咽喉肿痛，发热烦躁，大便秘结；小儿急性咽炎、急性扁桃体炎见以上证候者。

【用法用量】口服。小片：周岁一次 3 片，一日 2 次；3 岁一次 4 片，一日 3 次；6 岁一次 6 片，一日 3 次。大片：周岁一次 1.5 片，一日 2 次；3 岁一次 2 片，一日 3 次；6 岁一次 3 片，一日 3 次。

健脾润肺丸

【处方】山药 166.7g，地黄 100g，天冬 33.3g，麦冬 33.3g，黄精 100g，制何首乌 100g，黄芪 66.7g，茯苓 33.3g，白术 26.7g，川贝母 33.3g，北沙参 33.3g，党参 66.7g，山茱萸 66.7g，五味子 66.7g，丹参 66.7g，鸡内金 33.3g，山楂 66.7g，阿胶 66.7g，瓜蒌 50g，白及 50g，当归 66.7g，白芍 66.7g，甘草 26.7g，百合 33.3g，知母 33.3g，柴胡 33.3g，黄芩 26.7g，陈皮 33.3g，蜂蜜 1599g。

【功能主治】滋阴润肺，止咳化痰，健脾开胃。用于劳瘵，肺阴亏耗，潮热盗汗，咳嗽咳血，食欲减退，气短无力，肌肉瘦削等肺痨诸症。并可辅助治疗抗痨药物引起的肝功能损害。

【用法用量】口服，一次 3 ~ 4 丸，一日 3 次。

【注意】尚不明确。

二母清肺丸（二母丸）

【处方】川贝母 160g，知母（炒）40g，大黄（酒炙）160g，黄芩（酒炙）80g，前胡 40g，天花粉 80g，桔梗 80g，杏仁 40g，桑白皮（炙）40g。

【功能主治】清热化痰，润肺止咳。用于肺热咳嗽，痰涎壅盛，口鼻生疮，咽喉肿痛，大便秘结，小便黄赤。

【用法用量】口服，一次 1 丸，一日 2 次。

【注意】风寒咳嗽、脾胃虚寒者忌用。

回春散

【处方】麝香 16g，人工牛黄 16g，天麻（制）50g，全蝎（制）50g，僵蚕（制）50g，川贝母 50g，半夏（制）50g，钩藤 320g，胆南星 80g，木香 50g，豆蔻 50g，檀香 50g，陈皮 50g，沉香 50g，枳壳 50g，甘草 35g，天竺黄 50g，清宁 80g，朱砂 50g。

【功能主治】清热定惊，驱风祛痰。用于小儿惊风，感冒发热，呕吐腹泻，咳嗽气喘。

【用法用量】口服，周岁以内小儿一次 0.1g，1 ~ 2 岁一次 0.2g，3 ~ 4 一次 0.3g，5 岁以上一次 0.4 ~ 0.6g；一日 2 次。

【注意】运动员慎用。

百效丸

【处方】川贝母 100g，厚朴（姜制）100g，柴胡 100g，玄参 100g，知母 100g，肉豆蔻（煨）75g，朱砂 100g，巴豆霜 100g，肉桂 75g，血竭 75g，麝香 5g，冰片 5g。

【功能主治】消积理滞，镇惊化痰。用于寒热凝结，停食宿水，腹痛腹胀，痰喘气促，慢惊风症。

【用法用量】口服，一次 1 丸，一日 1 次，周岁以内小儿酌减。

【注意】尚不明确。

3. 神经系统疾病

癫痫康胶囊

【处方】天麻 66.67g，石菖蒲 166.67g，僵蚕 100g，胆南星 100g，川贝母 33.33g，丹参 111.11g，远志 100g，全蝎 66.67g，麦冬 100g，淡竹叶 66.67g，生姜 66.67g，琥珀 33.33g，人参 33.33g，冰片 11.11g，人工牛黄 16.67g。

【功能主治】镇惊息风，化痰开窍。用于癫痫风痰闭阻，痰火扰心，神昏抽搐，口吐涎沫者。

【用法用量】口服，一次 3 粒，一日 3 次。

小儿金丹片

【处方】朱砂 80g，橘红 40g，川贝母 40g，胆南星 30g，前胡 30g，玄参 30g，清半夏 30g，大青叶 30g，木通 30g，桔梗 30g，荆芥穗 30g，羌活 30g，西河柳 30g，地黄 30g，枳壳 30g，赤芍 30g，钩藤 30g，葛根 20g，牛蒡子 20g，天麻 20g，甘草 20g，防风 20g，冰片 10g，水牛角浓缩粉 10g，羚羊角粉 5g，薄荷脑 0.1g。

【功能主治】祛风化痰，清热解毒。用于外感风热，痰火内盛所致的感冒，症见发热、头痛、咳嗽、气喘、咽喉肿痛、呕吐及高热惊风。

【用法用量】口服。周岁一次 0.6g，周岁以下酌减，一日 3 次。

【注意】孕妇慎服。

清降片

【处方】蚕沙 21g，大黄 21g，青黛 10g，玄参 21g，皂角子 21g，赤芍 21g，板蓝根 21g，麦冬 21g，连翘 21g，丹皮 14g，地黄 21g，甘草 7g，白茅根 21g，金银花 21g，薄荷脑 0.052g，川贝母 3g。

【功能主治】清热解毒，利咽止痛。用于肺胃蕴热所致咽喉肿痛，发热烦躁，大便秘结；小儿急性咽炎、急性扁桃体炎见以上证候者。

【用法用量】口服。小片：周岁一次 3 片，一日 2 次；3 岁一次 4 片，一日 3 次；6 岁一次 6 片，一日 3 次。大片：周岁一次 1.5 片，一日 2 次；3 岁一次 2 片，一日 3 次；6 岁一次 3 片，一日 3 次。

4. 肌肉 – 骨骼系统疾病

妙灵丸

【处方】川贝母 80g，羌活 60g，玄参 80g，木通 60g，薄荷 60g，赤芍 60g，制天南星 60g，地黄 80g，葛根 60g，桔梗 60g，清半夏 60g，钩藤 60g，橘红 80g，前胡 60g，冰片 10g，朱砂 50g，羚羊角 5g，水牛角浓缩粉 10g。

【功能主治】清热化痰，散风镇惊。用于外感风热夹痰所致的感冒，症见发热、头痛眩晕、咳嗽、呕吐痰涎、鼻干口燥、咽喉肿痛。

【用法用量】口服。一次 1 丸，一日 2 次。

【注意】本品不宜久用，肝肾功能不全者慎用。

骨痛丸

【处方】木瓜 113g，牛膝 113g，杜仲（炭）113g，甘草 113g，红花 113g，地枫皮 113g，防风 113g，蒺藜（盐制）113g，乳香（醋制）100g，没药（醋制）100g，麻黄 85g，桂枝 75g，独活 75g，当归 75g，羌活 75g，千年健 75g，浙贝母 75g，川贝母 75g，鹿角胶 60g，三七 60g，虎骨（制）50g。

【功能主治】追风散寒，活血止痛。用于受风受寒，腰腿疼痛，四肢麻木，周身窜痛。

【用法用量】口服，一次 3g，一日 1 次。

【注意】孕妇忌服。

脾肾两助丸

【处方】党参 164g，白术（麸炒）44g，鸡内金（炒）45g，土鳖虫 45g，川芎 27g，山药（麸炒）180g，熟地黄 340g，黄芪（蜜炙）180g，白芍（酒炒）180g，茯苓 90g，小茴香（盐炒）180g，山茱萸（酒制）180g，枸杞子 46g，杜仲（炭）46g，补骨脂（盐炒）46g，锁阳 46g，九节菖蒲 46g，郁金 46g，陈皮 46g，半夏（制）46g，款冬花 46g，麦冬 46g，川贝母 46g，牵牛子（炒）46g，牛膝 46g，肉苁蓉 46g，甘草（蜜炙）46g，泽泻 180g，使君子仁 27g，当归 27g。

【功能主治】健脾益气，滋补肝肾。用于脾肾虚弱而致的肢体倦怠，气虚无力，不思饮食，胃脘痞闷，腰痛腰困，腿膝酸软，头晕耳鸣。

【用法用量】用淡盐水送服，一次 1 丸，一日 2 次。

秦皮接骨胶囊

【处方】秦皮 113.0g，川西小黄菊 80.0g，龙骨 57.0g，川贝母 80.0g。

【功能主治】活血散瘀，疗伤接骨，止痛。用于跌打，筋骨扭伤，瘀血肿痛。

【用法用量】口服，一次 3 粒，一日 3 次。

5. 心血管系统疾病

九华膏

【处方】滑石粉 208.3g，硼砂 31.2g，川贝母 6.3g，银朱 6.3g，龙骨 41.6g，冰片 6.3g。

【功能主治】消肿，止痛，生肌、收口。适用于发炎肿痛的外痔、内痔嵌顿，直肠炎、肛窦炎及内痔术后（压缩法、结扎法、枯痔法等）。

【用法用量】每日早晚或大便后敷用或注入肛门内。

【注意】忌食辛辣食物。

6. 其他类

坤灵丸

【处方】方（一）：香附（制）37g，甘草 7g，白薇 14g，益母草 14g，黄芪 14g，鸡冠花 14g，麦冬 14g，五味子 14g，地黄 14g，红花 14g，关木通 10g，白术（炒）14g，赤石脂 14g，茯苓 14g，厚朴 10g，肉苁蓉（制）14g，白芍（酒炒）14g；方（二）：香附（制）37g，荆芥 10g，丹皮 14g，阿胶 14g，当归 14g，藁本 10g，红参 14g，鹿角胶 14g，川贝母 14g，没药（炒）14g，砂仁 14g，延胡索 14g，小茴香（盐制）14g，龟甲胶 14g，川芎 14g。

【功能主治】调经养血，逐瘀生新。用于月经不调，或多或少，经行腹痛，子宫寒冷，久不受孕，习惯性流产，赤白带下，崩漏不止，病久气虚，肾亏腰痛。

【用法用量】口服，一次 15 丸，一日 2 次。

【注意】未见本品对子代安全性研究资料，请在医生指导下用药。

（二）川贝母传统剂型

《中国药典》2020 年版共收录 41 个含川贝母的中药制剂，含贝母药材中药制剂从剂型分类分析，丸剂有 15 个，胶囊剂 6 个，颗粒剂 2 个，片剂 6 个，合剂 3 个，散剂 2 个，煎膏剂 3 个，糖浆剂 4 个。

1. 丸剂

清音丸

【处方】诃子肉 300g，川贝母 600g，百药煎 600g，乌梅肉 300g，葛根 600g，茯苓 300g，甘草 600g，天花粉 300g。

【功能主治】清热利咽，生津润燥。用于肺热津亏，咽喉不利，口舌干燥，声哑失音。

【用法用量】口服，温开水送服或噙化。水蜜丸一次 2g，大蜜丸一次 1 丸，一日 2 次。

【注意】忌食辛辣食物。

金嗓清音丸

【处方】玄参 100g，地黄 100g，麦冬 60g，黄芩 40g，丹皮 60g，赤芍 60g，川贝母 60g，泽泻 60g，薏苡仁 60g，石斛 60g，僵蚕 40g，薄荷 20g，胖大海 40g，蝉蜕 40g，木蝴蝶 40g，甘草 20g。

【功能主治】养阴清肺，化痰利咽。用于肺热阴虚所致的慢喉瘖、慢喉痹，症见声音嘶哑、咽喉肿痛、咽干；慢性喉炎、慢性咽炎见上述证候者。

【用法用量】口服。一次 60～120 丸，一日 2 次。

【注意】忌烟酒及辛辣食物。

二母宁嗽丸

【处方】川贝母 225g，知母 225g，石膏 300g，炒栀子 180g，黄芩 180g，蜜桑白皮 150g，茯苓 150g，炒瓜蒌子 150g，陈皮 150g，麸炒枳实 150g，炙甘草 30g，五味子 30g。

【功能主治】清肺润燥，化痰止咳。用于燥热蕴肺所致的咳嗽、痰黄而黏不易咳出、胸闷气促、久咳不止、声哑喉痛。

【用法用量】口服。大蜜丸一次 1 丸，水蜜丸一次 6g，一日 2 次。

【注意】孕妇忌用。脾胃虚寒者慎用。肝肾功能不全者慎用。本品不可过服久服。若用药后出现皮肤过敏反应需及时停用。忌食辛辣、油腻食物。

小儿至宝丸

【处方】紫苏叶 50g，广藿香 50g，薄荷 50g，羌活 50g，陈皮 50g，制白附子 50g，胆南星 50g，炒芥子 30g，川贝母 50g，槟榔 50g，炒山楂 50g，茯苓 200g，六神曲 200g，炒麦芽 50g，琥珀 30g，冰片 4g，天麻 50g，钩藤 50g，僵蚕 50g，蝉蜕 50g，全蝎 50g，人工牛黄 6g，雄黄 50g，滑石 50g，朱砂 10g。

【功能主治】疏风镇惊，化痰导滞。用于小儿风寒感冒，停食停乳，发热鼻塞，咳嗽痰多，呕吐泄泻。

【用法用量】口服。一次 1 丸，一日 2～3 次。

【注意】不宜多服、久服。

清肺化痰丸

【处方】酒黄芩 60g，苦杏仁 60g，瓜蒌子 60g，川贝母 30g，胆南星 30g，法半夏 60g，陈皮 60g，茯苓 60g，麸炒枳壳 60g，蜜麻黄 30g，桔梗 60g，白苏子 30g，炒莱菔子 30g，蜜款冬花 30g，甘草 30g。

【功能主治】降气化痰，止咳平喘。用于肺热咳嗽，痰多作喘，痰涎壅盛，肺气不畅。

【用法用量】口服。水蜜丸一次 6g，大蜜丸一次 1 丸，一日 2 次。

百合固金丸

【处方】百合 100g，生地黄 200g，熟地黄 300g，麦冬 150g，玄参 80g，川贝母 100g，当归 100g，白芍 100g，桔梗 80g，甘草 100g。

【功能主治】养阴润肺，化痰止咳。用于肺肾阴虚，燥咳少痰，痰中带血，咽干喉痛。

【用法用量】口服。水蜜丸一次 6g，小蜜丸一次 9g，大蜜丸一次 1 丸，一日 2 次。

【注意】外感咳嗽、寒湿痰喘者忌用。脾虚便溏、食欲不振者慎服。

洋参保肺丸

【处方】罂粟壳 120g，五味子 30g，川贝母 60g，陈皮 60g，砂仁 30g，枳实 60g，麻黄 30g，苦杏仁 60g，石膏 30g，甘草 60g，玄参 60g，西洋参 45g。

【功能主治】滋阴补肺，止嗽定喘。用于阴虚肺热，咳嗽痰喘，胸闷气短，口燥咽干，睡卧不安。

【用法用量】口服。一次 2 丸，一日 2～3 次。

【注意】感冒咳嗽者忌服；孕妇禁用。

百合固金丸（浓缩丸）

【处方】百合 100g，生地黄 200g，熟地黄 300g，麦冬 150g，玄参 80g，川贝母 100g，当归 100g，白芍 100g，桔梗 80g，甘草 100g。

【功能主治】养阴润肺，化痰止咳。用于肺肾阴虚，燥咳少痰，痰中带血，咽干喉痛。

【用法用量】口服。一次 8 丸，一日 3 次。

【注意】体虚者慎用。

养阴清肺丸

【处方】地黄 200g，麦冬 120g，玄参 160g，川贝母 80g，白芍 80g，丹皮 80g，薄荷 50g，甘草 40g。

【功能主治】养阴润燥，清肺利咽。用于阴虚肺燥，咽喉干痛，干咳少痰或痰中带血。

【用法用量】口服。水蜜丸一次 6g，大蜜丸一次 1 丸，一日 2 次。

【注意】感冒咳嗽者忌服；孕妇禁用。

参茸保胎丸

【处方】党参 66g，龙眼肉 20g，菟丝子 33g，香附 41g，茯苓 58g，山药 50g，艾叶 41g，白术 50g，黄芩 66g，熟地黄 41g，白芍 41g，阿胶 41g，炙甘草 28g，当归 50g，桑寄生 41g，川芎 41g，羌活 20g，续断 41g，鹿茸 20g，杜仲 58g，川贝母 20g，砂仁 33g，化橘红 41g。

【功能主治】滋养肝肾，补血安胎。用于肝肾不足，营血亏虚，身体虚弱，腰膝酸痛，少腹坠胀，妊娠下血，胎动不安。

【用法用量】口服。一次 15g，一日 2 次。

【注意】孕妇禁服；宜低盐饮食。

橘红化痰丸

【处方】化橘红 75g，锦灯笼 100g，川贝母 75g，炒苦杏仁 100g，罂粟壳 75g，五味子 75g，白矾 75g，甘草 75g。

【功能主治】敛肺化痰，止咳平喘。用于肺气不敛，痰浊内阻，咳嗽，咳痰，喘促，胸膈满闷。

【用法用量】口服。一次 1 丸，一日 2 次。

【注意】不宜久服。

甘露消毒丸

【处方】滑石 300g，茵陈 220g，石菖蒲 120g，木通 100g，射干 80g，豆蔻 80g，连翘 80g，黄芩 200g，川贝母 100g，藿香 80g，薄荷 80g。

【功能主治】芳香化湿，清热解毒。用于暑湿蕴结，身热肢瘦，胸闷腹胀，尿赤黄疸。

【用法用量】口服。一次 6～9g，一日 2 次。

【注意】服药期间忌食辛辣油腻食物。

止嗽化痰丸

【处方】罂粟壳 625g，桔梗 250g，知母 125g，前胡 125g，陈皮 125g，大黄 125g，炙甘草 125g，川贝母 125g，石膏 250g，苦杏仁 187.5g，紫苏叶 125g，葶苈子 125g，款冬花 125g，百部 125g，玄参 125g，麦冬 125g，密蒙花 75g，天冬 125g，五味子 75g，枳壳 125g，瓜蒌子 125g，半夏 250g，木香 75g，马兜铃 125g，桑叶 125g。

【功能主治】敛肺化痰，止咳平喘。用于肺气不敛，痰浊内阻，咳嗽，咳痰，喘促，胸膈满闷。

【用法用量】临睡前服用。一次 15 丸，一日 1 次。口服。

【注意】风寒咳嗽者不宜服用。

治咳川贝枇杷滴丸

【处方】枇杷叶 226.7g，桔梗 20g，水半夏 66.7g，川贝母 23.3g，薄荷脑 0.5g。

【功能主治】清热化痰止咳。用于感冒、支气管炎属痰热阻肺证，症见咳嗽、痰黏或黄。

【用法用量】口服或含服。一次 3～6 丸，一日 3 次。

【注意】孕妇忌服。

妙灵丸

【处方】川贝母 80g，羌活 60g，玄参 80g，木通 60g，薄荷 60g，赤芍 60g，制天南星 60g，地黄 80g，葛根 60g，桔梗 60g，清半夏 60g，钩藤 60g，橘红 80g，前胡 60g，冰片 10g，朱砂 50g，羚羊角 5g，水牛角浓缩粉 10g。

【功能主治】清热化痰，散风镇惊。用于外感风热夹痰所致的感冒，症见咳嗽发热、头痛眩晕、咳嗽、呕吐痰涎、鼻干口燥、咽喉肿痛。

【用法用量】口服。一次 1 丸，一日 2 次。

【注意】本品不宜久用，肝肾功能不全者慎用。

2. 胶囊剂

贝羚胶囊

【处方】川贝母 20g，羚羊角 10g，猪去氧胆酸 100g，人工麝香 4g，沉香 10g，人工天竺黄 30g，煅青礞石 10g，硼砂 10g。

【功能主治】清热化痰，止咳平喘。用于痰热阻肺，气喘咳嗽；小儿肺炎、喘息性支气管炎及成人慢性支气管炎见上述证候者。

【用法用量】口服，一次 0.6g，一日 3 次；小儿一次 0.15 ～ 0.6g，周岁以内酌减，一日 2 次。

【注意】大便稀溏者不宜使用。

葶贝胶囊

【处方】葶苈子 47.5g，蜜麻黄 9.6g，川贝母 28.5g，苦杏仁 38.1g，瓜蒌皮 28.5g，石膏 57g，黄芩 38.1g，鱼腥草 47.5g，旋覆花 19g，代赭石 19g，白果 9.6g，蛤蚧 47.5g，桔梗 19.6g，甘草 19g。

【功能主治】清肺化痰，止咳平喘。用于痰热壅肺所致的咳嗽、咳痰、喘息、胸闷、苔黄或黄腻；慢性支气管炎急性发作见上述证候者。

【用法用量】饭后服用。每次 4 粒，一日 3 次；7 天为一疗程或遵医嘱。

癫痫康胶囊

【处方】天麻 66.67g，石菖蒲 166.67g，僵蚕 100g，胆南星 100g，川贝母 33.33g，丹

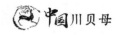

参 111.11g，远志 100g，全蝎 66.67g，麦冬 100g，淡竹叶 66.67g，生姜 66.67g，琥珀 33.33g，人参 33.33g，冰片 11.11g，人工牛黄 16.67g。

【功能主治】镇惊息风，化痰开窍。用于癫痫风痰闭阻，痰火扰心，神昏抽搐，口吐涎沫者。

【用法用量】口服，一次 3 粒，一日 3 次。

金嗓清音胶囊

【处方】玄参 250g，地黄 250g，麦冬 150g，黄芩 100g，丹皮 150g，赤芍 150g，川贝母 150g，泽泻 150g，麸炒薏苡仁 150g，石斛 150g，炒僵蚕 100g，薄荷 50g，胖大海 100g，蝉蜕 100g，木蝴蝶 100g，甘草 50g。

【功能主治】养阴清肺，化痰利咽。用于肺热阴虚所致的慢喉喑、慢喉痹，症见声音嘶哑、咽喉肿痛、咽干；慢性喉炎、慢性咽炎见上述证候者。

【用法用量】口服。一次 3 粒，一日 2 次。

【注意】热毒壅咽者慎用。

蛇胆川贝软胶囊

【处方】蛇胆汁 21.4g，川贝母 128.6g。

【功能主治】清肺，止咳，除痰。用于肺热咳嗽，痰多。

【用法用量】口服。一次 2 ～ 4 粒，一日 2 ～ 3 次。

【注意】风寒咳成、痰湿犯肺、久咳不止者不宜用。孕妇慎用。寒证、虚证者忌用。

蛇胆川贝胶囊

【处方】蛇胆汁 49g，川贝母 295g。

【功能主治】清肺，止咳，祛痰。用于肺热咳嗽，痰多。

【用法用量】口服。一次 1 ～ 2 粒，一日 2 ～ 3 次。

【注意】风寒咳成、痰湿犯肺、久咳不止者不宜用。孕妇慎用。寒证、虚证者忌用。

3. 颗粒剂

百合固金颗粒

【处方】百合 25.4g，地黄 50.8g，熟地黄 76.3g，麦冬 38.1g，玄参 20.3g，川贝母

25.4g，当归 25.4g，白芍 25.4g，桔梗 20.3g，甘草 25.4g。

【功能主治】养阴润肺，化痰止咳。用于肺肾阴虚，燥咳少痰，痰中带血，咽干喉痛。

【用法用量】口服。一次 1 袋，一日 3 次。

【注意】体虚者慎用。

小儿咳喘颗粒

【处方】麻黄 90g，川贝母 90g，苦杏仁 150g，黄芩 150g，天竺黄 150g，紫苏子 180g，僵蚕 180g，山楂 180g，莱菔子 180g，石膏 300g，鱼腥草 360g，细辛 15g，茶叶 15g，甘草 90g，桔梗 150g。

【功能主治】清热宣肺，化痰止咳，降逆平喘。用于小儿痰热壅肺所致的咳嗽、发热、痰多、气喘。

【用法用量】温开水冲服。周岁以内一次 2～3g；1～5 岁，一次 3～6g；6 岁以上，一次 9～12g，一日 3 次。

【注意】服药期间饮食宜清淡，忌食辛辣、生冷、油腻之品；属风寒咳嗽、阴虚燥咳者忌用。

4. 片剂

鼻炎灵片

【处方】炒苍耳子 310g，辛夷 230g，白芷 46g，细辛 46g，黄芩 46g，川贝母 62g，淡豆豉 62g，薄荷脑 4.9g。

【功能主治】通窍消肿，祛风退热。用于慢性鼻窦炎、鼻炎及鼻塞头痛，浊涕臭气，嗅觉失灵。

【用法用量】饭后温开水送服。一次 2～4 片，一日 3 次，2 周为一疗程。

【注意】服药期间，忌辛辣食物。

小儿金丹片

【处方】朱砂 80g，橘红 40g，川贝母 40g，胆南星 30g，前胡 30g，玄参 30g，清半夏 30g，大青叶 30g，木通 30g，桔梗 30g，荆芥穗 30g，羌活 30g，西河柳 30g，地黄 30g，枳壳 30g，赤芍 30g，钩藤 30g，葛根 20g，牛蒡子 20g，天麻 20g，甘草 20g，防风 20g，冰片 10g，水牛角浓缩粉 10g，羚羊角粉 5g，薄荷脑 0.1g。

【功能主治】祛风化痰，清热解毒。用于外感风热，痰火内盛所致的感冒，症见发热、头痛、咳嗽、气喘、咽喉肿痛、呕吐，及高热惊风。

【用法用量】口服。周岁一次 0.6g，周岁以下酌减，一日 3 次。

【注意】孕妇慎服。

复方川贝精片

【处方】麻黄浸膏适量，川贝母 25g，陈皮 94g，桔梗 94g，五味子 53g，甘草浸膏 15g，法半夏 75g，远志 53g。

【功能主治】宣肺化痰，止咳平喘。用于风寒咳嗽、痰喘引起的咳嗽气喘、胸闷、痰多；急、慢性支气管炎见上述证候者。

【用法用量】口服。一次 3～6 片，一日 3 次。小儿酌减。

【注意】高血压、心脏病患者及孕妇慎用。

百合固金片

【处方】百合 45.8g，地黄 91.6g，熟地黄 137.4g，麦冬 68.7g，玄参 36.6g，川贝母 45.8g，当归 45.8g，白芍 45.8g，桔梗 36.6g，甘草 45.8g。

【功能主治】养阴润肺，化痰止咳。用于肺肾阴虚，燥咳少痰，痰中带血，咽干喉痛。

【用法用量】口服。一次 5 片〔规格（1）〕或一次 3 片〔规格（2）〕，一日 3 次。

【注意】体虚者慎用。

清降片

【处方】蚕沙 21g，大黄 21g，青黛 10g，玄参 21g，皂角子 21g，赤芍 21g，板蓝根 21g，麦冬 21g，连翘 21g，丹皮 14g，地黄 21g，甘草 7g，白茅根 21g，金银花 21g，薄荷脑 0.052g，川贝母 3g。

【功能主治】清热解毒，利咽止痛。用于肺胃蕴热所致咽喉肿痛，发热烦躁，大便秘结；小儿急性咽炎、急性扁桃体炎见以上证候者。

【用法用量】口服。小片：周岁一次 3 片，一日 2 次；3 岁一次 4 片，一日 3 次；6 岁一次 6 片，一日 3 次。大片：周岁一次 1.5 片，一日 2 次；3 岁一次 2 片，一日 3 次；6 岁一次 3 片，一日 3 次。

小儿清肺止咳片

【处方】紫苏叶 15g，菊花 30g，葛根 45g，川贝母 45g，炒苦杏仁 45g，枇杷叶 60g，炒紫苏子 15g，蜜桑白皮 45g，前胡 45g，射干 30g，栀子 45g，黄芩 45g，知母 45g，板蓝根 45g，人工牛黄 15g，冰片 8g。

【功能主治】清热解表，止咳化痰。用于小儿外感风热、内闭肺火所致的身热咳嗽、气促痰多、烦躁口渴、大便干燥。

【用法用量】口服。周岁以内一次 1～2 片，1～3 岁一次 2～3 片，3 岁以上一次 3～5 片，一日 2 次。

【注意】高热咳嗽者慎用。

5. 合剂

养阴清肺口服液

【处方】地黄 100g，麦冬 60g，玄参 80g，川贝母 40g，白芍 40g，丹皮 40g，薄荷 25g，甘草 20g。

【功能主治】养阴润肺，清肺利咽。用于阴虚肺燥，咽喉干痛，干咳少痰，或痰中带血。

【用法用量】口服。一次 10mL，一日 2～3 次。

【注意】本品有平缓的降压作用，低血压者慎用；孕妇忌服。

牛黄蛇胆川贝液

【处方】人工牛黄 1.6g，川贝母 48.4g，蛇胆汁 8.1g，薄荷脑 0.04g。

【功能主治】清热、化痰、止咳。用于热痰、燥痰咳嗽，症见咳嗽、痰黄或干咳、咳痰不爽。

【用法用量】口服。一次 10mL，一日 3 次；小儿酌减或遵医嘱。

【注意】脑出血急性期患者忌服。

百合固金口服液

【处方】百合 23g，生地黄 46g，熟地黄 69g，麦冬 34g，玄参 18g，川贝母 23g，当归 23g，白芍 23g，桔梗 18g，甘草 23g。

【功能主治】养阴润肺，化痰止咳。用于肺肾阴虚，燥咳少痰，痰中带血，咽干喉痛。

【用法用量】口服。一次 10 ～ 20mL，一日 3 次。

【注意】忌食辛辣食物。

6. 散剂

小儿化毒散

【处方】人工牛黄 8g，珍珠 16g，雄黄 40g，大黄 80g，黄连 40g，甘草 30g，天花粉 80g，川贝母 40g，赤芍 80g，乳香 40g，没药 40g，冰片 10g。

【功能主治】清热解毒，活血消肿。用于热毒内蕴、毒邪未尽所致的口疮肿痛、疮疡溃烂、烦躁口渴、大便秘结。

【用法用量】口服。一次 0.6g，一日 1 ～ 2 次；3 岁以内小儿酌减。外用，敷于患处。

【注意】主治心脾积热之口疮。若阴虚火旺、虚火上炎的口疮不宜应用；肺胃阴虚火旺慢性喉痹者不宜应用；脾胃虚弱、体质弱者慎服。饮食宜清淡，忌用辛辣、油腻之品。

蛇胆川贝散

【处方】蛇胆汁 100g，川贝母 600g。

【功能主治】清肺，止咳，除痰。用于肺热咳嗽，痰多。

【用法用量】口服。一次 0.3 ～ 0.6g，一日 2 ～ 3 次。

【注意】风寒咳成、痰湿犯肺、久咳不止者不宜用。孕妇慎用。寒证、虚证者忌用。

7. 煎膏剂

益肺清化膏

【处方】黄芪 250g，党参 125g，北沙参 100g，麦冬 75g，仙鹤草 125g，拳参 100g，败酱草 83g，白花蛇舌草 167g，川贝母 75g，紫菀 75g，桔梗 75g，苦杏仁 100g，甘草 50g。

【功能主治】益气养阴，清热解毒，化痰止咳。用于气阴两虚所致的气短、乏力、咳嗽、咳血、胸痛；晚期肺癌见上述证候者的辅助治疗。

【用法用量】口服。一次 20g，一日 3 次。2 个月为一疗程，或遵医嘱。

【注意】偶见恶心、腹泻。孕妇禁用。

川贝雪梨膏

【组成】秋梨 5000g，川贝母 50g，百合 50g，麦冬 100g，款冬花 25g，冰糖 100g。

【制法】秋梨压榨取汁，梨渣加水煎煮 2 小时后滤汁，与原梨汁合并，静置后取上清液，浓缩成清膏。余 4 味药以清水适量煎煮，随时续水。每 3 小时取汁 1 次，反复 3 ～ 4 次，压榨去渣，合并药汁过滤，兑入梨汁，置锅内熬炼至滴于吸潮纸不渗为度。冰糖水溶过滤，加热炼至挑起垂成片状"挂旗"时取出入前膏中，混匀，浓缩，即得。

【保健功能】润肺止咳，生津利咽。

【临床应用】常用于肺阴亏虚型慢性支气管炎、肺结核、肺炎等。

【用法】每日 2 次，每次 15g，温开水化服。

养阴清肺膏

【组成】生地黄 100g，玄参 80g，麦冬 60g，丹皮 40g，白芍 40g，川贝母 40g，薄荷 25g，甘草 20g，蜂蜜 300g。

【制法】上药浸泡后，以清水煎煮，煎 4 ～ 6 小时滤过取汁。如此 3 ～ 4 次，取渣榨汁与煎汁合并。先武火后文火熬炼浓缩。汁浓时搅拌防焦。炼成稠膏，加入蜂蜜熬至滴水成珠为度。滤过除沫，待冷，装瓶备用。

【保健功能】养阴润燥，清肺利咽。

【临床应用】常用于肺阴亏虚型慢性咽炎、慢性支气管炎等。

【用法】每日 2 次，每次 10 ～ 20g，温开水化服。

8. 糖浆剂

川贝枇杷糖浆

【处方】川贝母流浸膏 45mL，桔梗 45g，枇杷叶 300g，薄荷脑 0.34g。

【功能主治】清热宣肺，化痰止咳。用于风热犯肺、痰热内阻所致的咳嗽痰黄或咳痰不爽、咽喉肿痛、胸闷胀痛；感冒、支气管炎见上述证候者。

【用法用量】口服。一次 10mL，一日 3 次。

【注意】孕妇慎用。

小儿止嗽糖浆

【处方】玄参 14g，麦冬 14g，胆南星 14g，杏仁水 12mL，焦槟榔 10g，桔梗 10g，竹茹 10g，桑白皮 10g，天花粉 10g，川贝母 10g，瓜蒌子 10g，甘草 10g，炒紫苏子 7g，知母 7g，紫苏叶油 0.02mL。

【功能主治】润肺清热，止嗽化痰。用于小儿痰热内蕴所致的发热、咳嗽、黄痰、咳吐不爽、口干舌燥、腹满便秘、久嗽痰盛。

【用法用量】口服。一次 10mL，一日 2 次；周岁以内酌减。

治咳川贝枇杷露

【处方】枇杷叶 68g，桔梗 6g，水半夏 20g，川贝母流浸膏 7mL，薄荷脑 0.15g。

【功能主治】清热化痰止咳。用于感冒、支气管炎属痰热阻肺证，症见咳嗽、痰黏或黄。

【用法用量】口服。一次 10～20mL，一日 3 次。

【注意】孕妇忌服。

川贝止咳露

【处方】川贝母 5g，枇杷叶 130.9g，百部 23.4g，前胡 14.1g，桔梗 9.1g，桑白皮 9.4g，薄荷脑 0.16g。

【功能主治】止嗽祛痰。用于风热咳嗽，痰多上气或燥咳。

【用法用量】口服。一次 15mL，一日 3 次；小儿减半。

【注意】孕妇禁用；皮肤过敏者停服。

二、川贝母现代制剂

临床上对药物质量和使用要求不断提高，伴随着科技的进步、药物制剂新技术及现代制药设备的不断发展，现代制剂得到快速发展，中药现代化的程度进一步提高。在传统的中药制剂（丸、散、膏、丹、酒、汤、锭剂等）的基础上，形成和发展了片剂、软胶囊、颗粒剂、滴丸、气雾剂、注射剂等现代制剂，制剂标准与工艺参数也逐步完善和规范。中药剂型越来越丰富，制剂数量也日益增多，涉及川贝母的制剂亦是如此，涌现出不少高效、速效、长效的中药新剂型。如以川贝母为原料制成的新剂型，牛黄蛇胆川贝滴丸、治咳川贝枇杷滴丸、贝羚胶囊、熊胆川贝口服液等；以川贝母为提取物制成的川贝母流浸膏；以非传统入药部位制成的片剂、流浸膏，如贝母花片、贝母花流浸膏等；以川贝母主要有效成分展开的研究，如肺靶向贝母素甲明胶微球的研制等。在以临床疗效和药物性质作为选择剂型原则的基础上，灵活运用辅助成分以及现代的制备工艺，形成了大量的优质现代中药制剂，极大地丰富了患者的临床选择。

（一）川贝母提取物口服制剂

在"药智网"以"川贝母"为关键词进行专利检索，发现了一种川贝母提取物制剂的制备方法（实审 – 审查中）。该制备方法包含：将川贝母醇提取物，减压干燥浓缩至相对密度为 1.05～1.10 的浸膏，喷雾干燥，粉碎，过 100～120 目筛，得细粉；将浸膏制成川贝母提取物的口服液或气雾剂；将细粉制成川贝母提取物的胶囊剂、颗粒剂或含片。其中，川贝母提取物口服液的制备，为：将浸膏加水稀释，过滤，所得滤液为川贝母提取物的口服液。本发明制备的川贝母提取物制剂能够作为制备治疗慢性阻塞性肺疾病的药物。

（二）川贝母提取物流浸膏

流浸膏剂、浸膏剂系指饮片用适宜的溶剂提取，蒸去部分或全部溶剂，调整至规定浓度而成的制剂。

除另有规定外，流浸膏剂系指每 1mL 相当于饮片 1g；浸膏剂分为稠膏和干膏两种，每 1g 相当于饮片 2～5g。流浸膏剂用渗漉法制备，也可用浸膏剂稀释制成。

药智网公布了一项川贝母流浸膏的制备方法（授权 – 有权）。其工艺参数为：取川贝母 1000g，粉碎成粗粉，用 70% 乙醇作溶剂，浸渍 48h 后进行渗漉，收集初漉液 800mL，另器保存，继续渗漉，待可溶性成分完全漉出，续漉液浓缩至相对密度为 1.10（60℃）的稠膏，加入初漉液，混匀，加 70% 乙醇稀释至 1000mL，静置，滤过，即得。采用隔膜压滤循环提取分离一体化技术提取处方药材的有效成分，不仅可以简化工艺流程，大幅缩短生产周期，节约能耗，利于环境保护和废渣利用，而且可以减少提取溶剂乙醇的用量，并极大地提高有效成分的回收率。

（三）川贝母提取物与其他药物的组合使用

一种具有润喉清咽功能的中药组合物及其制备方法（授权 – 有权），该中药组合物是由罗汉果提取物、金银花提取物、余甘子提取物、川贝母提取物加上药学辅料精制而成。

本发明以中医学理论为基础结合现代药理研究，经科学提取、纯化方法制备得到，指标性成分含量高，差异小，经功能实验证明，本发明提供的中药组合物具有很好的润喉清咽功效，可有效缓解咽喉部干燥、疼痛、声音嘶哑、失音或者喉痒、干咳、少痰等症状，从而改善口腔菌群而达到清咽的作用。本发明提供的制备方法工艺稳定，可操作性强，适合工业化大生产。

（四）川贝母非入药部位的制剂

贝母药用部位的化学成分和药理作用近年来研究较多，其有效成分通常为生物碱和皂苷类。在对川贝母不同部位，如鳞茎、鳞芯、果皮、茎秆、花的化学成分提取分离及含量比较后发现，川贝母植株中果皮部位的总生物碱含量居首，比鳞茎部位的总生物碱含量高57.14%，鳞芯的含量略低于鳞茎，花的含量与鳞芯无明显差别。这为川贝母资源的综合开发利用提供了思路，也为川贝母中成药的开发和利用提供了可选择的原材料。

贝母花片

【制法】取贝母花，取200g，粉碎成细粉，过筛，备用；剩余药材加水煎煮两次，每次2小时，合并煎液，滤过，滤液浓缩至约500mL，放冷，加乙醇1000mL，搅拌，静置48小时，取上清液浓缩至相对密度为1.31～1.35（60℃）的稠膏，加入上述细粉与淀粉，制成颗粒，压片，包糖衣，即得。

【功能与主治】止咳，化痰。用于咳嗽痰多，支气管炎。

贝母花流浸膏

【制法】取贝母花，加水煎煮两次，每次2小时，合并煎液，滤过，滤液浓缩至约500mL，放冷，加入等量的乙醇，搅匀，密闭，静置3～4天，取上清液，滤过，再加乙醇使成1000mL，即得。

【功能与主治】止咳，化痰。用于咳嗽痰多，支气管炎。

（五）川贝母超微粉片

川贝母超微粉片的制备，有效减少了冻干时间，降低了冻干能耗，提高了单位产量，保留了活性成分、有效成分，保持了产品良好的复水性。

其制备过程包括以下步骤：①将新鲜采收的川贝母，用水清洗干净，沥干；②将预处理的川贝母进行压榨，分别收集川贝母汁和川贝母渣；③将川贝母汁减压浓缩至一定相对密度的清膏；④将川贝母渣放入干燥仓中，进行真空冷冻干燥，干燥完放压后从干燥仓取出；⑤将干燥后的川贝母渣用气流粉碎机进行粉碎；⑥将川贝母汁清膏和川贝母渣粉混合、制粒、干燥、整粒、压片后即得活性川贝母纯粉片。

三、川贝母中药制剂的发展趋势

国家卫生健康委员会统计数据显示，全国每年有 9200 万人患有各种呼吸系统疾病，季节性咳嗽、哮喘、慢性阻塞性肺病、流行性感冒和急性鼻咽炎 5 大类疾病占整个呼吸系统疾病的 80% 以上，其中咳嗽患者多达 5000 万，可见我国止咳化痰类药物具有较大的市场容量。《2018—2023 年中国中成药行业产销需求与投资预测分析报告》显示，2017 年我国止咳化痰类药物销售金额达到 330 亿，止咳化痰用药市场份额前 3 位均为中成药，川贝枇杷制剂是国内止咳化痰类药物的大品种之一。尤其是受新型冠状病毒疫情的影响，使得患者的治疗（肺部毛玻璃化）和后期康复（肺功能的恢复）等方面存在困难。因此，基于川贝母的中药新药研发力度应进一步加强，特别是将含有川贝母的经典名方以及名老中医的经验方开发成为医院制剂、中药创新药、中药改良型新药等方面应加强基础研究。目前已上市的含川贝母中成药主要是基于川贝母的清热润肺、化痰止咳功效开发而成，此外应当重视川贝母的散结消痈功效，研发针对肺部良性囊肿、纤维化等病症的中药新药。

第三节　川贝母的保健食品开发应用

由于近年来空气质量的持续恶化，以及人们工作压力的增大和不良生活习惯的增多，咽喉炎的发病率明显增高。川贝母为清咽润喉的保健食品配方中常用的中药材之一，保健食品主要为国产产品，剂型大多为含片和糖果。由于原料选择的局限性，很多成分的使用频率都很高，在所难免地造成了许多产品的同质化，因此在今后产品的开发过程当中要更加注重新原料的开发和应用。

一、以清咽为主的保健功能

杏仁川贝枇杷膏（1）

【主要原料】川贝母，枇杷，苦杏仁，桔梗，北沙参，麦冬，蜂蜜。

【保健功能】清咽。

【适宜人群】咽部不适者。

【食用方法及食用量】口服，每日 2 次，每次 25mL。

【不适宜人群】婴幼儿、儿童、孕妇、乳母。

【注意事项】本品不能代替药物；适宜人群外的人群不推荐食用本产品。

杏仁川贝枇杷膏（2）

【主要原料】川贝母、苦杏仁、枇杷、桔梗、北沙参、橘红、薄荷脑、蜂蜜、液体葡萄糖、纯化水。

【保健功能】清咽。

【适宜人群】咽部不适者。

【食用方法及食用量】每日 2 次，每次 25mL，将本品倒入干净量杯中，禁止瓶口直接对嘴食用。

【不适宜人群】婴幼儿、儿童、孕妇、乳母。

【注意事项】本品不能代替药物；适宜人群外的人群不推荐食用本产品。

川贝杏仁枇杷膏

【主要原料】枇杷、苦杏仁、川贝母、桔梗、北沙参、菊花、橘红。

【保健功能】清咽。

【适宜人群】咽部不适者。

【食用方法及食用量】每日 2 次，每次 25mL，口服。

【不适宜人群】少年儿童、孕妇、乳母。

【注意事项】本品不能代替药物；适宜人群外的人群不推荐食用本产品。

杏仁桔梗川贝枇杷膏

【主要原料】川贝母、苦杏仁、桔梗、枇杷果浆、薄荷脑、蜂蜜、葡萄糖浆。

【保健功能】清咽。

【适宜人群】咽部不适者。

【食用方法及食用量】每日 3 次，每次 15mL，将本品倒入干净量杯中，禁止瓶口直接对嘴食用。

【不适宜人群】少年儿童、孕妇、乳母。

【注意事项】本品不能代替药物；适宜人群外的人群不推荐食用本产品。

川贝枇杷膏（1）

【主要原料】枇杷、川贝母、苦杏仁、西洋参、桔梗、薄荷脑。

【保健功能】清咽。

【适宜人群】咽部不适者。

【食用方法及食用量】口服，每日 2 次，每次 25mL。

【不适宜人群】少年儿童、孕妇、乳母。

【注意事项】本品不能代替药物；适宜人群外的人群不推荐食用本产品。

川贝枇杷膏（2）

【主要原料】枇杷、川贝母、桔梗、北沙参、苦杏仁、西洋参。

【保健功能】清咽。

【适宜人群】咽部不适者。

【食用方法及食用量】口服，每日 2 次，每次 25mL。

【不适宜人群】少年儿童、孕妇、乳母。

【注意事项】本品不能代替药物；适宜人群外的人群不推荐食用本产品。

川贝桔梗枇杷膏（无糖配方）

【主要原料】枇杷果肉、桔梗、川贝母、甘草、橘红、薄荷脑、麦芽糖醇、水。

【保健功能】清咽。

【适宜人群】咽部不适者。

【食用方法及食用量】每日 2 次，每次 5mL。

【不适宜人群】妊娠期妇女。

【注意事项】本品不能代替药物。

雪梨枇杷膏（1）

【主要原料】鲜雪梨、枇杷、川贝母、北沙参、麦冬、橘红、金银花、菊花、苦杏仁。

【保健功能】清咽。

【适宜人群】咽部不适者。

【食用方法及食用量】每日 2 次，每次 15mL，含于口中徐徐咽下。

【不适宜人群】少年儿童、孕妇、乳母。

【注意事项】本品不能代替药物；适宜人群外的人群不推荐食用本产品。

雪梨枇杷膏（2）

【主要原料】雪梨、枇杷、茯苓、远志、橘红、北沙参、桔梗、苦杏仁、生姜、川贝母。

【保健功能】清咽。

【适宜人群】咽部不适者。

【食用方法及食用量】口服，每日 3 次，每次 15mL。

【不适宜人群】少年儿童、孕妇、乳母。

【注意事项】本品不能代替药物；适宜人群外的人群不推荐食用本产品。

川贝雪梨膏

【主要原料】雪梨、川贝母、金银花、天冬、麦冬、苦杏仁、北沙参。

【保健功能】清咽。

【适宜人群】咽部不适者。

【食用方法及食用量】口服，每日 3 次，每次 20g。

【不适宜人群】婴幼儿、孕妇、乳母、血糖偏高者。

【注意事项】本品不能代替药物；适宜人群外的人群不推荐食用本产品；本品若发现少量沉淀可摇匀服用，不影响质量。

蜜炼雪梨川贝枇杷膏

【主要原料】川贝母、桔梗、苦杏仁、雪梨、枇杷、薄荷脑、蜂蜜、液体葡萄糖、水。

【保健功能】清咽。

【适宜人群】咽部不适者。

【食用方法及食用量】每日 3 次，每次 15mL。将本品倒入干净量杯中，禁止瓶口直接对嘴食用。

【不适宜人群】少年儿童、孕期及哺乳期妇女。

【注意事项】本品不能代替药物。

金菊川贝橘红膏

【主要原料】橘红、川贝母、茯苓、苦杏仁、薄荷、胖大海、菊花、金银花、麦芽糖饴、白糖、蜂蜜、苯甲酸。

【保健功能】清咽。

【适宜人群】咽部不适者。

【食用方法及食用量】每日 3 次，每次 21g（约 15mL）。

【不适宜人群】无。

【注意事项】本品不能代替药物。

西洋参川贝枇杷膏

【主要原料】西洋参、蜂蜜、川贝母、北沙参、化橘红、桔梗、枇杷叶、苦杏仁、甘草、薄荷。

【保健功能】清咽润喉（清咽）。

【适宜人群】咽部不适者。

【食用方法及食用量】每日 3 次，每次 10mL，含服或用开水冲饮。

【不适宜人群】少年儿童。

【注意事项】本品不能代替药物。

花旗参川贝枇杷膏

【主要原料】西洋参、川贝母、北沙参、桔梗、枇杷叶、苦杏仁、甘草。

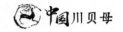

【保健功能】清咽润喉。

【适宜人群】咽部不适者。

【食用方法及食用量】成人每次一汤勺，小儿减半，每日2～3次；食用时将膏品含入舌面中心，徐徐下咽，效果更佳。

【不适宜人群】少年儿童、糖尿病患者。

【注意事项】本品不能代替药物；请置于儿童不能触及处。

西洋参川贝枇杷露

【主要原料】西洋参、川贝母、枇杷、北沙参、桔梗、苦杏仁、薄荷脑、液体葡萄糖、水。

【保健功能】清咽。

【适宜人群】咽部不适者。

【食用方法及食用量】口服，每日2次，每次25mL。

【不适宜人群】少年儿童。

【注意事项】本品不能代替药物。

川贝雪梨冲剂

【主要原料】雪梨、川贝母、蒲公英、青果、玉竹、麦门冬、枸杞子、淀粉、糊精、香兰素、天门冬酰苯丙氨酸甲酯。

【保健功能】清咽润喉。

【适宜人群】咽部不适者。

【食用方法及食用量】每日2次，每次1袋，温开水冲服。

【不适宜人群】4岁以下儿童。

【注意事项】本品不能代替药物。

咽喉健冲剂

【主要原料】生地、木蝴蝶、胖大海、金钱草、麦冬、玄参、霍斛、黄芩、板蓝根、桔梗、川贝母、赤芍、甘草等。

【保健功能】清咽润喉。

【适宜人群】咽部不适者。

【食用方法及食用量】每次 2 包，每日 2 次，用温开水冲服，必要时每天可服用 3～4 次，儿童减半。

【不适宜人群】无。

【注意事项】本品不能代替药物。

金嗓果含片

【主要原料】川贝母、金银花、蒲公英、玄参、麦冬、生地、杏仁、青果、桔梗、薄荷脑。

【保健功能】清咽润喉。

【适宜人群】咽部不适者。

【食用方法及食用量】含服，每日 3 次，每次 1 片。

【不适宜人群】无。

【注意事项】本品不能代替药物。

喉宝片

【主要原料】薄荷、青果、川贝母、冰片、白芍、石斛、珍珠、薏苡仁、白砂糖、液体葡萄糖、薄荷油、薄荷脑。

【保健功能】清咽润喉。

【适宜人群】咽部有痛、干、痒、灼热感等症状人群。

【食用方法及食用量】含服，每次 1 片，每日 3～4 次。

【不适宜人群】无。

【注意事项】本品不能代替药物的治疗作用。

绿业含片

【主要原料】黄皮果、桔梗、余甘子、青果、川贝母、甘草、山梨醇、薄荷脑、硬脂酸镁。

【保健功能】清咽。

【适宜人群】咽部不适者。

【食用方法及食用量】含食，每日 5 次，每次 1 片。

【不适宜人群】少年儿童。

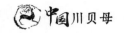

【注意事项】本品不能代替药物。

古汉咽爽含片

【主要原料】蔗糖、麦芽糖、桑叶、莲子、金银花、川贝母、天然薄荷脑、珍珠粉。

【保健功能】清咽润喉。

【适宜人群】咽部不适者。

【食用方法及食用量】含食，每日6片。

【不适宜人群】糖尿病患者。

【注意事项】本品不能代替药物。

山药枸杞川贝母软胶囊

【主要原料】蝙蝠蛾拟青霉菌丝体粉、山药提取物、枸杞子提取物、川贝母提取物、大豆油、明胶、甘油、纯化水、可可壳色素、二氧化钛。

【保健功能】增强免疫力。

【适宜人群】免疫力低下者。

【食用方法及食用量】每日2次，每次3粒。

【不适宜人群】少年儿童。

【注意事项】本品不能代替药物。

罗汉果川贝母北沙参胶囊

【主要原料】胖大海、罗汉果、金银花、桔梗、川贝母、北沙参、苦杏仁、桑白皮。

【保健功能】清咽。

【适宜人群】咽部不适者。

【食用方法及食用量】口服，每日3次，每次2粒。

【不适宜人群】婴幼儿、孕妇、乳母。

【注意事项】本品不能代替药物；适宜人群外的人群不推荐食用本产品。

清清糖

【主要原料】山梨糖醇、银杏叶、川贝母、野菊花、罗汉果、薄荷香精。

【保健功能】清咽润喉。

【适宜人群】咽部不适者。

【食用方法及食用量】含食，每日 3 次，每次 3 粒。

【不适宜人群】无。

【注意事项】本品不能代替药物。

小舒清糖浆

【主要原料】葵花籽、金银花、麦门冬、川贝母、桔梗、杏仁、果糖、薄荷脑、浓缩橙汁、葡萄糖酸钙。

【保健功能】清咽。

【适宜人群】咽部不适的 3 岁以上儿童和青少年。

【食用方法及食用量】每日 3 次，每次 10mL。

【不适宜人群】无。

【注意事项】本品不能代替药物。

喉宝露

【主要原料】薄荷、青果、川贝母、冰片、白芍、石斛、珍珠、薏苡仁、甜叶菊甙、薄荷油、薄荷脑。

【保健功能】清咽润喉。

【适宜人群】咽部有痛、干、痒、灼热感等症状人群。

【食用方法及食用量】对准口腔咽喉部位喷雾含食，按压 1 ～ 2 下，每日 6 ～ 8 次。

【不适宜人群】无。

【注意事项】本品不能代替药物的治疗作用。

川贝枇杷糖

【主要原料】枇杷提取物、川贝母提取物。

【保健功能】清咽。

【适宜人群】咽部不适者。

【食用方法及食用量】含服，每日 5 次，每次 1 粒。

【不适宜人群】婴幼儿、儿童、孕妇、乳母。

【注意事项】本品不能代替药物；适宜人群外的人群不推荐食用本产品。

二、以免疫调节为主的保健功能

昊康颗粒

【主要原料】葛根、川贝母、香附、黄芪、厚朴、枸杞子、山药、薏苡仁。

【保健功能】增强免疫力。

【适宜人群】免疫力低下者。

【食用方法及食用量】每日 2 次，每次 1 袋；开水浸泡 15 分钟后饮用。

【不适宜人群】少年儿童。

【注意事项】本品不能代替药物。

金枣粉

【主要原料】金丝小枣、莱菔子、五味子、黄芥子、炒山药、苦杏仁、茯苓、川贝母。

【保健功能】免疫调节。

【适宜人群】免疫力低下者。

【食用方法及食用量】每日 1 袋，温开水调至稀粥状食用。

【不适宜人群】无。

【注意事项】本品不能代替药物。

菲得欣胶囊

【主要原料】川贝母、百合、蛤蚧、莱菔子、金银花、鱼腥草、桑白皮、桔梗、甘草。

【保健功能】免疫调节。

【适宜人群】免疫力低下者。

【食用方法及食用量】口服，每日 3 次，每次 4 粒。

【不适宜人群】儿童、孕妇。

【注意事项】本品不能代替药物。

慧清胶囊

【主要原料】人参、冬虫夏草、白果、百合、五味子、黄芪、川贝母。

【保健功能】免疫调节。

【适宜人群】免疫力低下者。

【食用方法及食用量】空腹服用，每日 3 次，每次 5 粒。

【不适宜人群】少年儿童、孕妇。

【注意事项】本品不能代替药物。

川贝金银花胖大海饮料

【主要原料】金银花、胖大海、桔梗、川贝母、蜂蜜、白砂糖、纯净水。

【保健功能】清咽、增强免疫力（经动物实验评价，具有增强免疫力的保健功能）。

【适宜人群】咽部不适者、免疫力低下者。

【食用方法及食用量】口服，每日 1 次，每次 1 瓶。

【不适宜人群】少年儿童、孕妇、乳母。

【注意事项】本品不能代替药物；适宜人群外的人群不推荐食用本产品。

三、对化学性肝损伤有辅助保护作用的保健功能

慧清胶囊

【主要原料】苦荬菜、太子参、北沙参、罗汉果、葛根、川贝母、蝙蝠蛾被毛孢菌丝体粉、淀粉。

【保健功能】增强免疫力、对化学性肝损伤有辅助保护功能。

【适宜人群】免疫力低下者、有化学性肝损伤危险者。

【食用方法及食用量】口服，每日 3 次，每次 4 粒。

【不适宜人群】少年儿童。

【注意事项】本品不能代替药物。

第四节　新鲜川贝母的食疗应用

中药鲜药是指未经干燥及加工处理的新鲜植物或鲜活的动物体，在中医药理论的指导下，可直接用于治疗疾病的中药材，其临床应用贯穿了中医药学起源与发展的整个过程。

古人提倡"中药鲜用"以及"生者尤良"的观点，是几千年来大量临床实践的经验总结，也是临床用药的特色之一。我国有2000多种常见及常用中草药，其中鲜用为主的中药达到486种。鲜药治病一直被历代医家所重视，从大量的古籍以及医学文献中可以发现，鲜药在中医临床发挥着重要的作用。《本草纲目》中共记载药物1892种，发现鲜药品种总计达292种，其中鲜药植物药258种，鲜药动物药34种；鲜药的使用频次共为1016次。

川贝母因其优质的疗效，不仅干品应用广泛，鲜品的研究与应用也不在少数。川贝母野生资源分布区域的老百姓有鲜食习惯，新鲜采挖的川贝母去净泥土后直接生吃，口感脆，微苦回甘，与干品川贝母相比，苦味较轻，群众易接受。在新鲜川贝母采挖的季节，有咳嗽等症状的当地群众一般吃新鲜川贝母。未来凉拌川贝母的食用开发也是一项可行并且不错的选择。在与其他鲜药的配伍使用中，川贝母亦扮演着重要角色。如鲜草莓100g，鲜川贝母30g，冰糖30g。隔水炖烂，取汁，分2～3次饮服。治肺燥干咳、日久不愈。荸荠60g，鲜川贝母20～30g。将上述2味切碎，水煎服，每天2～3次。治肺热咳嗽。

据报道，川贝母茎叶中含有与其鳞茎相似的化学成分，对肺炎、支气管炎和支气管哮喘可能具有一定药效，当地老百姓在可采挖川贝母数量少的时候，也会把川贝母地上部分拿来鲜吃，味道和新鲜川贝母一样。用幼嫩的川贝母茎叶单独或与其他食材入凉拌菜肴，也值得大胆尝试。

目前限制鲜药发展的瓶颈问题，主要有供应、干燥、储藏、运输等。川贝母野外分布的地区，大多数交通不便，手机信号差，快递服务点少，物流、通讯较为落后；新鲜川贝母不宜久贮且发货困难；广大的消费者都不知道新鲜川贝母可以吃，川贝母产区的经营者也没有在鲜食川贝母的好处方面做好宣传工作，就像新鲜冬虫夏草一样，诸多因素制约了新鲜川贝母的销售。近几年，随着川贝母人工栽培的兴起，川贝母人工栽培基地大多选址在交通方便、人员集聚的乡镇、快递物流方便的地方。冷链物流的发展以及电商直播的兴起，也使消费者形成了网购习惯，电商销售所需要的打包、发货条件具备。电商、直播人才也可以很方便地到达川贝母人工栽培基地。新鲜虫草销路逐渐变好，这为鲜川贝母销售市场的扩展提供了很好的示范与借鉴。未来新鲜川贝母的销售会迎来好时机，广大消费者也会很快像买鲜冬虫夏草一样，方便地买到新鲜川贝母。新鲜川贝母的民间应用方兴未艾，干品的质量标准不一定适用鲜药，正在进行的新鲜川贝母质量标准的建立及鲜药保鲜技术、活性成分、药理作用等研究，也是保证新鲜川贝母可持续发展的关键问题。大大限制了鲜药的发展。关于鲜药的作用机制及物质基础虽有一定的研究，但尚未形成系统。

第五节　川贝母的其他新产品开发应用

一、相关川贝母专利概况

以"川贝母"为关键词在上海吉码数字技术有限公司专利数据平台进行专利搜索，共检索到4256条川贝母相关专利。涉及医药产品、健康保健食品、栽培加工等领域。专利技术的数量在一定程度上反映了川贝母产业的发展情况。在川贝母中成药的研发方面，以"川贝"为关键词在药智网－药智数据－药品研发－药品注册与受理数据库中进行检索，发现自2000年以来，申请上市或者批准上市的川贝母中成药达45种。在川贝母保健食品的研发方面，川贝母作为保健食品的原材料之一，从1998年有两款与川贝母相关的保健食品获得上市批准开始，到目前为止，以川贝母作为原料之一并获得批准的保健食品共计38种。关于川贝母生物活性等方面的研究也不在少数。目前从川贝母中分离并确定结构的生物碱类化合物共计100多种，并且已有研究表明川贝母茎叶与鳞茎化学成分基本相同，可能与鳞茎具有相似的功效，可为川贝母茎叶的进一步开发利用提供依据，相信未来增加川贝母具有药用价值部位的目标产物研究会取得进步。

从申请时间和数量的角度来看（图9-1），川贝母相关的专利申请在1988年开始出现，但是一直到2005年才有明显增长趋势，到2015年达到峰值，从2015年至今，涉及川贝母的专利申请逐渐减少。从专利涉及的领域来看，涉及药品、医学、栽培与野生抚育、真伪鉴定、食品等领域，同时川贝母及其产物在C05F（由废物制成的肥料），C12N（微生物或酶、其组合物），A01P（化学化合物或制剂害虫驱避、害虫引诱或植物生长调节活性）等领域也有专利存在。从申请地域来看，除了西藏和宁夏没有申请涉及川贝母的专利之外，其他各个省份都有涉及川贝母的专利存在，其中以山东省申请的专利数量最多，安徽、江苏、四川、河南、广东、北京、广西等专利数量紧随其后，见图9-2。在专利构成上，山东省的专利保护范围是以医药产品为主，其余少量是大健康保健食品。而在川贝母的主产地四川省，川贝母相关专利保护范围按照数量多少为医药产品、栽培加工、保健食品，见表9-1。

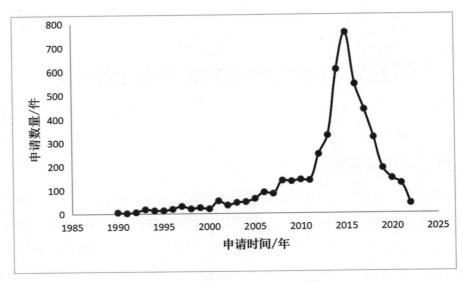

图 9-1　川贝母专利申请数量趋势图

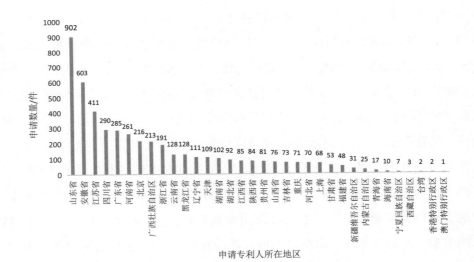

图 9-2　川贝母专利申请人区域分布统计

表 9-1　川贝母在我国技术领域专利数据

国际分类号	小分类	数量
A61	医学或兽医学；卫生学	3272
A23	其他类不包含的食品或食科；及其处理	765
A01	农业；畜牧业；狩猎；林业；诱捕；捕鱼	193

续表

国际分类号	小分类	数量
C12	生物化学；果汁酒；烈性酒；啤酒；醋	99
G01	测量；测试	60
C05	肥料；肥料制造	57
A24	烟草；雪茄烟；纸烟；吸烟者用品	55
A21	焙烤；制作或处理面团的设备；焙烤用面团	37
B82	超微技术	33
A47	家具；家庭用的物品或设备；咖啡磨；香料磨；一般吸尘器	19
C11	动物或植物的油、脂、脂肪物质或蜡	19
C09	染料；涂料；抛光剂；天然树脂；黏合剂；其他类目不包含的组合物	18
B01	一般的物理或化学的方法或装置	12
A41	服装	8
C07	有机化学	7
C08	有机高分子化合物；其制备或化学加工；以其为基料的组合物	5
D06	织物等的处理；洗涤	4

二、川贝母新产品开发实例

近年来，在国家对中医药行业的重视与积极扶植下，中医药产业发展前景广阔。目前有关川贝母产品的研发以养生糕点、茶饮药酒、进补膏方等保健品为主，对于实用性系列产品的研发，虽有像防护口罩、化痰电子烟等少量专利产出，但产品经济效益不高，未能形成产业链，而制约其发展的关键因素是中药材自身优质资源危机。当前，应该加强对川贝母人工栽培技术的研究，带动川贝母药材的栽培产业化发展，解决其野生资源匮乏的难题，为研发创新型产品打下坚实基础，加快在保健品、中药化妆品、中药日化用品等领域的开发，推动川贝母产业可持续发展。

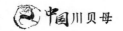

含川贝母净化层的防护口罩

近年来，随着空气质量的恶化，雾霾天气现象出现增多，危害加重，其中霾中所含有的二氧化硫等会刺激呼吸道，雾霾严重时，如果吸入肺部，严重的可导致肺气肿及哮喘等病症。为降低在室外活动时雾霾对人体的危害，佩戴合适的防护口罩就成了大家的普遍选择。黄艳等发明了一种带有中药川贝母净化层的防护口罩，包括口罩本体和设置在口罩本体上的鼻梁压条和呼吸阀，口罩本体内部口鼻位置设置有滤芯，所述滤芯依次由前过滤层、活性炭层、川贝母粒子层和后过滤层复合而成。此发明通过在防护口罩上增加川贝母粒子净化层，充分利用了中药川贝母清热润肺的作用，有效改善现有防护口罩功能单一的问题，赋予口罩净化防护和佩戴舒适的双重作用，使防护口罩的佩戴更加健康卫生。

枇杷润肺矿泉水

随着社会的进步，人们生活水平不断提高，人们也越来越开始认识到健康的重要性。水是生命之源，是保证生命健康活动的至关重要的物质。其中矿泉水也是日常生活中一种常用的水源，但是，目前，矿泉水内不含有其他营养成分，结构成分较为简单，因此，汪小东发明了一种枇杷润肺矿泉水的制备方法，具体步骤如下：将枇杷果肉洗净，榨取枇杷汁；将黄精、麦冬、金银花、川贝母、茅根、罗汉果、薄荷叶、甘草洗净，避光干燥后文火加热翻炒、粉碎得混合粉末；在混合粉末中加入3～5倍的水浸泡2～3小时，然后大火煎煮至沸腾，再换成小火煎煮1～1.5小时，过滤得中药浓缩液；将枇杷汁、中药浓缩液、矿泉水混合均匀后，使用臭氧进行杀菌，然后使用紫外线消毒后进行无菌灌装。此款矿泉水口感好，营养丰富，通过加入枇杷汁，以及由黄精、麦冬、金银花、川贝母、茅根、罗汉果、薄荷叶、甘草制备而成的中药浓缩液，使得矿泉水具有止咳润肺的保健功效。

戒烟产品

众所周知，我国是世界上最大的烟草生产国和消费国，烟草中含有大量的尼古丁，长期吸烟对人体造成巨大伤害。随着科技的不断发展，人们也逐渐认识到吸烟的危害，虽然许多人愿意戒烟，但戒烟过程痛苦，容易出现戒断反应，故戒烟很难成功。由此可见，提供一种辅助戒烟并修复身体损伤的戒烟方法或产品是本领域亟需解决的问题。左招霞发明一种化痰烟油与化痰电子烟，其通过配置化痰液直接雾化后作用于喉咙、下呼吸道与肺部，具有一步到位的化痰效果，避免了通过胃、肠、肾等内部脏器吸收，减轻了对人体内部脏器的毒副反应，既得中药之利，又避中药之弊，可谓两全其美。张郁发明出一种碳纤维烟嘴，此烟嘴通过设置过滤内芯，使烟气经过棉花、炭纤维、泡沫海绵和竹纤维四重过滤，过滤效果较佳，烟气经过川贝母粒子的缝隙，烟气的热量激活川贝母，使川贝母分子与烟气共同进入肺中，起到润肺止咳的功效。徐成军提出一种戒烟膏及其制作方法，所述戒烟膏包括如下重量份的原料：鱼腥草总多糖 15～20 份、地龙蛋白提取物 5～7 份、薄荷油 3～5 份、杜仲浸膏 10～15 份、川贝母多糖 12～18 份、麦冬皂苷 13～15 份及尼古丁 0.001～0.01 份。此产品可治疗长期吸烟导致的肝、肾损伤，缓解戒断反应产生的身体不适，促进体内积蓄的有害物质代谢排出，通过加入微量尼古丁使其与体内尼古丁受体结合，抑制多巴胺兴奋性反馈，以此达到戒烟的目的。

主要参考文献

［1］阎博华，丰芬，邵明义，等.川贝母基源本草考证［J］.中医研究，2010，23（3）：69-71.

［2］国家药典委员会.中华人民共和国药典（一部）［S］.北京：中国医药科技出版社，2020：38.

［3］邱玏.川贝母最早本草文献出处辨误［J］.时珍国医国药，2020，31（3）：659-661.

［4］谢志民，王敏春，吕润霞.贝母类中药品种的本草考证［J］.中药材，2000，（7）：423-427.

［5］川贝母的品种变迁及人工资源研究现状［C］.第四届中国中药商品学术大会暨中药鉴定学科教学改革与教材建设研讨会论文集，2015：213-217.

［6］魏梦佳，赵佳琛，赵鑫磊，等.经典名方中贝母类药材的本草考证［J］.中国现代中药，2020，22（8）：1201-1213.

［7］刘丹丹.乌头配伍贝母的研究进展［J］.承德医学院学报，2012，29（2）：165-167.

［8］朱晓平.《中国药膳大辞典》《中医食疗方全录》中文献来源、药膳食疗常用中药应用情况研究［D］.扬州：扬州大学，2006.

［9］宋奕辰，车朋，赵鑫磊，等.青藏高原及其毗邻地区川贝母类药材的资源调查［J］.中国现代中药，2021，23（4）：611-618，626.

［10］熊浩荣，马朝旭，国慧，等.川贝母野生基原植物资源分布和保育研究进展［J］.中草药，2020，51（9）：2573-2579.

［11］罗舜，章文伟，罗敏，等.中药川贝母产地生态适宜性区划与DNA分子鉴别研究进展［J］.中国野生植物资源，2021，40（2）：46-50.

［12］王娟娟，曹博，白成科，等.基于Maxent和ArcGIS预测川贝母潜在分布及适宜性评价［J］.植物研究，2014，34（5）：642-649.

［13］刘艳梅，周颂东，谢登峰，等.基于最大熵模型（Maxent）预测暗紫贝母的潜在分布［J］.广西植物，2018，38（3）：352-360.

［14］方清茂，彭文甫，董永波，等.基于遥感与GIS技术的川产道地药材川贝母适宜区研究——以暗紫贝母为例［J］.世界中医药，2020，15（2）：214-218.

［15］孟祥才，陈士林，王喜军.论道地药材及栽培产地变迁［J］.中国中药杂志，2011，36（13）：1687-1692.

［16］桂镜生，杨树德.川贝母与平贝母的资源状况调查及市场供求分析［J］.云南中医学院学报，2008，31（6）：36-39.

［17］王文杰.贝母种子的生理生态学特征及其在生产中的应用［J］.西北大学学报：自然科学版，

1987,（4）：42-43.

［18］张礼，伍燕华，付绍兵，等.栽培密度和施肥对川贝母生长和产量的影响［J］.江苏农业科学，2017，45（3）：119-121.

［19］许安拓，王志愿.扶持中医药业发展的财税政策研究［J］.财会研究，2020，（5）：5-10.

［20］李明哲，韩金秀.近10年贝母类药材鉴定技术研究进展［J］.吉林农业，2016，（10）：60-62.

［21］余世春，肖培根.中国贝母属植物种质资源及其应用［J］.中药材，1991，（1）：18-23.

［22］李萍，徐国钧，徐珞珊，等.中药贝母类研究 Ⅷ.湖北产贝母显微鉴定［J］.中国药科大学学报，1988，（1）：45-47.

［23］贺美艳，陈俊，张小龙.HPLC测定贝母中尿嘧啶和3种核苷的含量及其在品种鉴定中的应用［J］.中国现代应用药学，2014，31（5）：555-559.

［24］李苓，赵军.贝母类药材的鉴别使用［J］.中国实用医药，2013，8（4）：239-240.

［25］黄小鸥，莫可丰，何报作，等.5种贝母类药材的定性鉴别［J］.中国药房，2009，20（21）：1654-1656.

［26］Song-Lin Li, Ping Li, ge Lin, Shun-Wan Chan, Yee-Ping Ho.Simultaneous determination of sevenmajor isosteroidal alkaloids in bulbs of Fritillaria bygas chromatography［J］.Journal of Chromatography A, 2000, 873（2）.

［27］李松林，李萍，林鸽，等.药用贝母中几种活性异甾体生物碱的分布［J］.药学学报，1999，（11）：842-847.

［28］王琳玲，王玲玲，于国强，等.川贝母的HPLC指纹图谱研究［J］.华西药学杂志，2016，31（5）：497-501.

［29］郭凤柳，熊蕊，刘晓慧，等.基于气相色谱离子迁移谱技术的川贝母差异性探索［J］.中国现代中药，2021，23（9）：1590-1594.

［30］车朋，刘久石，齐耀东，等.UPLC-ELSD同时测定贝母类药材中6种生物碱的含量［J］.中国中药杂志，2020，45（6）：1393-1398.

［31］常欣，崔慧芳，李莉.微波消解-ICP-MS法同时测定川贝母中27种矿质元素［J］.中成药，2021，43（12）：3539-3542.

［32］耿昭，李小红，苟琰，等.QuEChERS法结合气相色谱-串联质谱法测定贝母类中药中53种农药残留［J］.中草药，2020，51（20）：5337-5347.

［33］李家春，伍静玲，秦建平，等.基于QuEChERS法-超高效液相色谱-串联质谱法的5种中药材中35种有机磷农药残留量的快速分析［J］.药物分析杂志，2016，36（1）：122-128.

［34］李玉峰，李栓美，陈放.中药材贝母的微量元素含量测定和分析［J］.广东微量元素学，2005，（10）：57-59.

［35］胡钢亮，陈瑞珍，程柯，等.近红外漫反射光谱快速检测川贝母中浙贝母的掺入量［J］.药物分析杂志，2005，25（2）：150-152.

［36］肖小河，黄璐琦.中药材商品规格标准化研究［M］.北京：人民卫生出版社，2016.

［37］张慧杰，张璐，冯文豪，等.电子舌用于川贝母真伪及商品规格快速辨识研究［J］.中成药，2021，43（6）：1531-1537.

［38］邝翠仪，钟诗龙，黎曙霞，等.3种不同加工川贝母有效成分的比较［J］.中草药，2000，31（8）：

590–591.

［39］钱敏，彭锐，马鹏.不同加工方法下太白贝母质量评价［J］.重庆中草药研究，2011，（2）：3.

［40］赵倩，李波，关瑜，等.贝母属药材化学成分、药理作用及临床应用研究进展［J］.中国药业，2020，29（05）：57–60.

［41］Wu X, Chan SW, Ma J, et al.Investigation of association of chemical profiles with the tracheobronchial relaxant activity of Chinesemedicinal herb Beimu derived from various Fritillaria species［J］.J Ethnopharmacol. 2018, 10, 210: 39–46.

［42］Wang D, Li Z, Zhang L, et al. Characterization of the Isosteroidal Alkaloid Chuanbeinone from Bulbus of Fritillaria pallidiflora as Novel Antitumor Agent In Vitro and In Vivo［J］.Plantamed.2016, 82（3）：195–204.

［43］Geng Z, Liu Y, gou Y, et al.Metabolomics Study of Cultivated Bulbus Fritillariae Cirrhosae at Differentgrowth Stages using UHPLC–QTOF–MS Coupled withmultivariate Data Analysis［J］.Phytochem Anal.2018, 29（3）：290–299.

［44］李冬连，李成容，黎萍，等.HPLC–ELSD 同时测定瓦布贝母药材中 7 种异甾体生物碱［J］.中国药学杂志，2019，54（12）：1012–1017.

［45］周勤梅，彭成，陆廷亚，等.暗紫贝母化学成分研究［J］.中药材，2016，39（10）：2237–2239.

［46］Dong Q, Yimamu H, Rozi P, et al.Fatty acids from Fritillaria pallidiflora and their biological activity［J］.Chem Nat Compd, 2018, 54（5）：959–960.

［47］潘峰，吴卫，董品利，等.HPLC–DAD 法对不同生长年限瓦布贝母 10 种核苷和碱基含量的测定［J］.J Chin Pharm Sci，2017，26（5）：346–354.

［48］罗静，张华，张德全，等.RP–HPLC 同时测定不同产地太白贝母中 9 种核苷类成分的含量［J］.中国中医药信息杂志，2016，23（9）：106–109.

［49］李玉美.气相色谱 – 质谱联用法测定川贝母中的挥发性化学成分［J］.食品研究与开发，2008，29（9）：107–108.

［50］Wang X J, Li Ym.Analysis of volatile oil of Fritillaria cirrhosa D.don bygC-MS［J］.Asian J Chem, 2013, 25（6）：3252–3254.

［51］周浓，郭冬琴，沈力，等.太白贝母与暗紫贝母中 4 种生物碱的含量比较［J］.食品科学，2014，35（12）：133–136.

［52］Goldstein JL, BrownmS.Regulation of themevalonate pathway［J］.Nature, 1990, 1; 343（6257）：425–30.

［53］朱子清，黄文魁，陆仁荣.贝母植物碱研究Ⅲ.贝母素甲的脱氢，碳架和氮环的决定［J］.化学学报，1955，21（3）：232–240.

［54］Mirzaev YR, Shakirov R, Shakirova UT, et al.Imperialine ester and theirm2-choline-blocking activity［J］.Chemistry of natural Componds, 1993, 29（4）：516–518.

［55］王珍珍，陈茜，包旭，等.西贝素衍生物的合成及其舒张平滑肌的作用［J］.华西药学杂志，2007，（4）：387–390.

［56］Echeagaray EH, galarraga E, Bargas J.3-α-Chloro-imperialine, a potent blocker of cholinergic presynapticmodulation ofglutamatergic in the rat neostriatum［J］, Neuropharmacology, 1998, 37: 1494.

［57］肖培根，姜艳，李萍，等.中药贝母的基原植物和药用亲缘学的研究［J］.植物分类学报，2007, 45（4）: 473–487.

［58］张静雅，曹煌，许浚，等.中药苦味药性表达及在临证配伍中的应用［J］.中草药，2016, 47（2）: 187–193.

［59］张静雅，曹煌，龚苏晓，等.中药甘味的药性表达及在临证配伍中的应用［J］.中草药，2016, 47（4）: 533–539.

［60］刘文龙，宋凤瑞，刘志强，等.川乌与半夏、瓜蒌、贝母、白蔹、白及配伍禁忌的化学研究［J］.化学学报，2010, 68（9）: 889–896.

［61］王超，王宇光，梁乾德，等.乌头与贝母配伍化学成分变化的 UPLC/Q–TOFMS 研究［J］.化学学报，2011, 69（16）: 1920–1928.

［62］董欣，王淑敏，祝恩智，等.乌头属中药及其炮制品与浙贝母、川贝母配伍的化学研究［J］.中草药，2012, 43（2）: 265–269.

［63］李世哲.乌头类中药禁忌配伍的抗氧化活性研究［D］.长春：长春师范大学，2013.

［64］许皖，张建美，钟赣生，等.乌头贝母反药组合宜忌条件的实验研究回顾与评析［J］.环球中医药，2015, 8（9）: 1031–1037.

［65］Xu Y, ming T W, gaun T K W, et al.A comparative assessment of acute oral toxicity and traditional pharmacological activities between extracts of Fritillaria Cirrhosae Bulbus and Fritillaria Pallidiflora Bulbus［J］. J Ethnopharmacol, 2019, 238: 111853.

［66］颜晓燕，童志远，晏子俊，等.暗紫贝母及浙贝母醇水提取物镇咳、祛痰及平喘作用比较研究［J］.中国实验方剂学杂志，2012, 18（16）: 250–254.

［67］X.Wu, S.W.Chan, J.Ma, et al.Investigation of association of chemical profiles with the tracheobronchial relaxant activity of Chinesemedicinal herb beimu derived from various fritillaria species［J］. Journal of Ethnopharmacology, 2018, 210: 39–46.

［68］黄雅彬，刘红梅，方成鑫，等.不同品种川贝母生物碱镇咳、抗炎作用比较［J］.中药新药与临床药理，2018, 29（1）: 19–22.

［69］周宜，丁红，阎博华，等.不同基源川贝母镇咳、祛痰功效差异性实验研究［J］.中国临床药理学与治疗学，2010, 15（6）: 612–616.

［70］沈力，马羚，刘书显，等. 太白贝母与暗紫贝母镇咳祛痰药理作用比较研究［J］. 实用中医药杂志，2012（9）: 784–785.

［71］晏子俊，罗燕秋，李作燕，等.暗紫贝母及浙贝母镇咳作用的化学刺激引咳法比较［J］.时珍国医国药，2012, 23（10）: 2522–2525.

［72］刘薇，张文娟，程显隆，等.中药川贝母质量控制方法研究［J］.亚太传统医药，2015, 11（2）: 41–46.

［73］顾健，李婧，谭睿，等.不同基源川贝母的总皂甙含量以及抗炎作用比较研究［J］.西南民族大学学报：自然科学版，2012, 38（2）: 252–255.

［74］崔治家，马艳珠，张小荣，等.川贝母化学成分和药理作用研究进展及质量标志物的预测分析［J］.中草药，2021, 52（9）: 2768–2784.

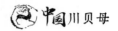

［75］赵益，朱卫丰，刘红宁，等.贝母辛平喘作用及机制研究［J］.中草药，2009，40（4）：597.

［76］徐朗希，范琳资，姜爽，等.贝母属植物的化学成分和药理作用研究进展［J］.中国药物化学杂志，2022，32（1）：61-73.

［77］Luo Z, Zheng B, Jiang B, et al.Peiminine inhibits the IL-1β induced inflammatory response inmouse articular chondrocytes and amelioratesmurine osteoarthritis［J］.Food Funct.2019, 10（4）：2198-2208.

［78］Xu J, Zhao W, Pan L, et al.Peimine, amain active ingredient of Fritillaria, exhibits anti-inflammatory and pain suppression properties at the cellular level［J］.Fitoterapia.2016, 111: 1-6.

［79］H.O.Pae, H.Oh, B.M.Choi, et al.Differentiation-inducing effects of verticinone, an isosteroidal alkaloid isolated from the bulbus of Fritillaria ussuriensis, on human promyelocytic leukemia HL-60 cells［J］.Biological and Pharmaceutical Bulletin, 2002, 25: 1409-1411.

［80］Pan F, Hou K, Li DD, et al.Exopolysaccharides from the fungal endophytic Fusarium sp.A14 isolated from Fritillaria unibracteata Hsiao et KC Hsia and their antioxidant and antiproliferation effects［J］.J Biosci Bioeng.2019, 127（2）：231-240.

［81］L.Chen, D.Li, g.Zhang, et al.Pharmacokinetics, tissue distribution and excretion of peimisine in rats assessed by liquid chromatography-tandemmass spectrometry［J］.Archives of Pharmacal Research, 2015, 6（38）：1138-1146.

［82］朱丽娜，刘中民，王艳灵.疏风止嗽方对痰热郁肺型呼吸道感染后咳嗽患者的效果分析［J］.医学理论与实践，2022，35（4）：593-595.

［83］王春荣，张立娜，王婷婷，等.陈氏清肺方治疗风邪伏肺型儿童感染后咳嗽临床效果研究［J］.中国医学创新，2021，18（35）：80-85.

［84］王彩霞，张国兰，宋业华.中医治疗小儿反复上呼吸道感染的临床分析［J］.中国农村卫生，2018，（10）：39.

［85］罗运兴，杨胜玉.川贝母的临床应用概况［J］.亚太传统医药，2010，6（4）：158-159.

［86］李芝兰.麻黄止嗽胶囊治疗60例老年急性上呼吸道感染临床观察［J］.中国医药导报，2010，7（13）：77-78.

［87］赵桂芝.止咳良药话川贝［J］.家庭医学（下半月），2021，（12）：55.

［88］张重州.金咳息胶囊治疗慢性肺心病78例［J］.吉林中医药，2011，31（6）：546-547.

［89］纳猛.中药为主治疗慢性肺源性心脏病35例［J］.河北中医，1998，（4）：220.

［90］张君平，郑淑丽，张冬梅，等.麻杏咳喘饮治疗小儿肺炎240例［J］.中医研究，2001，（1）：30-31.

［91］谭淑芳，刘春芳，王春生，等.基于均匀设计法评价制川乌与川贝、浙贝反药配伍组合的镇痛和祛痰镇咳作用［J］.中国中药杂志，2013，38（16）：2706-2713.

［92］吴小波.川贝母及其近缘种野生居群群体遗传学及药材品质评价研究［D］.大理：大理大学，2020.

［93］吕辰鹏，何泉泉，王丽斐，等.清咽功能保健食品的研究进展［J］.食品工业，2015，36（9）：215-220.

［94］黄艳.一种带有中药川贝母净化层的防护口罩［P］.陕西：CN106880112A，2017-06-23.

［95］汪小东.一种枇杷润肺矿泉水的制备方法［P］.安徽：CN108936137A，2018-12-07.

［96］左招霞.化痰烟油与化痰电子烟［P］.广东：CN107668767A，2018-02-09.

［97］张郁.一种碳纤维烟嘴［P］.浙江省：CN212279866U，2021-01-05.

［98］徐成军.一种戒烟膏及其制作方法［P］.江苏省：CN112915195A，2021-06-08.

［99］王怀."贝母银行"存着30个村的共富梦［N］.四川日报，2021-10-20（007）.